FRENCH-ENGLISH MEDICAL DICTIONARY

GORDON

For Other Dictionaries
See Advertisements
at End of Volume

FRENCH-ENGLISH
MEDICAL DICTIONARY

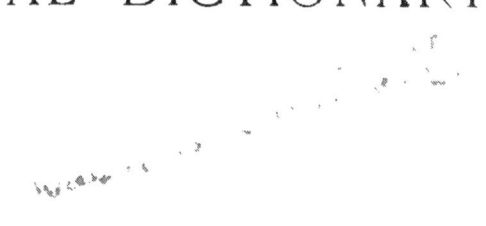

BY

ALFRED GORDON, A.M., M.D. (Paris)

LATE ASSOCIATE IN NERVOUS AND MENTAL DISEASES, JEFFERSON MEDICAL COLLEGE; LATE EXAMINER OF THE INSANE, PHILADELPHIA GENERAL HOSPITAL; NEUROLOGIST TO MOUNT SINAI, TO NORTHWESTERN GENERAL AND TO THE DOUGLASS MEMORIAL HOSPITALS; MEMBER OF THE AMERICAN NEUROLOGICAL ASSOCIATION; FELLOW OF THE AMERICAN COLLEGE OF PHYSICIANS; CORRESPONDING MEMBER OF THE SOCIÉTÉ MÉDICO-PSYCHOLOGIQUE DE PARIS, FRANCE; MEMBER OF THE AMERICAN INSTITUTE OF CRIMINAL LAW AND CRIMINOLOGY, ETC.

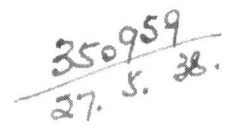

PHILADELPHIA
P. BLAKISTON'S SON & CO.
1012 WALNUT STREET

COPYRIGHT, 1921, BY P BLAKISTON'S SON & CO.

R
121
G67

PREFACE

The wealth of scientific information which French medicine has to offer can properly be grasped by those who are able to be in constant touch with the literature in its original language. The monumental work of the individual investigators in each chosen specialty is overwhelming by its profound erudition. The accumulated data during the recent war prove amply that the power of observation in its accuracy and precision as revealed by French scientists deserves special attention. To those who are willing to follow up closely the progress in French medicine in the original writings the present Dictionary is offered. Moreover, those who since the cessation of hostilities have decided to continue the study of the language will find in the Dictionary a means of learning its proper pronunciation. Each French word is accompanied by a combination of letters in English giving the pronunciation as accurately as possible.

On a separate page a key for the latter is added and should be consulted frequently.

Finally on the last page a table is presented showing measurements in the metric system corresponding to that used in United States.

ALFRED GORDON

KEY TO THE PRONUNCIATION OF THE FRENCH WORDS

French

a is designated as "ah" (English) It should have the same sound as "a" in the word "margin."

é or *è* is designated as "eh" (English) Pronounce as "e" in the word "never."

e (not accented) is pronounced as "eh" but with lips very slightly open.

eu is also designated as "eh," but the "e" of "never" should be pronounced with the lips only *very* slightly opened and prolonged.

oeu Same as "eu"

i should be pronounced as English "e" but the sound must be soft and prolonged. It is designated as "ee" (like "ea" in "teamster")

o is designated as "oh" like in the English exclamation: oh!

u is pronounced like the English "u," but the pouting of the lips must be *very much* less marked.

eille is designated as "ay." That means that the letter "a" of the "ay" should be pronounced like "a" in "table" but more prolonged and soft.

y is designated as English "ee" and pronounced like French "e" (see above)

en is designated as "ahn." It should be pronounced like the French "a" (see above), but prolonged and soon abandoned with a nasal intonation. The "n" of the "ahn" should not be distinct. But in "enn" there should be no nasal intonation and both n's must be distinctly pronounced.

c before "e" or "i" must be pronounced like "s."

tion is designated as "ssion," in which the "i" is pronounced like a *very* soft English "e" and very rapidly joined to "on." The "n" should be given a nasal intonation but not a distinct English "n."

g before the vowels "e" and "i" is to be pronounced as "zsh"

j the same as "g."

ou is to be pronounced as English "oo" in the word "smooth."

oi is to be pronounced as English "ooah" but rapidly

eui is designated as "ehy" in which the "eh" is pronounced as above (see "eu") and the "y" is added only to render the "eh" soft and prolonged but it should not be pronounced like an English "y."

ai is designated as "eh" (see above for the latter)

oui is designated as "ooy." The "y" should not be pronounced like English "y." It is added only to render the "oo" sound prolonged and especially "soft."

illo is designated as "eeyoh." For the pronunciation of "ee" and "oh" see above The "y" is added to render the "o" very soft.

in is designated as "ehn." For pronunciation see "eh." The latter sound must be prolonged and ended abruptly with a nasal intonation, but the "n" should not be pronounced as a distinct English "n."

All French words of more than one syllable are accentuated on their last syllable

A

A, ou A.A. Abbreviation for Ana, of each, used in prescriptions to signify repetition of the same quantity of each ingredient

A A A. Abbreviation for Amalgam

Abaction (*Ahbahcssión*) Abortion

Abadie Signes d'Abadie (*Ahbahdée*) (1) Insensibility of the tendon Achillis to compression in Tabes, (2) spasm of the levator palpebræ superioris in Graves' disease. (Abadie is a French Physician.)

Abaisse-langue (*Ahbehss-láhng*) Tongue-depressor

Abaissement (*Ahbehssmáhn*) Lowering Prolapse Depression

Abaisser (*Ahbehssáy*) To lower

Abaisseur (*Ahbehssêhr*) Depressor

Abaliéné (*Ahbahleenáy*) Abalienated, Insane, gangrenous

Abarticulation (*Ahbahrticulahssión*) Abarticulation Dislocation

Abasie (*Ahbahzée*) Abasia A functional disorder of the nervous system The patient is unable to walk, but when seated or bedridden is able to perform all movements with his limbs Various degrees of this motor disturbance may be present, from absolute inability to preservation of some movements

Abattage (*Ahbahtázsh*) Slaughtering of animals

Abatardissement (*Ahbahtahrdeessmáhn*) Degeneration (of races or families)

Abattement (*Ahbahtmáhn*) Lowered state of health Dejection Prostration Decrease of an unfavorable condition

Abattoir (*Ahbahtouáhr*) Slaughter-house

Abattre (*Ahbáhtr*) To slaughter To shorten a condition

Abcéder (*Ahbsehddy*) To end a pathological process by formation of an abscess

Abcès (*Ahbsseh*) Abscess

Abdomen (*Ahbdomêhn*) Abdomen Belly

Abdominal (*Ahbdominákl*) Abdominal

Abducteur (*Ahbductêhr*) Abductor (of muscles) Abducens (The 6th n innervating the external rectus of the eye)

Abduction (*Ahbducssión*) Abduction

Aberrant (*Ahbehrráhn*) Aberrant (blood-vessel, nerve-fiber or cells)

Aberration (*Ahbehrrassión*) Aberration (Deviation from normal, especially of mind)

Abiogenèse (*Ahbeeozshehnêhz*) Abiogenesis (Term applied to congenital defects especially of the central nervous system)

Ablactation (*Ahblahctassión*) Weaning

Ablation (*Ahblahssión*) Ablation Removal Extirpation Excision

Ablepsie (*Ahblehpsée*) Blindness

Abluant (*Ahbluáhn*) Detergent Cleansing

Ablution (*Ahblussion*) Ablution Washing

Abnormité (*Ahbnormeetáy*) Abnormality

Abolition (*Ahbolission*) Abolition Suspension

Abortif (*Ahborteef*) Abortive Abortifacient

Abouchement (*Ahboushmáhn*) The opening of one blood-vessel into another Communication Anastomosis

Aboulie (*Ahboulée*) Abulia or Deficient Will

Aboutir (*Ahboutéer*) To come to a head To end in suppuration

Aboutissement (*Ahbouteessmáhn*) The act of coming to a head

Abrasion (*Ahbrahzion*) Abrasion

Abreuvé,-ée (*Ahbrehváy*) Bathed in

Abreuvement (*Ahbrehvmáhn*) Giving drink to afflicted

Abréviation (*Ahbrehveeahssión*) Abbreviation

Abruption (*Ahbrupssión*) Abruption, transverse fracture

Abrutissement (*Ahbrutissmáhn*) Brutish state State of a profoundly intoxicated individual State of a profoundly demented person Stuporous state

Abscision (*Ahbseezión*) Removal by knife Ablation

Absence (*Ahbsáhnss*) Momentary suspension of cerebral activity Very probably a psychic form of Petit Mal

Absinthe (*Ahbsêhnt*) Absinth Artemisia absinthium Wormwood

Absinthism (*Ahbsehnteesm*) Absinthism.

Absorbant,-e (*Ahbsorbáhn*) Absorbent

Absorption (*Ahbssorpssión*) Absorption

Abstème (*Ahbstehm*) An individual refraining from the use of alcoholic beverages

Abstergent,-e (*Ahbstehrsshähn*) Abstergent Cleansing

Abstersion (*Ahbstehrssión*) The effect of cleansing remedies

Abstinence (*Ahbsteenahnss*) Abstinence

1

Abs FRENCH-ENGLISH DICTIONARY Aci

Abstinent,-e (*Ahbsteenáhn*) Abstemious
Abstractif,-ve (*Ahbstrahcteeff*) Removed by distillation
Abstraction (*Ahbstrahkssión*) Abstraction
Abstrait,-e (*Ahbstréh*) Separated
Abulie (*Ahbulée*) See Aboulie
Acacia (*Ahkahssiáh*) Acacia Gum arabic
Académie (*Ahkahdehmée*) Academy
Acajou (*Ahkahzshóo*) Cassuvium pomiferum Cashew nut
Acanthe (*Ahkáhnt*) Acanthia lectularia. Bed bug
Acardie (*Ahkahrdee*) Acardia Timidity
Acarus (*Ahkahrús*) Acarus scabici Itch insect
Acaudé,-e (*Ahkohdá*) Caudal Caudate.
Accablement (*Akahblmáhn*) Dejection Grief, state of very low spirit Oppression
Accélérateur (*Ahkssehlehrahtéhr*) Accelerator
Accélération (*Ahkssehlehrahssión*) Acceleration
Accéléré,-e (*Ahkssehlehrá*) Accelerated
Accès (*Ahksseh*) Access Paroxysm Attack
Accession (*Ahksehssión*) Accession Paroxysm
Accessoire (*Ahksehssoodhr*) Accessory
Accident (*Ahkssedáhn*) Accident Symptom
Accidentel,-le (*Ahkssedahntehl*) Accidental
Acclimatation (*Ahkleemahtiahssion*) Acclimatization
Accolement (*Ahkkohmáhn*) Joining Union
Accommodation (*Ahkkohmohdahssión*) Accommodation Adjustment Special faculty of the eye to adapt itself for various distances
Accouchment (*Akkoushmáhn*). Confinement Delivery
Accoucheur (*Akkoushéhr*) Obstetrician
Accoucheuse (*Akkoushéhzz*). Midwife
Accouplement (*Ahkkouplmáhn*) Copulation
Accoutumance (*Ahkootumáhnss*) Habit acquired Immunity gained by constant use
Accroissement (*Ahcrooahssmáhn*) Increase Growth
Accumulateur (*Ahkumulahtéhr*) Accumulator
Acéphale (*Ahssehfáhl*) Acephalous
Acéphalie (*Ahssehfahlée*) Acephalia
Acerbe (*Ahssehrb*) Bitter Harsh Sour Astringent
Acerbité (*Ahssohrbcetáy*) Acidity with astringency
Acerdèse (*Ahssehrdéhz*) Sesquioxide of hydrated manganese

Acervule (*Ahssehrvul*) Grain of sand in the choroid plexus and in the pineal body
Acétabule (*Ahssehtahbúl*) Acetabulum. Cotyloid cavity in the Os innominatum for articulation with the head of the femur
Acétanilide (*Ahssehtahneléed*). Acetanilid.
Acétate (*Ahssehtáht*) Acetate Any salt of acetic acid
Acéteux (*Ahssehtéh*) Acetous
Acétification (*Ahssatefeekahssión*) Production of acetic acid
Acétique (acide) (*Ahssatéek*) Acetic acid. Radical vinegar
Acétolature (*Ahssatolahtúr*) Acetic tincture
Acétolé (*Ahssatoláy*) Acetic medication
Acétomel (*Ahssatoméhl*) Oxymel A syrup of vinegar and honey
Acétomellé (*Ahssatomehlláy*) A mixture obtained from a combination of syrup of vinegar and honey with an acetic tincture
Acétone (*Ahssatohn*) Acetone
Acétonurie (*Ahssatohnurée*) Acetonuria
Acétyle (*Ahssateel*) Acetyl
Acétyline (*Ahssateeláhn*) Acetylene
Achalme (*Ahsháhlm*) (*Bacille d'Achalme*) Achalme's bacillus considered in connection with acute articular rheumatism It is anærobic
Achille (*Ahshéel*) (*Tendon d'Achille*). Tendo-Achillis
Acholie (*Ahkolee*) Absence of bile Acholia
Acholique (*Ahkoléek*) Acholic
Achondroplasie (*Ahkohndrohplahzée*) A congenital malformation characterized by smallness of statue and due to a deficient ossification of the cartilages of the long bones
Achoppant,-e (*Ahshoppáhn*) (*Parole achoppante*) Stumbling Stumbling speech characteristic of Paresis
Achroma (*Ahkrohmáh*) Leucoderma Lack of pigment in the skin
Achromasie (*Ahkrohmahsée*) Want of color Pallor
Achromatisation (*Ahkrohmahteezassión*) Operation to render a lens achromatic
Achromatopsie (*Ahkrohmahtoopssée*) Color blindness Daltonism Achromatopsia
Achylie (*Ahkeelée*) Absence of chyle. Achylia
Aciculaire (*Ahsseekulár*) Needle-like. Acicular
Acide (*Ahsséed*) Acid Sour
Acidifère (*Ahsseedeefehr*) Acidiferous
Acidifiant (*Ahsseedeefeeáhn*) Any element that renders a compound acid
Acidifié,-ée (*Ahsseedeefeeá*) Rendered acid.

2

Acidité (*Ahsseedeetá*) Acidity

Acidose (*Ahsseedóhz*) Disturbances in metabolism that result from the predominance of acid in katabolism It may be inaugurated either by a deficiency in alkali or an excess in acids

Acidule, adj. (*Ahsseedúl*). Slightly acid. Acidulated

Acidule (*as a noun*). An acidulated compound

Acinésique (*Ahsseenazéek*) Opposed to movement Akinesic

Acineux,-euse (*Ahsseenéh,-ehz*) Relating to acini

Aciniform (*Ahsseeneefórm*) Resembling acini

Acinus (*Ahsseenús*) Glandular lobules Glomeruli

Acmé (*Ahkméh*) A state in which the symptoms reached the highest degree of development

Acné (*Ahknéh*) Acne Skin eruption

Aconitine (*Ahkohneetéen*). Aconitine Alcaloid from Aconitum

Acoumètre (*Ahkoométhr*) Acoumeter Instrument for measuring the acuteness of hearing

Acoumétric (*Ahkoomehtrée*) Measurement of acuteness of hearing

Acoustique (*Ahkoostéek*) Acoustics Also the acoustic nerve (8th n)

Acquis,-e (*Ahkée,-z*) Acquired

Acranie (*Ahkrahnee*) Without a cranium Acrania

Âcre (*Ahkr*) Bitter Sour Acrid

Âcreté (*Ahkrateh*) Bitterness Sourness. Tartness

Acrimonie (Ahkreemonée) Acid state. Acrimony

Acrocéphalie (*Ahkrohcehfahlée*). Acrocephalia

Acrodynie (*Ahkrohdenée*) Epidemic erythema of the extremities Pain of neuralgic character in the hands and feet

Acromégalie (*Ahkrohmagahlee*) A disease characterized by enlargement of osseous or other supporting tissues, especially noticeable in the distal ends of the extremities (hands, feet) and head It is probably due to a disturbance of function of the pituitary body (hyperpituitarism) Described by Marie in 1885

Acromial,-e (*Ahkromeeáhl*). Acromial.

Acromion (*Ahkrohmeeón*) Acromion

Acromphale (*Ahkrohmfáhl*) The extremity of the umbilical cord remaining attached to the infant

Actinomycose (*Ahkteenomeekóhz*) Actinomycosis Disease due to a fungus-parasite (actinomyces), characterized by a chronic inflammation resulting in formation of granulation-masses especially in the jaws

Action (*Ahksziốn*) Action Functionating

Acuité (*Ahkueetéh*) Acuity (of vision for example, etc).

Acuophonie (*Ahkuohfohnee*). Combined use of auscultation and percussion

Acupuncture (*Ahkupunktúr*) Acupuncture

Acycle (*Ahsseeklée*) Interruption of circulation

Acyésie (*Asseeazée*) Sterility of the female Acyesis

Acystie (*Ahsscestae*) Absence of bladder.

Adam; Pomme d'Ádam (*Pohm d'ahdahm*) Adam's apple

Adamantine (*Ahdahmahntéen*) Enamel of the teeth

Adarticulation (*Ahdahrteekulahssión*) Diarthrosis Movable articulations

Addison; Maladie d'Addison (*Mahlahdée d'Addison*) Addison's disease Bronzed skin disease It is characterized by pigmentation, muscular and vascular weakness, disturbances of the gastro-intestinal tract, and anatomically by a disease of the adrenal glands (tuberculosis most frequent)

Adducteur (*Ahdduktéhr*). Adductor

Adénalgie (*Ahdanahlzshée*) Glandular pain

Adénectomie (*Ahdanaktohmée*) Excision of a gland

Adénie (*Ahdanée*) Lymphadenoma

Adénite (*Ahdanéet*) Adenitis Inflammation of the glands

Adénoide (*Ahdanohéed*). Glandular Adenoid

Adénome (*Ahdanóhm*) Adenoma Glandular tumor

Adénopathie (*Ahdanohpahtée*) Adenopathy

Adhérence (*Ahdehráns*) Adhesion

Adhérent,-e (*Ahdehráhn,-t*) Adherent.

Adhésif,-ive (*Ahdehzéef,-éev*) Sticky. Adhesive

Adhésion (*Ahdehzión*) Coalescence

Adiaphorèse (*Ahdeeahfohráz*). Deficient sweating Adiaphoresis

Adipeux,-euse (*Ahdeepeh,-ehz*) Fatty Adipose

Adipocire (*Ahdeepohsseer*) Fat of cadaver

Adipome (*Ahdeepóhm*) Adipoma Lipoma

Adipose (*Ahdeepóhz*) Production of fat

Adiposité (*Ahdeepóhzeetá*) Obesity

Adjuvant,-e (*Ahdzshoováhn*) Adjuvant (remedy)

Adolescence (*Ahdohlessáhnss*). Adolescence

Adoucissant,-e (*Ahdoosseessáhn*) Soothing Emollient Softening

Adragant,-e (*Ahdrahgáhn*) Tragacanth

Adultération (*Ahdullarahssión*) Adulteration

3

Adv FRENCH-ENGLISH DICTIONARY Alb

Adventice (*Ahdvahnt{ess*) Accidental
Adventitious The external layer of the arterial wall
Adynamie (*Ahdeenahmée*) Debility Prostration
Aedoeoscopie (*Adaoscohpée*) Exploration of the genital organs
Aérage (*Ahardhzsh*) Ventilation Aeration
Aéré,-e (*Ahard*) Aerated
Aérien,-ne (*Ahareedn*) Aerial
Aérifères; voies aérifères (*Ahareefâr*) Air passages
Aérification (*Ahareefeekahssion*) Aerification
Aériform (*Ahareefôrm*) Resembling air Gaseous
Aérobie (*Aharohbée*) That which lives in the air Aerobic
Aérométrie (*Aharohmatrée*) Aerometry
Aérophobie (*Aharohfohbee*) Fear of air or of ventilation A form of psychoneurosis in which the individual is in constant dread of being injured by a stream of fresh air Acrophobia
Aérothérapie (*Aharohtarahpee*) Treatment consisting of exposure to air Aerotherapy
Aérothorax (*Aharohtohráhcs*) Pneumothorax or Aerothorax
Affadissement (*Ahfahdeessmâhn*) Alteration of the sense of taste
Affaiblissement (*Ahffablissmâhn*) Weakening Asthenia Debility
Affaissement (*Ahffassmâhn*) Sinking Giving way
Affecté,-e (*Ahffactâh*) Affected with Attached
Affectif,-ve (*Ahffactéef*) Affective
Affection (*Ahffakssión*) Disease Affection
Afférent,-e (*Ahffaránh*) Afferent
Affinité (*Ahffeeneetâ*) Affinity Relationship Attraction Similarity
Afflux (*Ahflú*) Afflux (of blood for example)
Affronter (*Ahfrohntâ*) To bring into apposition the edges of a wound
Affusion (*Ahffuzión*) Affusion
Agacement (*Ahgahssmâhn*) Irritation Setting on edge
Agalactie (on **Agalaxie**) (*Ahgahlahkssee*) Deficiency of milk Agalaxy
Agar-agar (*Ahgâhr*) Agar-agar Japanese isinglass
Agaric (*Ahgahreék*) Agaric Mushroom Toadstool
Agaricine (*Ahgahreessêen*) Agaricin
Âge (*Ahzsh*) Age
Agénésie (*Ahzshehnehzée*) Agenesis abnormal development due to congenital defect of tissues or organs; most commonly met with in cerebral hemispheres (porencephaly, morbid influences on rudiment of the brain, etc)
Agglomeré,-e (*Ahglohmará*) Agglomerated
Agglutinant,-e (*Ahgluteenâhn*) Agglutinant
Aggravation (*Ahgrahvahssión*) Turn for worse Aggravation (of symptoms or of disease)
Agissant,-e (*Ahzsheessâhn*) Efficacious (applied to drugs or to methods of treatment)
Agité,-e (*Ahzsheetá*) Agitated A person whose actions are rapid or violent (insane for example)
Agminé,-e (*Ahgmeená*) Gathered together Agminated
Agonie (*Ahgohnée*) Agony Death struggle
Agraphie (*Ahgrahfée*) Loss of faculty of writing (due to a brain lesion and frequently associated with aphasia) Agraphia
Agrégé,-e (*Ahgrazshá*) Attached Gathered together Also Associate Professor (in France)
Agrypnie (*Ahgreepnée*) Insomnia
Aide (*Ehd*) Assistant
Aide-chirurgien (*Ehd-sheerurzsheeân*) Surgeon's assistant Dresser
Aigre (*Ehgr*) Sour Sharp
Aigreur (*Ehgréhr*) Sourness Acidity of the stomach
Aigu,-e (*Ehgú*) Acute
Aiguille (*Ehguíe*) Needle
Aiguillé,-e (*Ehguá*) Shaped like a needle
Aile (*Ehl*) Wing
Ailé,-e (*Éhlá*) Winged
Aileron (*Ehlróhn*) Pinion
Aimant (*Ehmâhn*) Magnet
Aine (*Ehn*) Groin
Air (*Ehr*) Air
Aire (*Ehr*) Area
Aisselle (*Ehsséhl*) Armpit
Akinésique (*Ahkeenazéek*) Akinesic
Alaire (*Ahléhr*) Alar or wing portion of the sphenoid bone
Alaise (*Ahlehz*) Draw-sheet
Alalie (*Ahlahlée*) An old term (of Lordat) for Aphasia
Albâtre (*Ahlbahtr*) Alabaster
Albinisme (*Ahlbeenéesm*) Albinism
Albinos (*Ahlbeenóh*) Albino
Albumine (*Ahlbuméen*) Albumen
Albuminé,-e (*Ahlbumeená*) That which contains albumen
Albumineux (*Ahlbumeenéh*) Albuminous
Albuminimètre (*Ahlbumeeneemátr*) Albuminometer
Album inoides (*Ahlbumeenoéed*) Albuminoids
Albuminurie (*Ahlbumeenurée*) Albuminuria

4

Albuminurique (*Ahlbumeenurćek*) Albuminuric

Alcalescence (*Ahlkahlassáhnss*) The state of alkalinity

Alcali (*Ahlkahlée*) Alkali

Alcalimétrie (*Ahlkahleematrée*) Alkalimetry.

Alcalin,-e (*Ahlkahlêhn*) Alkaline

Alcalinité (*Ahlkahleeneetá*) Alkalinity

Alcaloide (*Ahlkahloheed*) Alkaloid

Alchimie (*Ahlshemee*) Alchemy

Alcool (*Ahlkóhl*) Alcohol

Alcoolat (*Ahlkoohlah*) Any drug obtained from distilling alcohol on an aromatic substance

Alcoolature (*Ahlkoohlahtür*) Tincture prepared by maceration

Alcoolé (*Ahlkoohlá*) All alcoholic compounds containing medicinal principles prepared by macerating or dissolving

Alcoolisation (*Ahlkoohleezahssión*) Alcoholization.

Alcoolisé,-e (*Ahlkoohleezá*) Any liquid containing alcohol

Alcoolisme (*Ahlkoohleesm*) Alcoholism

Alcoomellé (*Ahlkoohmalléh*) Mixture composed of one part of alcohol and three parts of honey

Alcoomètre (*Alkoohmátr*) Alcoholometer

Alembroth (*Ahlahmbróht*) A soluble salt of double chloride of ammonium and mercury

Alèse ou Alèze See *Alaise*

Alexitère (*Ahlaxeetar*) Antidote

Algalie (*Ahlgahlee*) Catheter Sound

Algide (*Ahlzshéed*) Ice-cold Algid

Algidite (*Ahlzsheedeetá*) Algid state

Algues (*Ahlg*) Seaweed Algæ

Alibele (*Ahlerbéhl*) Nutritive

Aliénation (*Ahleeanassion*) Mental derangement Insanity

Aliéné,-e (*Ahleeaná*) Lunatic Insane

Aliéniste (*Ahleeaneest*) Alienist A specialist in insanity

Aliforme (*Ahleefohrm*) Wing-shaped

Aliment (*Ahleemáhn*) Nourishment Food

Alimentaire (*Ahleemahntár*) Alimentary

Alimentation (*Ahleemahntahssion*) Feeding Alimentation

Alimenteux,-teuse (*Ahleemahntéh,-tehz*) Nutritious

Alité,-e (*Ahleetá*) Bedridden

Allaitement (*Ahllatmáhn*) Nursing Suckling Lactation

Allantoide (*Ahllahntoéed*) One of the fetal membranes conveying blood-vessels to the chorion The lower part of it becomes the bladder Allantois

Alliacé,-e (*Ahlleeahsa*) Alliaceous Tasting or smelling garlic

Allochirie (*Ahllohkeerée*) A sensory disorder consisting of this peculiarity that the touch of one part of the skin is referred to the corresponding place on the opposite side of the body (Obersteiner) It is observed sometimes in Tabes.

Allongement (*Ahllonzshmahn*) Lengthening Elongation

Allopathie (*Ahllohpahtee*) Allopathy System of practice of medicine, opposed to homeopathy

Allure (*Ahllühr*) Bearing Appearance

Aloès (*Ahlohás*) Aloes.

Alopécie (*Ahlohpassée*) Alopecia

Altérant,-e (*Ahltaráhr,-t*) Alterative

Altéré,-e (*Ahltará*) Altered Changed.

Alternance (*Ahltarnáhns*) Alternation

Alternant,-e (*Ahltarnahn,-t*) Alternating

Alterne (*Alltárn*) Alternate

Althæa (*Ahltaok*) Marshmallow Althea

Alun (*Ahléhn*) Alum

Alvéolaire (*Ahlvaohlár*) Alveolar

Alvéole (*Ahlvaóhl*) Tooth socket Alveolus

Alvéolé,-e (*Ahlvaóhlo*) Alveolate

Amadou (*Ahmahdoo*) Agaricus of surgeons Touch-wood German tinder

Amaigrissement (*Ahmagreessmáhn*) Emaciation

Amalgamation (*Ahmahlgahmahssión*) Amalgamation

Amande (*Ahmáhnd*) Almond

Amas (*Ahmáh*) Accumulation

Amaurose (*Ahmohróhz*) Blindness Amaurosis

Amaurotique (*Ahmohrohtéek*) Amaurotic

Ambiant,-e (*Ahmbeeáhn,-t*) Surrounding

Ambidextre (*Ahmbeeddxtr*) Ambidextrous

Amblyope (*Ahmbleeohp*) Affected with amblyopia

Amblyopie (*Ahmbleeohpce*) Dimness of vision Amblyopia

Ambré,-e (*Ahmbrá*) Amber-colored

Ambulance (*Ahmbuláhnss*) Ambulance.

Ambulant,-e (*Ahmbuláhn,-t*) Ambulatory

Ambulatoire (*Ahmbulahtoáhr*) Ambulatory

Ame (*Ahm*) Soul Mind

Amélioration (*Ahmáleeohrassión*) Improvement Amelioration

Aménorrhée (*Ahmanohrrá*) Amenorrhœa.

Amer,-e (*Ahmár*) Bitter

Amétrope (*Ahmatrop*) Ametropic

Amibe (*Ahmeeb*) Amœba

Amiboide (*Ahmeeboheed*) Amœboid

Amidon (*Ahmeedóhn*) Starch

Amidonné,-e (*Ahmeedonná*) Containing starch Starched

Ammoniaque (*Ahmohneeáhk*) Ammonia

Ammon, Corne d'Ammon (*Kohrn d Ahmohn*) Hippocampus major

Amnesie (*Ahmnazee*) Loss of memory Forgetfulness Amnesia

Amnios (*Ahmneeóhss*) Amnion Waterbag (of fœtus)

5

Amn   FRENCH-ENGLISH DICTIONARY   **Ani**

Amniotique (*Ahmneeohtéek*) Amniotic Pertaining to amnion
Amorphe (*Ahmóhrf*) Amorphous
Amorphique (*Ahmohrféek*) Amorphous
Ahmorphisme (*Ahmohrféezm*) Amorphism
Amphiarthrose (*Ahmfeeahrtróhz*) Amphiarthrosis
Amphithéâtre (*Ahmfeetaáhtr*) Lecture room Operating room Amphitheatre
Amphorique, bruit amphorique (*bruee ahmfohréek*) A sound resembling that produced by blowing into a bottle
Amplitude (*Ahmpleetud*) Amplitude
Ampoule (*Ahmpóol*) Pouch Trumpet-shaped container Blister Bleb Ampulla
Ampullaire (*Ahmpullár*) Having the form of an ampulla
Amputation (*Ahmputahssión*) Amputation
Amusie (*Ahmuzée*) Form of aphasia in which familiar musical airs are not recognized
Amyatonie See Myatonie
Amygdale (*Ahmeegdáhl*) Almond Tonsil
Amygdalite (*Ahmeegdahléet*) Tonsilitis Quinsy
Amygdalotome (*Ahmeegdahlohtóm*) Tonsillotome
Amylacé,-e (*Ahmeelahssá*) Starchy Amylaceous
Amyloide (*Ahmeelohéed*) Amyloid
Amyotonie. See Myotonie
Amyotrophie (*Ahmeeohtrohfée*) Muscular atrophy Amyotrophy
Ana (*Ahnáh*) āā
Anacarde (*Ahnahkáhrd*) Cashew nut tree
Anæmie, Anémie (*Ahnamee*) Anemia
Anaérobie (*Ahnarohbee*) Capable of living without oxygen Anærobia
Anæsthésie, anesthésie (*Ahnastazee*) Anæsthesia
Anal,-e (*Ahnáhl*) Relating to the anus Anal
Analeptique (*Ahnahlaptéek*) Restorative Analeptic
Analgésie (*Ahnahlzshazée*) Analgesia
Analogie (*Ahnahlohzshee*) Analogy
Analogue (*Ahnahlóhg*) Analogous
Analyse (*Ahnahleez*) Analysis
Anamnèse (*Ahnahmnáz*) History of the disease Anamnesis
Ananas (*Ahnahnáh*) Pine-apple
Anaphrodisiaque (*Ahanahfrohdezeáhk*) Remedy to diminish sexual desire
Anaphrodisie (*Ahnahfrohdosee*) Absence of sexual desire Impotence
Anarthrie (*Ahnahrtrée*) Anartria Articulatory defect of speech. The words are unintelligible
Anasarque (*Ahnahsahrk*) General dropsy Anasarca

Anaspadias. See Epispadias
Anastomose (*Ahnahstohmóhz*) Anastomosis
Anatomie (*Ahnahtohmée*) Anatomy
Anatomique (*Ahnahtohméek*) Anatomical.
Anatomiste (*Ahnahtohméest*) Anatomist
Ancestral,-e (*Ahnsastráhl*) Ancestral
Anconé (*Ahnkohná*) Anconeus muscle
Ancyroide (*Ahnseerohéed*) (1) Ancyroid apophysis (coracoid apophysis) (2) Posterior horn of the lateral ventricle of the brain
Andersch (*Ahndársh*) Andersh's ganglion (Petrous ganglion)
Androgénie (*Ahndrohzshanée*) The birth and evolution of man
Androgyne (*Ahndrohzshéen*) Hermaphrodite Androgynous.
Andromanie (*Ahndrohmahnée*) Nymphomania Andromania
Androme (*Ahndrohm*). Elephantiasis of scrotum Andrum
Anéantissement (*Ahnaahntessmáhn*) Dejection Prostration
Anémase (*Ahnamáhz*) Epidemic anemia of miners
Anémie (*Ahnehmee*) Anemia
Anémique (*Ahnehmék*) Anemic
Anencéphalie (*Ahnahnssafahlée*) Anencephalia Absence of brain
Anesthésie (*Ahnastazee*) Loss of sensations Anesthesia
Anesthésier (*Ahnastazeed*) To put under the influence of an anesthetic
Anesthésique (*Ahnastazék*) Anesthetic
Anévrysme (*Ahnavresm*) Aneurism
Angine (*Ahnzsheén*) Angina Sore throat
Angine couenneuse (*A kooannehz*) Diphtheria
Angine de poitrine (*A da pooahtreen*). Angina pectoris
Angine striduleuse (*A streedulehz*) Croup
Angioïtis (*Ahnzsheeoeetés*) Angiitis Inflammation of the walls of blood-vessels
Angiome (*Ahnzsheeóhm*) Angioma Blood-vessel tumor
Angiosymphysie (*Ahnzsheeohssehnfeezee*) The joining of one blood vessel with another
Angoisse (*Ahngooáhss*) A state of apprehensiveness and anxiety with striking evidence of bulbar symptoms marked especially by disorders of circulatory and respiratory systems (oppression of the chest, rapid pulse, etc) Anguish
Angor pectoris. Angina pectoris
Angulaire (*Ahnguléhr*) Angular
Angulaire de l'omoplate (*A deh lohmohpláht*) Levator anguli scapulæ
Angulé,-e (*Ahnguláh*) Angulated
Anhélation (*Ahnehlahssión*) Dyspnœa
Anhidrose (*Ahneedróhz*) Absence of sweat
Anilique (*Ahneeléek*) Pertaining to anilin

6

Animal (*Ahneemáhl*) Animal
Animalcule (*Ahneemahlkúl*) Diminutive or microscopic animal
Animalité (*Ahneemahleetá*) Attributes of animals
Animation (*Ahneemahsión*) Animation
Animé,-e (*Ahneemá*) Animated
Anis (*Ahneess*) Aniseed
Anisé,-e (*Ahneezá*) Containing aniseed
Anisocorie (*Ahneessohkohrée*) Inequality of the diameters of the pupils Anisocoria
Ankylose (*Ahnkelóhz*) Ankylosis Stiff joint
Ankylostome (*Ahnkelohstóhm*) Ankylostoma (duodenal worm)
Anneau (*Ahnnôh*) Ring
Annulaire (*Ahnnulár*) Ring-finger Annular (ligament)
Anode (*Ahnôhd*) Anode (positive pole in electrical circuit)
Anodin (ou anodyn),-e (*Ahnohdáhn*) Antalgic Pain reliever
Anomalie (*Ahnohmahlée*) Abnormal condition Anomaly
Anonyme (*Ahnohnéem*) Innominate (bone, artery, foramen)
Anophthalmie (*Ahnohftahlmee*) Anophthalmia
Anopsie (*Ahnohpsée*) Anopsia Blindness of the visual field
Anorexie (*Ahnotraksee*) Want or loss of appetite Anorexia
Anormal (*Ahnohrmáhl*) Abnormal
Anosmie (*Ahnohsmée*) Loss of smell Anosmia
Anoxydique (*Ahnohxedák*) That which cannot be oxidized
Anse (*Ahns*) Loop
Ansiform (*Ahnseefórm*) In form of a loop
Antacide (*Ahntahsseed*) Antacid
Antagonisme (*Ahntahgohnésm*) Antagonism
Antagoniste (*Ahntahgohnést*) Antagonistic
Antalgique (*Ahntahlzshéek*) Pain reliever Antalgic
Antécédent,-e (*Ahntiassadáhn*) Antecedent
Antéflexion (*Ahntaflaksión*) Anteflexion
Antérieur (*Ahntareeéhr*) Anterior
Antéversion (*Ahntavarssión*) Anteversion
Anthelmintique (*Ahnthalmehnték*) Vermifuge
Anthracose (*Ahntrahkóhz*) Miner's phthisis due to deposits of coal in the lungs
Anthrax (*Ahntráhks*) Carbuncle Anthiax
Anthropochimie (*Ahntrohpohsheemée*) Chemistry (analysis) of tissues of man
Anthropolithe (*Ahntrohpohléet*) Concretion of the body of man
Anthropologie (*Ahntrohpohlozshee*) Anthropology

Anthropologiste (*Ahntrohpohlohzshéest*). Student of anthropology
Antiacide (*Ahnteeahsseed*) Antacid
Antialcalin,-e (*Ahnteeahlkahléhn*) Antalcaline
Anticipant,-e (*Ahnteesseepáhn*) Anticipating
Antidote (*Ahnteedôht*) Antidote
Antigoutteux,-euse (*Ahnteegootéh*) What is used against gout
Antilobe (*Ahnteelohb*) Tragus
Antimoine (*Ahnteemooáhnn*) Antimony
Antimoniaux (*Ahnteemohneeóh*) Drugs whose chief principle is antimony
Antiobésique (*Ahnteeohbazéek*) Used against obesity
Antiphlogistique (*Ahnteeflohzshestéek*) Antiphlogistic
Antipyretique (*Ahnteeperatéek*) Antipyretic
Antiseptique (*Ahnteessaptéek*) Antiseptic
Antispasmodique (*Ahnteespahzmohdeek*). Antispasmodic
Antisyphilitique (*Ahnteesypheleteek*) Antisyphilitic
Antithermique (*Ahnteetarméek*) Antipyretic
Antitoxique (*Ahnteetohkséek*) Antitoxic
Antivenimeux,-euse (*Ahnteevaneeméh*) What is used against poison
Antre (*Ahntr*) Antrum Sinus
Anurie où anurèse (*Ahnurée oo ahnurás*) Anuria Suppression of urine
Anus (*Ahnúss*) Anus
Anxiété (*Ahnkzeeatá*) Anxiety Here the higher mental responses are more evident than the bulbar phenomena seen in Angoisse (see this word)
Aorte (*Ahóhrt*) Aorta
Aortite (*Ahohrteet*) Inflammation of the aorta Aortitis
Apathie (*Ahpahtée*) Apathy
Apepsie (*Ahpapsée*) Apepsia
Apéritif,-ive (*Ahparateef*) Aperitive
Apex (*Ahpáks*) Apex
Aphagie (*Ahfahzshée*) Aphagia
Aphasie (*Ahfahzee*) Aphasia Loss of speech
Aphasique (*Ahfahzeek*) Aphasic
Aphémie (*Ahfamée*) Motor aphasia. Aphasia
Aphonie (*Ahfohnée*). Aphonia Inability to utter a sound
Aphrodisiaque (*Ahfrohdeezeeáhk*) Producing sexual desire Aphrodisiac
Aphthe, aphte (*Ahft*) Thrush Aphthous stomatitis
Apical,-e (*Ahpeekáhl*) Apical
Aplasie (*Ahplahzée*) Aplasia
Aplatissement (*Ahplahteessmáhn*) Flattening
Aplomb (*Ahplóhn*). Equilibrium
Apnée (*Ahpnéh*) Apnœa

7

Aponevrose (*Ahpohnavróhz*) Aponeurosis Fascia
Apophysaire (*Ahpohfeezár*) Apophyseal.
Apophyse (*Ahpohfeez*) Apophysis
Apoplectique (*Ahpohplaktéek*) Apoplectic
Apoplexie (*Ahpohplaksee*) Apoplexy
Apothicaire (*Ahpohteekár*) Druggist. Apothecary
Appareil (*Ahppahreh*). Apparatus
Appareillement (*Ahppahrehmáhn*) Pairing
Apparent,-e (*Ahppahráhn*) Apparent
Appendice (*Ahppahndéess*) Appendix
Appendicite (*Ahppahndeesséet*) Appendicitis
Appendiculaire (*Ahppahndeekuléhr*) Appendicular
Appétit (*Ahppatée*) Appetite
Application (*Ahppleekahsssión*) Application
Appui (*Ahppuée*) Support
Apraxie (*Ahprahksée*) Apraxia Inability to use the limbs for purposive movements in spite of absence of paralysis or of ataxia The apraxic individual uses improperly objects presented to him
Âpre (*Ahpr*) Rough Uneven
Âpreté (*Ahpratá*) Roughness Harshness
Aptitude (*Ahpteetiid*) Fitness Tendency Aptitude
Apyrétique (*Ahpeeratéek*) Non-febrile Apyretic
Apyrexie (*Ahpeeraksée*) Apyrexia Non-febrile state
Aqueduc (*Ahkaduk*) Aqueduct
Arachnite (*Ahrahknéet*) Arachnoiditis. (Inflammation of the arachnoid membrane)
Arachnoide (*Ahrachnoheed*) Arachnoid membrane
Araignée (*Ahrahniá*) Spider
Arborisation (*Ahrbohreezahssión*) Arborization
Arbre (*Ahrbr*) Tree
A. de vie (*A da vee*) Arbor vitæ of the uterus Arbor vitæ of the cerebellum
Arc (*Ahrk*) Arc
Arcade (*Ahrkhád*) Arch
Arciform (*Ahrsseeform*) Arciform
Arcué,-e (*Ahrkua*) Arcuate
Ardent,-e (*Ahrdáhn*) Ardent Burning
Ardeur (*Ahrdehr*) Ardor Sensation of burning
Aréolaire (*Ahraohléhr*) Areolar (tissue) or cellular (tissue)
Aréole (*Ahraóhl*) Areola
Aréolé,-e (*Ahraohlá*) Areolated
Arête (*Ahrát*) Fish bone
Argent (*Ahrzsháhn*) Silver
A vif (*A veef*) Quicksilver Mercury.
Argile (*Ahrgeel*). Potter's clay Argil

Argyll-Robertson, pupille d' (*A -R , pupéel deh*) Argyll-Robertson pupil (loss of light reflex, preservation of accommodation)
Aride (*Ahréed*) Dry Arid
Aridité (*Ahreedeetá*) Dryness Aridity
Armature (*Ahrmahtúr*) Armamentarium
Arme (*Ahrm*) Any part of surgical instruments serving to reach a foreign body in tissues or organs
Armé (*Ahrmá*) Armed with
Armoise (*Ahrmoodhz*) Mugwort Artemisia
Arnold, ganglion d'A (*Ahrnohld, gahngleeón d'A*) Arnold's or otic ganglion.
Aromatique (*Ahrohmahteek*) Aromatic
Arome (*Ahróhm*) Aroma
Arqué,-e (*Ahrká*) Arcuate Bent
Arrachment (*Ahrrahshmáhn*) Tearing away Extraction Evulsion
Arrêt (*Ahrrát*) Arrest Inhibition.
Arrhythmie (*Ahreetmée*) Arrhythmia
Arriéré (*Ahryareh*) Backward
Arrière-faix (*Ahryár-fá*) After-birth.
Arrowroot (*Ahrrohróot*) Arrow-root
Arsenal (*Ahrssanahl*) Armamentarium (surgical)
Arséniate (*Ahrssaneeáht*) Arseniate.
Arsénicaux (*Ahrsaneekóh*) Arsenical preparations
Arsénieux (*Ahrssaneeeh*) Arsenious
Art (*Ahr*) Art
Artère (*Ahrtár*) Artery
Artériel,-le (*Ahrtareeal*) Arterial
Artériole (*Ahrtareeohl*) Arteriole
Artériosclérose (*Ahrtareeohsclarohz*) Arteriosclerosis
Artérite (*Ahrtaréei*) Arteritis
Arthralgie (*Ahrtrahlzshée*) Pain in joints Arthralgia
Arthrectasie (*Ahrtraktahzée*) Dilatation of articulation
Arthrectomie (*Ahrtractohmee*) Arthrectomy
Arthrite (*Ahrtréet*) Arthritis
Arthritique (*Ahrtreetéek*) Arthritic
Arthrodèse (*Ahrtrohdehz*) Arthrodesis
Arthropathie (*Ahrtrohpahtée*) Arthropathy
Arthrophyte (*Ahrtrohofeet*) Foreign body in an articulation
Arthrotomie (*Ahrtrohtomée*) Arthrotomy.
Article (*Ahrtéekl*) Movable joint
Articulaire (*Ahrieekulehr*) Articular
Articulation (*Ahrteekulassión*) Articulation Joint
Articulé,-e (*Ahrteekuléh*) Articulated
Artificiel,-le (*Ahrteefeessseeehl*) Artificial
Aryténoidien (*Ahreetehnoeedeeán*) Arytenoid (cartilages, muscles)
Ascaride (*Ahskuhreed*) Thread worm. Ascaride
Ascendant,-e (*Ahssahndáhn*) Ascending (convolution)

Ascite (*Asseet*) Ascites Dropsy
Ascitique (*Asseetéek*) Ascitic
Asepsie (*Ahssapsee*) Asepsis
Aseptique (*Ahssaptéek*) Aseptic
Asile (*Ahzéel*) Asylum Refuge
Aspérité (*Ahspareeta*) Roughness Unevenness
Asphyxie (*Ahsfeeksee*) Asphyxia
Asphyxié,-e (*Ahssfeekseeá*) Asphyxiated.
Aspirateur (*Ahsperrahtehr*) Aspirator
Aspiration (*Ahsperrahssión*) Aspiration
Assainissement (*Ahssaneessmáhn*) Disinfection of habitation
Assaisonnement (*Ahssazohnmáhn*) Seasoning Condiment
Assimilation (*Ahsseemeelahssion*) Assimilation
Assistance (*Ahsseestahns*) Assistance Relief Help
Association (*Ahssohsseeahssión*) Society
Assoupissant,-e (*Ahssoopessáhn*) Soporific
Assoupissement (*Ahssoopessmáhn*) Drowsiness Sleepiness
Assouvissement (*Ahssoovessmáhn*) Satiating
Assuétude (*Ahssuatúd*) Habit Tolerance of the body to disturbing factors
Assujettissement (*Ahssuzshatteesmáhn*) Constraint Subjection
Assurance (*Ahssurahns*) Insurance
Astasie (*Ahstahzée*) Astasia A functional disorder of the nervous system The patient is unable to stand, but when seated or bedridden is able to perform all movements with his limbs
Asthénie (*Ahstanée*) Asthenia
Asthénique (*Ahstanéek*) Asthenic
Asthénopie (*Ahstanohpée*) Asthenopia
Asthmatique (*Ahstmahteek*) Asthmatic.
Asthme (*Ahstm*) Asthma
Astigmatisme (*Ahsteegmahteesm*) Astigmatism Irregular refraction of the eye
Astragale (*Ahstrahgáhl*) Astragalus (Talus) In botany it is a leguminous plant supplying traganth
Astringent,-e (*Ahstranzsháhn*) Astringent
Asymétrie (*Ahseematrée*) Want of symmetry Asymmetry
Asynergie (*Ahsseenarzshée*) Asynergia A cerebellar phenomenon consisting of an inability of the trunk to follow the legs in walking the legs advance but the trunk lags If there is a tendency to walk towards one side, the phenomenon is called hemi-asynergy
Asystolie (*Ahsseestolie*) Asystoly
Ataxie (*Ahtahksee*) Ataxia Incoordination in gait or station or in performing acts with the upper extremities
A locomotrice (*A lohkohmatreess*) Locomotor ataxia or Tabes dorsalis
Ataxique (*Ahtahkséek*) Ataxic

Atélectasie (*Ahtalactahzee*) Want of expansion Atelectasis
Athéromateux,-euse (*Ahtarohmahtéh*) Atheromatous
Athérome (*Ahtarohm*) Atheroma
Athétose (*Ahtatôhz*) Athetosis slow, arrhythmic and of small amplitude involuntary movements especially in the fingers
Athrepsie (*Ahtrapsée*) Athrepsia
Atlas (*Ahtláhss*) Atlas First cervical vertebra
Atmosphère (*Ahtmohsfár*) Atmosphere
Atmosphérie (*Ahtmohsfaree*) Medical application of atmospheric properties
Atocie (*Ahtohssée*) Sterility in a woman
Atome (*Ahtóhm*) Atom
Atonie (*Ahtohnée*) Atony Languor Debility
Atonique (*Ahtohnéek*) Atonic Lax
Atrésie (*Ahtrazée*) Atresia Want of perforation
Atrophie (*Ahtrohfee*) Atrophy Wasting
Atrophique (*Ahtrohféek*) Atrophic
Atropine (*Ahtrohpéen*) Atropin Alcaloid of belladonna
Attache (*Ahtáhsh*) The point of insertion of a muscle or ligament
Attachement (*Ahtahshmahn*) Attachment
Attaque (*Ahtáhk*) Fit Attack
Atteinte (*Ahtéhnt*) Injury Lesion Fit
Attelle (*Ahtôhl*) Splint
Attentat (*Ahtantáh*) Attempt at a crime
A. à la pudeur (*A ah lah pudéhr*) Indecent assault
Attente (*Ahtáhnt*) Expectation
Atténuant,-e (*Ahtanuáhn*) Attenuant
Atténuation (*Ahtanuahssión*) Attenuation Weakening Dilution
Atténué,-e (*Ahtanuá*) Attenuated
Attitude (*Ahtteetúd*) Attitude
Attouchement (*Ahtooshmáhn*) Application of a medicinal substance by means of brush to a limited area of tissue
Attribut (*Ahtreebú*) Attribute
Attrition (*Ahtreessión*) Bruising Crushing Attrition
Atypique (*Ahteepéek*) Atypical
Auditif,-ive (*Ohdeeteef*) Auditory
Audition (*Ohdeessión*) Audition
Augment (*Ohgmáhn*) Augmentation Increase Growth
Augure (*Ohgur*) Augury
Aune, Aulne (*Ohn*) Alder-tree
Aura (*Ohráh*) Aura Premonitory sign of an epileptic seizure
Auréole (*Ohraôhl*) Arcola
Auricule (*Ohreekul*) Auricle
Auriculaire (*Ohreekulár*) Auricular
A. conduit (*A kohnducée*) Auditory meatus
A nerf (*A nehr*) Great auricular nerve (branch of cervical plexus)

9

Auriste (*Ohréest*) Aurist Aural surgeon
Auscultation (*Ohskultahssión*) Auscultation
Austère (*Ohstár*) Sharp to the taste
Autogenèse (*Ohtohzshanáz*) Autogenesis.
Auto-inoculation (*Ohtoheenohkulahssión*) Autoinoculation
Autolysat (*Ohtohleezóh*) Autolytic extract
Autolyse (*Ohtohléez*) Dislocation of colloid molecules by hydratation and their breaking up into small molecules for the purpose of passing through intestinal membrane It is also called auto-digestion
Automatique (*Ohtohmahteék*) Automatic
Automatisme (*Ohtohmahteésm*) Automatism
Autoplastie (*Ohtohplahstée*) Plastic surgery Autoplasty
Autopsie (*Ohtohpsee*) Autopsy Post-mortem examination
Autothérapie (*Ohtohtchrahpée*) Autotherapy
Auxiliaire (*Ohguceleedi*) Auxiliary
Avalé,-e (*Ahvahlá*) Swallowed Sunk Fallen in
Avant-bras (*Ahvahn-bráh*) Forearm.
Avant-mur (*Ahváhn-mur*) A streak of gray matter lying externally to the external capsule in the brain. Claustrum
Avant-pied (*Ahváhn-peed*). Metatarsus

Avant-poignet (*Ahváhn-pooahná*) Metacarpus
Avarié (*Ahvahreeá*) Damaged (syphilitic).
Avelis (*Ahvalées*) Avelis = Author who described a paralysis of a half of the soft palate and of the vocal cord on the same side The affection is due to a lesion of the vago-spinal nucleus or nucleus ambiguus There is also a crossed hemianesthesia of syringomyelic type because of involvement of the crossed sensory fibers of the gray reticular formation
Aveugle (*Ahvéhgl*) Blind
Avivement (*Ahveevmáhn*) Refreshing the edges of a wound
Avortement (*Ahvohrtmáhn*) Abortion Miscarriage
Avorton (*Ahvohrtóhn*) An abortive child
Avulsion (*Ahvulssión*) Avulsion
Axillaire (*Ahkzeeléhr*) Axillary
Axis (*Ahksées*) Second cervical vertebra Axis
Axonge (*Ahksóhnzsh*) Hog's lard Fat
Azotate (*Ahzohtáht*) Nitrate
Azote (*Ahzóht*) Nitrogen
Azoté,-e (*Ahzohtá*). Nitrogenous
Azoteux (*Ahzohtéh*) Nitrous
Azotique (*Ahzohtéek*) Nitric
Azotite (*Ahzohteet*) Nitrite
Azoturie (*Ahzohturée*) Azoturia
Azygos (*Ahzeegóhs*) Azygos Not in pair
Azymique (*Ahzeeméek*) Unleavened

B

Ba. (*Bah*) Abbreviation for Barium
Babeurre (*Bahbéhr*) Butter-milk
Babinski, phénomène des orteils de B, (*fehnohmehnn dehzohrtdy deh*) Babinski's reflex extension of the toes (especially of the great toe) upon irritation of the sole of the foot (sign of involvement of the pyramidal tract)
Bacillaire (*Bahsselár*) Bacillary
Bacille (*Bahsseél*) Bacillus
Bactérie (*Bahktarée*) Bacterium
Bactérien,-ne (*Bahktareeán*) Pertaining to bacteria Bacterial
Bactériologie (*Bahktareeolohzshée*) Bacteriology
Bactéroide (*Bahktarohéed*) Having the form of bacterium
Badigeonnage (*Bahdeezshohnáhzsh*) Painting or spreading on the skin a drug (such as iodine, etc)
Baie (*Béh*) Berry
Baignoire (*Bannooahr*) Bathing tub
Bâillement (*Baheemàhn*) Yawning
Bâillon (*Baeeóhn*) Gag
Bain (*Behn*) Bath
Balance (*Bahláhns*) Scales Balance
Balancement (*Bahlahnsmáhn*) Compensation.
Balanite (*Bahlahnéet*) Balanitis
Balayage (*Bahlaeeáhzsh*) Sweeping
Balbutiement (*Bahlbuteemahn*) Stammering Stuttering Hesitation in speech
Baleine (*Bahléhn*) Whale
Balle (*Bahll*) Bullet
Ballonnement (*Bahllohnmáhn*) Distension of an organ with gas or water
Ballottement (*Bahlohtmáhn*) A shaking (obstetrical term = shaking of the fœtus in diagnosis of pregnancy)
Balnéaire (*Bahlnaár*) Pertaining to baths
Balnéation (*Bahlnaahssión*) Use of baths
Balnéothérapie (*Bahlnaohtarahpée*) Balneotherapy
Balsamique (*Bahlzahméek*) Balsamic
Banane (*Bahnáhnn*) Banana
Banc (*Báhn*) Bench
Bandage (*Bahndáhzsh*) Bandage Dressing
B. plâtré (*B plahtrá*) Plaster-of-Paris bandage
Bandagist (*Bahndahzshéest*) Bandagist
Bande (*Bahnd*) Band
B à pansements (*B ah pahnsmáhn*). Roller bandage
Bandeau (*Bahndóh*) Circular bandage for the head
Bandelette (*Bahndalát*) Small bandage Strip Ribbon
B agglutinative (*B ahgluteenahteev*) Band of adhesive plaster
Baraque hospitalière (*Bahráhk ohspeetahlár*) Temporary hospital
Barboter (*Bahrbohtéh*) To bubble
Barbu,-e (*Bahrbú*) Bearded
Baromètre (*Bahrohmátr*) Barometer
Barré (*Bahrréh*) Pelvis with short anteroposterior diameter Molar teeth with recurved fangs
Bartholin (*Bahrtohléhn*) Bartholin, who described glands in the vulva
Baryglossie (*Bahreeglohssée*) Slow speech
Basal (*Bahzáhl*) Basal
Bascule (*Bahskúl*) Weighing machine
Base (*Báhz*) Basis
Basilaire (*Bahzeeléhr*) Basilar
Basilicon (*Bahzeeleekóhn*) Resin ointment
Basiotribe (*Bahzeeohtréeb*) Basiotribe
Basique (*Bahzéek*) Basic.
Bassin (*Bahsséhn*) Pelvis.
Bassinage (*Bahsseenahzsh*) Cleansing, washing, dressing (wounds)
Bassine (*Bahsséen*) Pan for the use in drug stores
Bassinet (*Bahsseenéh*) Pelvis of the kidney
Bas-ventre (*Báh-vahntr*) Hypogastric region
Bâtard,-e (*Bahtahr*) Illegitimate Spurious Bastard
Bâtonnet (*Bahtohneh*) Rod-like body of the retina Bacillus
Battement (*Bahtmáhn*) Beating (of heart, of pulse)
Batterie (*Bahtree*) Battery
Baudruche (*Bohdrúsh*) Gold-beater's skin
Baume (*Bohm*) Balsam
Bave (*Bahv*) Saliva (of slobbering individual) Foam of a rabid dog
Baveux,-euse (*Bahvéh*) Slobbering
Béance (*Behàhns*) Being wide open (wound, mouth, etc)
Bec (*Behk*) Beak Bill
B de Bunsen (*B da Boonzán*) Bunsen's burner
B -de-lièvre (*B da leeávr*) Harelip
Bécasse (*Bakáhss*). Silly person Woodcock
Béchique (*Bashéek*) Cough-relieving
Bégaiement (*Bagamáhn*) Stammering
Belladone (*Ballahdóhn*) Belladonna
Bellon,-ne (*Ballóhn*) Lead colic
Bénin,-igne (*Benéhn*) Benign

Benjoin (*Behnzshohéhn*) Benzoin
Benzine (*Bahnzéen*) Benzine
Benzoate (*Bahnzohâht*) Benzoate
Benzoïque (*Bahnzohéek*) Benzoic
Béquille (*Bakée*) Crutch
Berceau (*Bahrssôh*) Cradle
Béribéri (*Bareebarée*) Beri-beri Kakke (a tropical disease)
Berlue (*Barlú*) Dimness of vision
Besoin (*Bazohéhn*) Want Passion Instinct
Bestial,-e (*Basteeâhl*) Bestial
Bestialité (*Basteeahleetâ*) Bestiality
Bestiaux (*Basteeôh*) Cattle
Bête (*Beht*) Beast Animal
Bétol (*Bahtôhl*) Naphthalol Betol
Bette (*Beht*) Beet
Betterave (*Batràhv*) Beetroot
Beurre (*Behrr*) Butter
B. de cacao (*B da Kahkahôh*) Butter or oil of cacao
Bévue (*Bavu*) Diplopia
Bibasique (*Beebahzeek*) Bibasic
Biberon (*Beebrôhn*) Sucking bottle (for infants)
Bicarbonate (*Beehahrbohnâht*) Bicarbonate
Bicarboné,-e (*Beekahrbohnâ*) Bicarbonated
Biceps (*Beessáps*) Biceps
Bichat (*Beeshâh*) Bichat (a celebrated French naturalist, who described among other facts the transverse cerebral fissure, the intima of arteries, etc)
Bichlorure (*Beeklohrúr*) Bichloride
Bichromate (*Beekrohmâht*) Bichromate
Bicorne (*Beekohrn*) Two-horned
Bicuspide (*Beekuspeed*) Bicuspid
B valvule (*B vahlvul*) Mitral valve
Bienséance (*Beeahnsaàhns*) Decency
Bière (*Beear*) Beer
Bifide (*Beeféed*) Bifid
Bihydrate (*Beeheeâráht*) Double hydrate
Biiodure (*Breohdúr*) Biniodide
Bijugué,-e (*Beesshugâ*) Grouped in pairs.
Bilatéral,-e (*Beelahtaráhl*) Bilateral
Bile (*Beel*) Bile
Biliaire (*Beeleeár*) Biliary
Bilieux,-euse *Beeleeéh*) Bilious
Billot (*Beellôh*) Block
Bilobé,-e (*Beelohbéh*) Two-lobed
Binocle (*Beenohkl*) Eyeglasses Double eyeglass
Binoculaire (*Beenokkulehr*) Binocular
Biochimie (*Beeohoshemée*) Biochemistry.
Biodynamique (*Beeohdeenahméek*) Biodynamics
Biogénique (*Beeohzshanéek*). Pertaining to biogenesis
Biologie (*Beeohlohzshée*) Biology
Biologique (*Beeohloh zsheek*) Biologic
Biophilic (*Beohofeelée*) Instinct of individual preservation
Bioplasme (*Beeohplahzm*) Bioplasm.

Bioxyde (*Beeohkseed*) Dioxide
Bipare (*Beepâhr*) Biparous
Bipariétal,-e (*Beepahreeatahl*) Biparietal
Bipartition (*Beepahrteesston*) Segmentation
Bipède (*Beepâd*) Biped
Bipolaire (*Beepohlâr*) Bipolar.
Biréfringent,-e (*Beerafranzshâhn*) Having a double refraction
Bisannuel,-le (*Beesahnnuâl*) Biennial
Bisexué,-e (*Beesaksuâ*) Bisexual
Bismuth (*Beesmút*) Bismuth
Bistouri (*Beestooree*) Bistoury
Bisulfate (*Beessulfâht*) Bisulphate
Bisulfure (*Beessulfúr*). Bisulphide
Bitume (*Beetûm*) Asphalt Bitumen
Bitumineux,-euse (*Beetumeenéh*) Bituminous
Blafard,-e (*Blahfáhr*) Pale Dull
Blanc,-nche (*Blahn*) White.
B. de Baleine (*B da Bahlânn*) Cetaceum
B. de céruse (*B da ssarús*) Carbonate of lead
B. d'Espagne (*B daspahnn*) Pulverized chalk made into a paste
B. de fard (*B da fahr*) Bismuth submitrate White application or paint for the skin
B. de graines (*B da grehnn*) Glutin
B. de l'oeil (*B da lohi*) White of the eye
B de l'oeuf (*B da lohff*) White of egg
B. de plomb (*B da plôhn*) A white lead. Carbonate of lead
B. précipité (*B praesseepeetâ*) White precipitate Ammonio-chloride of mercury.
B de zinc (*B da zank*) Oxide of zinc
Blanche tumeur (*Blahnsh tumehr*) White swelling Tubercular tumor
Blanchiment (*Blahnsheemâhn*) Bleaching
Blanquette (*Blahnkât*) Brandy during the first distillation
Blastème (*Blahstâm*) Blastema
Blastoderme (*Blahstohdérm*) Blastoderma
Blastostroma (*Blahstohstrohmâh*) The embryonic area
Blaud (*Blôh*) Blaud = the man who conceived the pill containing sulphate of iron and carbonate of potash
Blé (*Bla*) Wheat Corn
Blennorrhagie (*Blannohrahzshée*) Gonorrhœa
Bléphanque (*Blafahréek*) Palpebral
Blépharite (*Blafahréet*) Inflammation of eyelids Blepharitis.
Blépharo-blennorrhée (*Blafahroh-blannorâ*) Purulent ophthalmia of the newly-born
B.-conjonctivite (*B -kohnzshohnkteevéel*) Simultaneous blepharitis and conjunctivitis
Blépharoptose (*Blaphahrohptôz*) Dropping of the eyelid.

12

Blépharospasme (*Blaphahrohspáhzm*) Blepharospasm
Blépharoxyste (*Blaphahroxéest*) Instrument for removing vegetations from the inner surface of the eyelids
Blessé,-e (*Blassá*) Wounded Injured
Blessure (*Blassúr*) Wound Injury
Bleu,-e (*Bleh*) Blue
Bleue, maladie (*B mahlahdec*) Cyanosis
B de montagne (*B da mohntáhnn*) Carbonate of copper
B. de Prusse (*B da Pruss*) Prussian blue
Bleuissement (*Bleheessmahn*) Passage of a body to a blue color
Bobine (*Bohbéen*) Bobbin
Boeuf (*Behf*) Ox, beef (meat)
Bois (*Booáh*) Wood
Boisson (*Booahssohn*) Drink Beverage
Boîte (*Booáht*) Box Case
Boiterie (*Booahtrée*) Lameness Claudication
Bol (*Bohl*) Bolus Bowl
Bon,-ne (*Bohn*) Good Kind Wholesome Pleasant to taste
Bonnet d'Hippocrate (*Bohná deepohcrátt*) Head bandage
Boracique (*Bohrahssíek*) Boracic
Borate (*Bohraht*) Borate
Borax (*Bohráhks*) Borax
Borborygme (*Bohrbohreégm*) Rumbling in the bowels
Bord (*Bohr*) Edge Lip of a wound
Borgne (*Bohrn*) One-eyed
B. fistule (*B feestúl*) Blind fistula
Borique (*Bohréek*) Boric
Bosse (*Bohss*) Lump Protuberance
Bossu,-e (*Bohssú*) Hunchbacked
Bot (*Boh*) Club-footed
B. pied (*B peed*) Club-foot
Botanique (*Bohtahneek*) Botany Botanical
Botaniste (*Bohtahnéest*) Botanist
Botriocéphale (*Bohtreeohssapháhl*) Botriocephalus
Bothrion (*Bohtreeóhn*) Corneal ulcer
Botulisme (*Bohtuléesm*) Meat or sausage poisoning
Boucanage (*Bookahnáhzsh*) Desiccation of meat by smoke
Bouche (*Boosh*) Mouth Orifice
Boue (*Boo*) Mud
B purulente (*B puruláhnt*) Thick pus
B. splénique (*B splanéek*) Splenic pus
Bouffée (*Boofá*) Puff Whif
Bouffissure (*Booffeessúr*) Swelling (of face, etc)
Bougie (*Booshée*) Bougie
Bouilli (*Booée*) The meat from which broth is made
Bouillie (*Booée*) Pap
Bouillon (*Booeeóhn*). Broth
Bouillonnement (*Booeeohnmáhn*). Boiling Ebullition

Boule (*Bool*) Bole
B hystérique (*B heestareek*) Globus hystericus
Bouleau (*Boolóh*) Birch
Boulimie (*Booleeníee*) Morbid hunger
Bourbillon (*Boorbeeton*) Core of a boil.
Bourdonnement (*Boordohnmáhn*) Murmur Buzzing Humming
B amphorique (*B ahmfohreek*) Amphoric resonance
B. d'oreilles (*B dohréht*) Tinnitus aurium
Bourdonnet (*Boordohná*) Pledget of lint
Bourgeon (*Boorzshóhn*) Bud
B charnus (*B shahrnú*) Vegetations Granulations
Bourgeonnement des plaies (*Boorzshohnmáhn da plas*) Excessive production of granulations on wounds
Bourrelet (*Boorlá*) Pad
B du corps calleux (*B du kohr kahlleh*) The thick posterior end of the corpus callosum
B cotyloïdien (*B kohteeloheedeeán*) Cotyloid ligament
B glénoïdien (*B glanoheedeeán*) The glenoid ligament
B cutané anal (*B kutahna ahnahl*). The cutaneous folds of the anus
Bourse (*Boors*) A bursa
Bourses (*Boors*) Scrotum
B muqueuses (*B mukehz*). The synovial sheaths of tendons
B synoviales (*B seenohveeahl*) The synovial sheaths of tendons
Boursouflement (*Boorssooflmáhn*) Swelling of tissues
Boursouflure (*Boorssoofúr*) Swelling of tissues
Boussole (*Boossóhl*) Compass
Bout de sein (*Boo da ssan*) Nipple shield, artificial nipple
Bouteille (*Bootái*) Bottle
B. de Leyd (*B da Laid*) Leyden jar
Bouton (*Bootóhn*) (1) Pimple, vesicle (2) Director in lithotomy
B. d'Alep (*B dahláp*) Aleppo boil
B de feu (*B da feh*) Olive headed cautery
B noir (*B nooáhr*) Belladonna
Boutonné,-e (*Bootonná*) Button headed Blunt pointed (instrument)
Boutonneux,-euse (*Bootohnnéh*) Covered with pimples Pustulous
Boutonnière (*Bootonneedr*) Button-hole incision External urethrotomy
Boyau (*Booahioh*) Intestine Gut
Brachial,-e (*Brahkeedhl*) Brachial
Brachiforme (*Brahkeefórm*) Having the form of an arm
Brachio-céphalique, artère (*Brahkeeohssehfahlock, ahrtár*) Innominate artery
Brachycéphale (*Brahkeessafáhl*) Brachycephalic

13

Brachycéphalie (*Brahkeessafahlée*) Brachycephalia
Bradycardie (*Brahdeekahrdee*) Bradycardia
Bradyglossie (*Brahdeeglohssée*) Shortness of tongue Bradylalia.
Bradyglotte (*Brahdeeglôht*) Affected with bradylalia
Bradypnée (*Brahdeepná*) Short or slow breathing
Bradyurie (*Brahdeeurée*) Slow micturition
Brague (*Brahg*) Scrotum
Brai (*Bra*) Tar Resin
Braise (*Brehz*) Live coal
Brancard (*Brahnkáhr*) Stretcher.
Brancardier (*Brahnkahrdeed*) Stretcher-bearer
Branche (*Brahnsh*) Branch
Branchial,-e (*Brahnkeeáhl*) Branchial
Branchies (*Brahnshee*) Gills (of fishes, etc).
Branlant,-e (*Brahnlàhn*) Shaking
Branlement de tête (*Brahnlmáhn da tat*) Nodding Shaking of head.
Bras (*Brah*) Arm
Brayer (*Brayéh*) Truss
Bredouillement (*Bradoormáhn*) Stuttering
Bregma (*Bragmáh*) Bregma
Breuvage (*Brehváhzsh*) Liquid medicine
Bride (*Breed*) Bridle Band of adhesion Frenum
Brightique (*Britéek*) Pertaining to Bright's disease
Brisé,-e (*Breezá*) Broken Bent
Brise-coque (*Breez-kohk*) Instrument to break the outer layer of a vesical calculus
Brise-pierre (*Breez-peeár*) Instrument to break calculi.
Broiement (*Brooahmáhn*) Breaking. Crushing Smashing Laceration
Bromate (*Brohmáht*) Bromate
Brome (*Brohm*) Bromine
Bromidrose (*Brahmeedrôhs*) Fetid sweat
Bromure (*Brohmúr*) Bromide
Bronches (*Brohnsh*) Bronchial tubes
Bronchectasie (*Brohnshaktahzee*) Dilatation of the bronchi.
Bronchial,-e (*Brohnsheeáhl*) Bronchial
Bronchique (*Brohnshéek*) Bronchial
Bronchite (*Broknshéet*) Bronchitis
Bronchocèle (*Brohnkohssal*) Bronchocele
Bronchophonie (*Brohnkohfohnee*) Resonance of the voice in the bronchi Bronchophony
Broncho-pneumonie (*Brohnkoh-pnehmohnée*) Broncho-pneumonia.
Broncho-pulmonaire (*B - p u l m o h n é h r*) Bronchopulmonary
Bronchorrhagie (*B r o h n k o h r a h z s h é e*). Bronchorrhagia
Bronchorrhée (*Brohnkohrá*) Bronchorrhea.
Bronzé,-e (*Brohnzá*) Bronzed.

B. maladie (*B mahlahdée*). Addison's disease
Brouillard (*Brooeeáhr*). Fog
Bruit (*Bruée*) Sound Murmur.
B. d'airain (*B daréhn*) Bell sound
B. de clapotement (*B da klahpohtmáhn*). Splashing sound
B. du coeur (*B du kehr*) Heart sounds
B. de craquement (*B da krahkmáhn*). Crepitant or crackling sound
B. de cuir neuf (*B da kuéer nehf*). New leather sound (in pericarditis)
B. de diable (*B da deeáhbl*) Humming continuous sound in jugular vein (anemia)
B. de frôlement (*B da frohlmáhn*) Rustling sound
B de frottement (*B da frohtmáhn*). Friction sound
B. de galop (*B da gahlóh*) Gallop rhythm
B métallique (*B matahléek*). Metallic sound.
B. musculaire (*B. muskulár*) Sound heard at a time of muscular contraction
B. placentaire (*B plahssahntár*) Placental or uterine souffle
B. de pot fêlé (*B da poh falá*). Cracked-pot sound
B de scie (*B da ssee*) Sawing or grating sound
B skodique (*B skohdéek*) Amphoric sound heard in pleural cavity
B. de souffle (*B da ssoofl*) Bellows sound.
B. de soupape (*B da soopáhp*) Valve sound Flapping sound
B tympanitique (*B tehmpahneetéek*) Tympanitic resonance
B. vésiculaire (*B vazeekulár*). Vesicular sound or breathing
Brûlure (*Brulúr*) A burn
Brut,-e (*Bru, Brut*). Not organized
Bubon (*Bubóhn*) A bubo
Buccal,-e (*Bukáhl*) Buccal
Buccinateur (*Bukseenahtéhr*). Buccinator
Buchu (*Bushu*) Buchu
Bulbaire (*Bulbehr*) Bulbar
Bulbe (*Bulb*) Bulb Medulla oblongata
B. de l'oeil (*B da léh*) Eyeball
B. de l'urètre (*B da lurátr*). Bulb of the urethra
B. de scille (*B da sseel*) Squill
B. du vagin (*B du vahzsháhn*). Bulbus vestibuli
Bulbeux,-euse (*Bulbéh*) Bulbous
Bulbifère (*Bulbeefár*) Having bulbs
Bulbiforme (*Bulbeefohrm*) In the form of a bulb
Bulbo-caverneux (*B - kahvarnéh*) Bulbo-cavernous.
Bullaire (*Bullár*) Bullate
Bulle (*Dull*) Bleb Blister
Bursal,-e (*Bursáhl*). Bursal
Butyrique (*Buteeréek*) Butyric

C

C. Symbol of Carbon Symbol of Centigrade.
Ca. Symbol of Calcium
Cacao (*Kahkahôh*) Cocoa
Cachectique (*Kahshactéek*) Cachectic
Cachet (*Kahshá*). Wafer Envelope of unleavened bread for powders Cachet.
Cachexie (*Kahshaksée*) Cachexia
Cachou (*Kahshôo*) Catechu
Cacochyme (*Kahkohshéem*) Cachectic Cacochymic
Cadavéreux (*Kahdahvaréh*) Corpse-like. Cadaverous
Cadavérique, rigidité (*Kahdahvaréek, reezsheedeetá*) Cadaveric rigidity Rigor mortis
Cadavre (*Kahdáhvr*) Corpse
Cadmium (*Kahdmeeohm*) Cadmium
Cadre du tympan (*Kahdr du tampáhn*) The tympanic ring
Caduc,-uque (*Kahdúk*). Decayed. Decaying Perishable
Caducité (*Kahdusseetá*) Senile decay Weak old age
Caduque, membrane (*Kahdúk*) Decidua
C utéro-placentaire (*K. utero-plahssahntár*) Decidua vera
C. réfléchie (*K rehflashée*) Decidua reflexa
Cæcal (*Ssakáhl*) Cecal
Cæcum (*Ssakôhm*). Cecum
Cafard (*Kahfáhr*) Spoken (in psychiatry) of a person who cannot adapt himself to surroundings, to situations
Café (*Kahfá*) Coffee
Caféine (*Kahfaëen*) Caffein
Caféinique (*Kahfaeenéek*) Pertaining to coffee
Cage thoracique (*Kahzsh tohrahsséek*) Chest (walls) Bony framework of the thorax
Cagneux,-euse (*Kahneeéh*) Knock-kneed
Cagnosité (*Kahneeohzeetá*) Knock-kneed condition
Cagot (*Kahgôh*) Cretin
Caille (*Káhy*). Quail
C -lait (*K.-leh*) Rennet
Caillé,-e (*Kaheed*) Coagulated Clotted
Caillette (*Kaheedtt*) Fourth stomach of ruminants. Rennet-bag
Caillot (*Kaheeôh*) Clot Coagulum
Caisse du tympan (*Kass du tampáhn*) Tympanic cavity
Caisson (*Kehssôhn*) Military medicine chest
Cajeput (*Kahzshpú*) Cajeput oil
Cal (*Kahl*) Callus

Calabar (*Kahlahbáhr*) Calabar
C., Fève du Calabar (*Fav du K*) Calabar bean Physostigma
Calabarine (*Kahlahbahréen*). Eserine. Calabarin
Calamine (*Kahlahméen*). Calamin. Nascent oxide of zinc
Calcaire (*Kahlkehr*) Calcareous Carbonate of lime.
Calcanéen,-ne (*Kahlkahnaán*). Calcaneous
Calcanéum (*Kahlkahnaôhm*) Calcaneum Os calcis
Calcarin,-e (*Kahlkahrán*) Calcarine
Calcification (*Kahlssilfeekahssión*) Calcification
Calcifié,-e (*Kahlsseefeed*) Calcified
Calcination (*Kahlsseenahssión*) Calcination
Calciné,-e (*Kahlsseená*) Calcined.
Calcique (*Kahlsséek*) Calcareous.
Calcium (*Kahlsseeôhm*) Calcium
Calcoidien,-ne (*Kahlkoeedeeán*) Pertaining to the calcaneum or to the heel
Calcoidiens (*Kahlkoheedeeáns*) The cuneiform bones of the foot
Calcul (*Kahlkúl*) Stone Calculus
Calculeux,-euse (*Kahlkuléh*) Calculous
Calices (*Kahléess*) Calices (of the kidney)
Calisaya (*Kahleesadh*) Calisay. Yellow quinine
Calleux corps (*Kahlléh kohr*) Corpus callosum
Callisthénie (*Kahlleestanée*) Calisthenics.
Callosité (*Kahllohzeetá*) Callosity.
Calloso-marginal (*Kahllohzóh-mahr-zsheenáhl*) Calloso-marginal
Calmant,-e (*Kahlmáhn*) Sedative
Calomel (*Kahlohmál*). Calomel Subchloride of mercury
Caloricité (*Kahlohreesseetá*) Caloricity.
Calorie (*Kahlohrée*) Calory
Calorifère (*Kahlohreefár*) Heat-producing (apparatus)
Calorification (*Kahlohreefeekahssión*) Calorification Giving out of caloric
Calorifique (*Kahlohreefêek*) Calorific
Calorimètre (*Kahlohreemátr*) Calorimeter
Calorimétrie (*Kahlohreematrée*) Calorimetry
Calorimoteur (*Kahloreemohtéhr*) Calorimotor
Calorique (*Kahlohréek*) Caloric
Calotte (*Lahlôht*)
C du crâne (*C du krahn*). Skull cap. Vault of cranium

15

C des pédoncules cérébraux (*C da padohn-kul ssarabróh*) The upper portion (tegmentum) of the cerebral peduncles
Calvitie (*Kahlveessée*) Baldness
Camisole de force (*Kahmeezóhl da fohrs*) Straight jacket
Camomille (*Kahmohmée*) Camomille
Campêche (*Kampásh*) Logwood
Camphorique (*Kahmfohréek*) Camphoric
Camphre (*Kahmfr*) Camphor
Camphré,-e (*Kahmfrá*) Camphorated
Camphrique (*Kahmfréek*) Pertaining to camphor
Campimètre (*Kahmpeemátr*) Perimeter
Canal (*Kahnáhl*) Canal Duct
C ciliaire (*K sseeleedr*) Ciliary or Schlemm's canal
C. cholédoque (*K kohladóhk*) Bile duct
C cystique (*K seestéek*) Cystic duct
C déférent (*K dafaráhn*) Vas deferens
C femoral (*K famohráhl*) Femoral or crural canal
C. crural (*K kruráhl*) Femoral or crural canal
C inguinal (*K ehngveenáhl*) Inguinal canal
Canalicule (*Kahnahleekúl*) Canaliculus
Canaliculé,-e (*Kahnahleekulá*) Grooved
Canard (*Kahnáhr*). Duck
Canaux de Havers (*Kahnóh da Havers*) Canaliculi haversiani
Cancellé,-e (*Kahnssallá*) Cancellate
Cancer (*Kahnssár*) Carcinoma
C. mélané (*K malahná*) Melanoticcancer.
C des ramoneurs (*K da rahmohnehr*) Chimney sweeper's cancer
Cancéreux,-euse (*Kahnssaréh*) Cancerous
Cancre (*Kahnkr*) Cancer
Cancroïde (*Kahnkrohéed*) Cancroid (ulcer)
Canin,-e (*Kahnán*) Canine (tooth, fossa, muscle, etc)
Canitie (*Kahneessée*) Whitening of the hair
Cannelle (*Kahnnál*) Cinnamon
Cannellé,-e (*Kahnnalá*) Grooved
C de Ceylon (*K da Salóhn*) Cinnamon
C de Chine (*K da Sheen*) Cassia bark
Cannelure (*Kahnnalúr*) Groove (on a director)
Cantharides (*Kahntahréed*) Spanish or blistering fly Cantharides
Canthus (*Kahntús*) Inner canthus of the eye
Cantine médicale (*Kahnteen madeekáhl*) Medical chest for field surgery.
Canule (*Kahnul*) Cannula
Caoutchouc (*Kahootshóo*) India rubber Caoutchouc
C. durci (*K durssee*) Hard rubber
Capacité (*Kahpahsseeth*) Capacity
Capeline (*Kapléen*) Bandage for the head

Capillaire (*Kahpeelár*) Capillary
Capillarité (*Kapeellahreetá*) Capillarity
Capistre (*Kahpeestr*) Bandage for lower jaw Capistrum
Capiteux,-euse (*Kahpeetéh*) Heady. Producing headache Alcoholic
Capsicum (*Kahpseekóhm*) An aqueous extract of capsicum annuum
Capsique (*Kahpséek*) Capsicum
Capsulaire (*Kahpsuléhr*) Capsular
Capsulation (*Kahpsulahssión*) Putting drugs into capsules
Capsule (*Kahpsúl*) Capsule
C cérébrale (*K ssarehbráhl*) Cerebral capsule (Internal External)
C. surrénale (*K ssurranáhl*) Adrenals
Captage d'une source (*Kahptáhzsh dun ssoors*) Making a channel for a medicinal spring
Capuchon (*Kahpushóhn*) Hood Covering
Capuchonné,-e (*Kahpushohná*) Covered by a hood
Caquesangue (*Kahksáhng*) Dysentery
Caracha (*Kahrahsháh*) A pustular eruption in Peru
Caractère (*Kahrahktár*) Character
Caramel (*Kahrahmál*). Caramel
Carbolique, Phénique (*Kahrbohléek, Fehnéek*) Carbolic
Carbonate (*Kahrbohnáht*) Carbonate
Carbonculaire (*Kahrbohnkulehr*) Carbuncular Pertaining to anthrax
Carbone (*Kahrbóhn*) Carbon
Carboné,-e (*Kahrbohná*) Containing carbon
Carboneux,-euse (*Kahrbohnéh*) Pertaining to carbon
Carbonique (*Kahrbohnéek*) Carbonic
Carbonisation (*Kahrbohneezahssión*) Carbonization
Carbonite (*Kahrbonéet*) Term employed instead of oxalate
Carbonimétrie (*Kahrbohneematrée*) Determination of the amount of carbonic acid given off by a living animal
Carbosulfure (*Kahrbohsulfur*) Bisulphide of carbon
Carbunculaire (*Kahrbunkuléhr*) Carbuncular
Carburation (*Kahrburahssión*) Combining carbon with another body
Carburé,-e (*Kahrburá*) Containing carbon
Carburine (*Kahrburéen*) Oxide of carbon
Carcinie (*Kahrssëenée*) Carcinosis
Carcinoïde (*Kahrsseenohéed*) Resembling cancer
Carcinomateux,-euse (*Kahrseenohmahtéh*) Carcinomatous
Carcinome (*Kahrsseenóhm*) Carcinoma
Carcinose (*Kahrseenóhz*) Carcinosis
Cardamome (*Kahrdahmóhm*) Cardamom

Cardia (*Kahrdeeáh*) Oesophageal opening of the stomach
Cardiographie (*Kahrdeeahgrafée*) Cardiography
Cardialgie (*Kahrdeeahlzshée*) Cardialgia
Cardiaque (*Kahrdeeáhk*) Cardiac
Cardiectasie (*Kahrdeeaktahzee*) Cardiectasis
Cardinal,-e (*Kahrdeenáhl*) Dominating Cardinal
Cardiographe (*Kahrdeeohgráhf*) Cardiograph
Cardiographie (*Kahrdeeohgrapée*) Cardiography
Cardioïde (*Kahrdeeohéed*) Resembling the heart
Cardiomètre (*Kahrdeeohmatr*) Cardiometer
Cardiopathie (*Kahrdeeohpahtée*) Cardiopathy
Cardiorrhéxie (*Kahrdeeohraksee*) Cardiarrhexis Tear of the heart
Cardiosclérose (*Kahrdeeohsklaróhz*) Cardiosclerosis
Cardio-vasculaire (*Kahrdeeoh-vahskulehr*) Cardiovascular
Cardite (*Kahrdéet*) Inflammation of the heart Carditis
Carie (*Kahrée*) Caries
Carié,-e (*Kahreed*) Carious
Carieux,-euse (*Kahreeeh*) Carious
Carminatif,-ive (*Kahrmeenahtéef*) Carminative
Carmination (*Kahrmeenahssión*) Coloring action of carmine
Carmin (*Kahrmehn*) Carmine
Carnassier,-ière (*Kahnrahsseed*) Carnivorous
Carné,-e (*Kahrná*) Flesh colored
Carnification (*Kahrneefeekahssión*) Carnification
Carnifié,-e (*Kahrneefeea*) Applied to tissue which has undergone carnification
Carniforme (*Kahrneefohrm*) Having the appearance of muscular tissue
Caroncule (*Kahrohnkúl*) Caruncle
Carotide (*Kahrohteed*) Carotid
Carotidien,-ne (*Kahrohteedeeéhn*) Carotid
Carotte (*Kahróht*) Carrot
Carpe (*Kahrp*) Wrist-carpus
Carphologie (*Kahrfohlohzshée*) Picking the bed clothes
Carpien,-ne (*Kahrpeeán*) Carpal
Carré,-e (*Kahrrá*) Square Quadratus
C crural (*K krurahl*) Quadratus femoris
C de la lèvre inférieure (*K da lah lavre ehnfareeéhr*) Quadratus menti Depressor labii inferioris
C. lombaire (*K lohmbéhr*) Quadratus lumborum
C. pronateur (*K prohnahtéhr*) Pronator quadratus
Carreau (*Kahróh*). Tabes mesenterica.

Tuberculosis of the lymphatic glands of the mesentery
Cartilage (*Kahrteelehzsh*) Cartilage
Cartilagineux,-euse (*Kahrteelahzsheenéh*) Cartilaginous
Carus (*Kahrúss*) Coma Profound sleep
Cas (*Káh*) Case Accident
C désesperé (*K dazasparéh*) Hopeless case
Cascara (*Kahskaráh*) Cascara
C Sagrada (*K Sahgrahdáh*) Cascara Sagrada
Cascarille (*Kahskahree*) Cortex cascarillæ, c eleuteriæa
Caséate (*Kahzaéht*) Lactate
Caséeux,-éeuse (*Kahzaeh*). Cheesy Caseous
Caséine (*Kahzaéen*) Casein
Caserne (*Kahzéhrn*) Barracks
Casse (*Kahss*) Senna Cassia
Cassonade (*Kahssohnahd*) Brown sugar Moist sugar
Castorium (*Kahstohrehóhm*) Castoreum
Castrat (*Kahstráh*) A castrated individual Eunuch
Castration (*Kahstrahssión*) Castration
Catachasme (*Kahtahkahsm*) Deep scarification
Cataclysme (*Kahtahkléesm*) Douche
Catacoustique (*Kahtahkoostéek*) Acoustics applied to echoes or to reflected sounds
Catadioptrique (*Kahtahdeeohptréek*) That which combines the effects of reflection and refraction
Cataire (*Kahtehr*) Purring
C. frémissement (*K frameessmáhn*) Purring thrill
Catalepsie (*Kahtahlapsée*) Catalepsy
Cataleptique (*Kahtahlapteek*) Cataleptic
Catalyse (*Kahtahléez*) Catalysis
Catalytique (*Kahtahleetéek*) Catalytic
Cataménial (*Kahtahmaneeáhl*) Menstrual
Cataphora (*Kahtahfohráh*) Lethargy
Cataplasme (*Kahtahpláhzm*). Poultice Cataplasm
Cataracte (*Kahtahrahkt*) Cataract
Catarrhal,-e (*Kahtahráhl*) Catarrhal
Catarrhe (*Kahtáhr*) Catarrh
Catéchut (*Kahtashú*) Catechu
Catgut (*Kahtgút*) Catgut
Catharsie (*Kahtahrsee*) Purgation Catharsis
Cathartique (*Kahtahrtéek*) Purgative Cathartic
Cathéter (*Kahtatár*) Catheter Grooved sound
Cathétériser (*Kahtatarcezá*) To catheterize
Cathétérisme (*Kahtehtehreczm*) Catheterism
Cathions (*Kahteeóhn*) Products deposited on the cathode in electrolysis

Cathode (*Kahtôhd*) Cathode Negative pole
Catoptroscopie (*Kahtohptrohskohpée*) Exploration by means of reflected light
Cauchemare (*Kohshmáhr*) Nightmare
Caudal (*Kohdáhl*) Caudal
C ligament (*K leegahmahn*) Filum terminale
Caudé,-e (*Kohdá*) Caudate Having a tail
C noyau (*K nooaheeôh*). Caudate nucleus (of the corpus striatum)
Causalgie (*Kohzahlzshee*) Neuritis of a sympathetic nerve (In injuries of nerves the accompanying arteries with the sympathetic plexuses in their walls are also injured and cause intense pain)
Causalité (*Kohzahleetá*) Causation
Causticité (*Kohsteesseetá*) Causticity Corrosiveness
Caustique (*Kohsléek*) Caustic
C. doré (*K dohrá*) Nitro-muriatic acid containing gold or caustic of Récamier.
C de Vienne (*K deh Veeehnn*) Vienna paste
Cautère (*Kohtéhr*) Cautery Issue
Cautérisant,-e (*Kohtehreezáhn*) Cauterizing
Cautérisation (*Kohtehreezahssión*). Cauterization
Cave, veine (*Kahv, vehn*) Vena cava
Caverne (*Kahvéhrn*) Cavity (in lungs, etc).
Caverneux,-euse (*Kahvehrnéh*) Cavernous
C tissu (*K teessú*) Erectile tissue
Cavitaire (*Kahveetár*) Cavitary
Cavité (*Kahveetá*) Cavity
Cd Abbreviation of Cadmium
Ce. Abbreviation of Cerium
Cécité (*SSasseetá*) Blindness Cecity
Cèdre (*SSehdr*) Cedar
Ceinture (*SSchntur*) Belt Waistband Girdle
C claviculaire (*SS klahveekuléhr*) Both clavicles and the bones with which they articulate
Célation (*SSehlahssion*) Concealment (of pregnancy, etc)
Céleri (*SSehlehree*) Celery
Célibat (*SSehleebah*) Celibacy
Cellulaire (*SSehlluléhr*) Cellular
Cellule (*SSehllúl*) Cell
Celluleux,-euse (*SSehlluléh*) Cellular
Cellulite (*SSehlluléet*) Cellulitis
Cellulose (*SSehllulohz*) Cellulose
Cément (*SSehmáhn*) Cement
Cémentaire (*SSehmahntéhr*) Relating to cement
Cémentation (*SSehmahntahssión*) Application of cement
Cendre (*SSahndr*) Ashes
C. bleue naturelle (*SS bleh nahturehl*). Carbonate of copper

C perlée (*SS pehrleh*) Carbonate of potassium taken from ashes
Cendré,-ée (*SSahndrá*) Grayish
Cénesthésie (*SSehnehstehzée*) General sensation Sense of existence
Centre (*SSahntr*) Center
Centrifuge (*SSahntreefúzsh*) Centrifugal
Centripète (*SSahntreepeht*) Centripetal
Céphalalgie (*SSehfahlahlzshée*) Headache
Céphalée (*SSehfahla*) Violent and persistent headache
Céphalématome (*SSehfahlehmahtôhm*). Cephalhæmatoma
Céphalique (*SSehfahléek*) Cephalic
Céphalite (*SSehfahleet*) Cephalitis Encephalitis
Céphalohémomètre (*SSehfahlohhehmohméhtr*) Instrument to measure the quantity of blood going to the brain
Céphalo-pharyngien,-ne (*SSehfahlofahreengeeéhn*) Cephalo-pharyngeal The superior constrictor of the pharynx
C.-rachidien,-ne (*SS -rahsheedeeéhn*) Cerebro-spinal
Céphalotribe (*SSehfahlohtreeb*) Cephalotribe
Céphalotripsie (*SSehfahlohtreepsée*) Crushing the head of the fetus
Cérat (*SSehráh*) Cerate
C. de blanc de baleine (*SS deh blahn deh bahléhn*) Spermaceti ointment Ceratum album
C. simple (*SS sehmpl*) Simple cerate (oil and bees' wax)
Cercle (*SSehrkl*) Circle
Céréale (*SSehreháhl*) Cereal
Cérébelleux,-euse (*SSehrehbehlleh*) Cerebellar
Cérébellite (*SSehrehbehlléet*) Cerebellitis
Cérébral,-e (*SSehrehbráhl*) Cerebral
Cérébriforme (*SSehrehbreefôhrm*) Having the aspect of the brain
Cérébrite (*SSehrehbréet*) Cerebritis Encephalitis
Cerf (*SSehrf*) Stag
Cerise (*SSreez*) Cherry
Cerne (*SSehrn*) Ring Circle
Cerné,-e (*SSehrná*) Having a round circle (around eyes, wound, etc)
Certificat (*SSehrteefeekáh*) Certificate
Cérulescent,-e (*SSehrulehssáhn*) Bluish
Cérumen (*SSehruméhn*) Cerumen
Cérumineux,-euse (*SSehrumeenéh*) Ceruminous
Céruse (*SSehrúz*) White lead Carbonate of lead (PbCO$_3$)
Cerveau (*SSehrvôh*) Brain Cerebrum
Cervelet (*SSehrvehléh*) Cerebellum
Cervelle (*SSehrvéhll*) Brain Brains
Cervical (*SSehrveekáhl*) Cervical
Césarien, ne (*SSchzahroséhn*) Cesarian (operation)
Cestoïde (*SSehstohéed*) Cestoid Tapeworm

Cévadille (*SSehvahdée*) Cevadilla
Chagrin (*Shahgréhn*) Sorrow
Chaine (*Shehn*) Chain
Chaînette; Scie à ch . . (*SSee ah shehneht*) Chain saw
Chair (*Shehr*) Flesh Meat
C de poule (*Sh deh pool*) Goose-flesh
Chaise-lit (*Shehz-lee*) Chair-bedstead
Chalazion (*Shahlahzeeohn*) Meibomian cyst Chalazion
Chaleur (*Shahlûhr*) Heat
Chambre (*Shambre*) Chamber Camera
Chameau (*Shahmôh*) Camel
Champ (*Shahn*) Field
Champignon (*Shahmpeeneeôhn*) Mushroom Fungus
Chancre (*Shahnkr*) Chancre
C induré (*Sh ehndurá*) Hard or Hunterian chancre
C mou (*Sh moo*) Soft chancre
Chancrelle (*Shahnkrêhl*) Simple or soft chancre
Chancreux,-euse (*Shahnkrêh*) Pertaining to chancre
Chancroide (*Shahnkroheéd*) Soft chancre Chancroid
Chanvre (*Shahnor*) Hemp
Chapelet (*Shahpléh*) A string of enlarged lymph glands
Chapiteau à queue (*Shahpeetoh ah keh*) Instrument for withdrawing the milk from female breast
Chaponnage (*Shahponáhzsh*) Castration of fowls
Charbon (*Shahrbôhn*) Charcoal Anthrax
C animal (*Sh ahneemàhl*) Animal charcoal Bone black
C végétal (*Sh. vehzshehtáhl*) Charcoal
Charbonneux,-euse (*Shahrbohnnéh*) Having the character of anthrax
Charcuterie (*Shahrkutrée*) Hog's flesh
Chardon (*Shahrdóhn*) Thistle
Charge (*Shahrzsh*) Charge (electrical)
Charlatan (*Shahrlahtáhn*) Quack Charlatan
Charlatanisme (*Shahrlahtahnéesm*) Quackery
Charnu,-e (*Shahrnú*) Fleshy
Charogne (*Shahrôhnn*) Carrion Dead or putrefying flesh
Charpie (*Shahrpée*) Lint
Châsse (*Shahss*) Joint of a lancet
Chassie (*Shahssée*) Secretion of the Meibomian glands
Chat (*Shah*) Cat
Châtaigne (*Shahtehnn*) Chestnut
Chaton (*Shahtóhn*) Posterior part of cricoid cartilage
Chatonné,-e (*Shahtohná*) Incarcerated
Chatonnement (*Shahtohnmahn*) Incarceration
Chatouillement (*Shahtooeemáhn*) Tickling

Châtrer (*Shahtrá*) To castrate
Châtrure (*Shahtrúr*) Castration
Chaud,-e (*Shoh*) Hot
Chadepisse (*Shohdpéess*) Clap A common name for gonorrhea
C. cordée (*Sh kohrdá*) Gonorrhea accompanied by chordee
Chaud et froid (*Shoh eh frovàh*) Chill
Chauffage (*Shohfáhzsh*) Heating
Chauffeur (*Shohféhr*) Fireman Stoker
Chauffoir (*Shofoodhr*) A room heated to a certain temperature Warming-cloth
Chaussure (*Shohssúr*) Boots Shoes
Chauve-souris (*Shohv-ssoorée*) Bat
Chaux (*Shoh*) Lime
C. vive (*Sh veer*) Quicklime
Chef (*Shehf*) The heads of a muscle The ends of a bandage
Chéloide (*Kehloheed*) Keloid
Chêne (*Shehn*) Oak
Chenille (*Shnée*) Caterpillar
Chenu,-e (*Shnu*) Hoary Gray-headed
Chétif,-ive (*Shehtéev*) Puny Thin Emaciated
Chevauchant (*Shvohsháhn*) Overlapping
Chevauchment (*Shvohshmahn*) Overriding of fractured bones
Chevelu,-e (*Shehulú*) Hairy
Chevelure (*Shehvlúr*) Hair of the head
Chevestre; Chevêtre (*Shvehstr, Shvehtr*) Bandage for fractured lower jaw
Cheveu (*Shveh*) Hair
Cheville du pied (*Shnee du peech*) Ankle Malleoli
Chèvre (*Shehvr*) Goat
Chévrefeuille (*Shehorféh*) Honeysuckle
Chevreuil (*Shehvrêh*) Roebuck (species of deer)
Chevrotant,-e (*Shehvroh'ahn*) Quivering Tremulous
Chevrotement (*Shehvrohtmáhn*) Trembling of the voice
Chiasma (*Keeahzmáh*) Chiasma Optic commissure
Chiastre (*Keeahstr*) Crossed bandage for fractured patella
Chicorée (*Sheekohréh*) Chicory
Chicot (*Sheekóh*) Stump of a tooth
Chicotin (*Sheekohtéhn*) Powdered colocynth
Chien (*Sheeêhn*) Dog
Chiendent (*Sheeehndahn*) Dog's grass Couch grass
Chilodiérésie (*Sheelohdeeehrehzée*) Hairlip
Chilon (*Sheelôhn*) Labial œdema
Chimie (*Sheemée*) Chemistry
Chimique (*Sheeméek*) Chemical
Chimism (*Sheemèezm*) Chemism
Chique (*Shéek*) Sand-flea Chigoe
Chiromancie (*Sheerohmahnsée*) Palmistry
Chirurgical,-e (*Sheerurzsheekahl*) Surgical

19

Chi FRENCH-ENGLISH DICTIONARY Chu

Chirurgie (*Sheerurzshée*) Surgery
Chirurgien (*Sheerurzsheeehn*) Surgeon
Chirurgique (*Sheerurzshéek*) Surgical
Chloasma (*Klohahzmáh*) Melanoderma Chloasma
Chloral (*Klohráhl*) Chloral Hydrate of chloral
Chloralisation (*Klohrahleezahssión*) Chloralism
Chloralizer (*Klohrahleezá*) To chloralize
Chlorate (*Klohráht*) Chlorate
Chlore (*Klohr*) Chlorine
C. liquide (*K leekéed*) Chlorine water Solution of chlorine
Chloré,-e (*Klohréh*) Containing chlorine
Chloréthyle (*Klohrehtéel*) Ethyl chloride
Chloreux,-euse (*Klohréh*) Chlorous
Chlorhydrate (*Klohrheedráht*) Hydrochlorate
Chlorhydrique (*Klohrheedréek*) Hydrochloric
Chlorique (*Klohréek*) Chloric.
Chlorite (*Klohréet*) Chlorite
Chloro-anémie (*Klohroh-ahnehmée*) Chloroanemia Chlorosis
Chloroforme (*Klohrohfórm*) Chloroform
Chloroformiser (*Klohrohfohrmeezá*) To chloroform
Chlorose (*Klohróhz*) Chlorosis
Chlorotique (*Klohrohtéek*) Chlorotic.
Chlorure (*Klohrur*) Chloride
Choc (*Shohk*) Shock Collision
C du cœur (*S du kehr*) Beating of the heart against the chest wall
C fœtal (*S fehtahl*) Fœtal shock
C traumatique (*S trohmahteek*) Traumatic shock
Chocolat (*Shohkohlah*) Chocolate
Cholagogue (*Kohlahgohg*) Cholagogue
Cholalique (*Kohlahléek*) Cholalic
Cholate (*Kohláht*) Cholate
Choléate (*Kohleháht*) Choleate
Colécystectomie (*Kohlehseestehktohmée*) Cholecystectomy
Cholécystite (*Kohlehseestéet*) Cholecystitis
Cholédoque (*Kohlehdóhk*). Common bile duct
Cholélithe (*Kohlehléet*) Gallstone
Cholélithiase (*Kohlehleeteeáhz*) Cholelithiasis
Cholépoèse (*Kohlehpohéhz*) Secretion of bile
Cholepoétique (*Kohlehpohehtéek*) Pertaining to the secretion of bile
Choléra (*Kohlehráh*) Cholera
C. asiatique, épidémique (*K ahzeeahtéek, ehpeedehmwek*) Asiatic cholera
C. sporadique (*K spohrahdeek*) Sporadic or simple cholera
Cholériforme (*Kohlehreeform*) Cholériform
Cholérine (*Kohlehreen*) Choleraic diarrhœa

Cholérique (*Kohlehréek*) Choleraic
Cholerrhagie (*Kohlehrahzshée*) Choleramorbus
Cholestérine (*Kohlehstehréen*) Cholesterin
Cholémie (*Kohlehmée*) Cholemia
Choline (*Kohléen*) Cholin
Cholique, acide (*Kohléek, ahsséed*) Cholic acid
Cholorrhée (*Kohlohrá*) Bilious diarrhœa.
Cholurie (*Kohlurée*) Choluria
Chondrine (*Kohndréen*) Chondrin
Chondrite (*Kohndréet*) Chondritis
Chondro-costal,-e (*Kohndroh-kohstahl*) Chondrocostal
Chondroglosse (*Kohndrohglóhss*) Pertaining to the tongue and its cartilage
Chondrome (*Kohndróhm*) Chondroma
Chondrophyte (*Kohndrohféet*) Cartilaginous excrescence
Chorée (*Kohrá*) Chorea St Vitus' dance
Choréique (*Kohrehéek*) Choreic
Chorion (*Kohreeóhn*) Chorion
Choroid (*Kohrohéed*) Choroid
Choroïdien,-ne (*Kohroheedeeehn*). Choroid
C. sinus (*K sseenús*) Strait sinus
C artère (*K ahrtéhr*) Choroid artery
C toile (*K tooáhl*) Velum interpositum
Chou (*Shoo*). Cabbage
C.-fleur (*S -fléhr*) Cauliflower
Chromate (*Krohmáht*) Chromate
Chromatine (*Krohmahtéen*) Chromatin
Chromatogénie (*Krohmahtohzshehnée*) Production of colors
Chrome (*Krohm*) Chromium
Chromidrose (*Krohmeedróhz*) Chromidrosis
Chromique (*Kromcék*) Chromic
Chromocyanure (*Krohmohsseeahnur*). Chromocyanide
Chromologie (*Krohmohlohzshée*) Study of colors
Chromopsie (*Krohmohpsée*) Chromatopsia (State in which colorless objects are seen colored)
Chronicité (*Krohneesseetá*) Chronic state
Chronique (*Krohnéek*) Chronic
Chronographe (*Krohnohgráhf*) Chronograph
Chronologie (*Krohnohlohzshee*) Chronology
Chronomètre d'Arsonval (*Krohnohméhtr dahrsohnváhl*) Electric apparatus for measuring the speed of a nerve impulse
Chrysarobine (*Kroezahrohbeen*) Chrysarobin
Chrysophanique (*Kreezohfahnéek*) Rhubarbaric (acid) Chrysophanic
Chuchotement (*Shushohtmáhn*). Whispering
Chute (*Shut*) Fall

C. des cheveux (*S deh shveh*) Falling of the hair
C. de la luette (*S deh lah lueht*) The lengthening of an oedematous uvula
C. de la paupière (*S deh lah pohpeeëhr*) Blepharoptosis
C. du rectum (*S du rehktóhm*) Prolapsus recti
C. de l'utérus (*S deh lutehrus*) Prolapsus uteri
Chyle (*Sheel*) Chyle
Chyleux,-se (*Sheelêh*) Chylous
Chylifère (*Sheeleefehr*) Chyliferous
C. vaisseaux (*S vehssóh*) Lacteal vessels
Chylopoétique (*Sheelohpohehtëek*) Chylopoietic
Chylurie (*Sheelureé*) Chiluria
Chyme (*Sheem*) Chyme
Chymose (*Sheemóhz*) Chymification
Ciboule (*SSeebool*) Eschalot
Ciboulette (*SSeeboolêht*) Chive
Cicatrice (*SSeekahtrèess*) Scar Cicatrix
Cicatriciel,-le (*SSeekahtreesseeëht*) Cicatricial
Cicatrisant,-e (*SSeekahtreezáhn*) Cicatrizing
Cicatrisation (*SSeekahtreezahssión*) Cicatrization
Cidre (*SSeedr*) Cider
Cigale (*SSeegáhl*) Grasshopper
Cigogne (*SSeegóhnn*) Stork
Cigue (*SSeegü*) Hemlock Conium
Cil (*SSeel*) Eye-lash
Ciliaire (*SSeeleeëhr*) Ciliary.
Cilié,-e (*SSeeleeá*) Ciliated
Ciment (*SSeemáhn*) Cement
Cimetière (*SSeemehteeëhr*) Cemetery
Cinchona (*SSenkohnáh*) Cinchona
Cinchonine (*SSeenkohnéen*) Cinchonin
Cinchonique (*SSeenkohnéek*) Pertaining to cinchona
Cinération (*SSenehrahssión*) Incineration
Cinèse (*SSeenéhz*) Kinesis
Cinésie (*SSeenehzee*) Kinesia
Cinésique (*SSeenehzéek*) Kinetic
Cinnabre (*SSeenáhbr*) Cinnabar
Cinnamique (*SSeenahméek*) Cinnamic
Cinquième pair (*SSehnkeeéhm pehr*) Fifth pair (cranial nerves)
Cintré,-e (*SSehntrá*) In the form of an arch
C ligament (*SS leegahmáhn*) Ligamentum arcuatum externum
Circoncision (*SSeerkohnsseezión*) Circumcision
Circonflex (*SSeerkohnfléhks*) Circumflex
Circonspection (*SSeerkohnspehkssión*) Circumspection
Circonvolution (*SSeerkohnvohlussión*) Convolution
Circuit (*SSeerkuée*) Circuit
Circulaire (*SSeerkuléhr*) Circular
Circulation (*SSeerkulahssión*) Circulation
Circulatoire (*SSeerkulahtooáhr*) Circulatory
Circumduction (*SSeeekomdukssión*) Circumduction
Cire (*SSeer*) Wax
Cireux,-euse (*SSeeréh*) Waxy
Cirifère (*SSeereefêhr*) Bearing wax
Cirreux,-euse (*SSeerréh*) Cirrhose
Cirrhose (*SSeerrohz*). Cirrhosis (of liver, etc.)
Cisaille (*SSeezáhee*) Bone scissors
Ciseau (*SSeezoh*) Chisel
Ciseaux (*SSeezeh*) Scissors
Citerne (*SSeetéhrn*) Cistern
C lombaire (*SS lohmbéhr*). Receptaculum chyli
C. de Pecquet (*SS deh Pehkéh*) Receptaculum chyli
Citrate (*SSeetraht*) Citrate
Citrique (*SSeetréek*) Citric
Citron (*SSeetróhn*) Lemon Citron
Citronné,-e (*SSeetrohná*) Containing lemon
Citrouille (*SSeetrooée*) Pumpkin
Civière (*SSeeveeëhr*) Stretcher. Litter.
Civilisation (*SSeeveeleezahssión*) Civilization
Cl. Symbol of Cholrine
Clair,-e (*Klehr*) Transparent Clear.
Clamp (*Klahn*) Clamp
Clapier (*Klahpeeá*) Focus from which pus runs slowly
Clapotement (*Klahpohtmáhn*) Splashing sound
Claquement (*Klahkmáhn*) Chattering
C des dents (*K deh dahn*) Chattering of teeth
C valvulaire (*K vahlvuléhr*) Valvular sound of the heart during systole
Clarification (*Klahreefeekahssión*) Clarification
Classe (*Klahss*) Class
Classement (*Klahssmáhn*) Classing
Classification (*Klahsseefeekahssión*) Classification
Claudication (*Klohdeekahssión*) Lameness Limping Claudication
Claveau (*Klahvoh*) Virus of sheep-pox
Claviculaire (*Klahvcekuléhr*) Clavicular
Clavicule (*Klahveekul*) Collar-bone Clavicle
Claviculé,-e (*Klahveekulá*) Having a clavicle
Claviform (*Klahveefórm*) Having the shape of a clavicle
Clientèle (*Kleeahntéhl*) Practice of medicine
Clignement (*Kleenmahn*) Blinking Winking
Clignotant,-e (*Kleenohtahn*) Blinking
Clignotement (*Kleenohtmáhn*) Winking
Climat (*Kleemáh*) Climate
Climactérique (*Kleemahktehréek*). Climateric (period of life)

21

Climatologie (*Kleemahtohlohzshée*) Climatology
Clinicien (*Kleeneesseeéhn*) Clinician
Clinique (*Kleenéek*) Clinic Clinical (bedside)
Clinoïde (*Kleenohéed*) Clinoid
Clitoris (*Kleetohrées*) Clitoris
Clitoritomie (*Kleetohreetohmée*) Clitoridectomy
Cloaque (*Klohàhk*). Cloaca
Cloche (*Klohsh*) Bell-glass vessel shaped like an inverted glass Blister Bleb
Cloison (*Klooahzohn*) Partition Septum
Cloisonnement (*Klooahzohnmáhn*) Formation of a septum
Clonique (*Klohnéek*) Clonic
Clou (*Kloo*) Boil
C hystérique (*K heestehréek*) Circumscribed hysterical headache
C. de Scarpa (*K deh Skahrpáh*) Lachrymal probe
Clysoir (*Kleezooáhr*). Irrigation apparatus (for enema)
Clystère (*Kleestéhr*) Enema Injection
Coagulabilité (*Kohahgulahbeeleetéh*) Coagulative property
Coagulable (*Kohahguláhbl*) Coagulable
Coagulant,-e (*Kohahguláhn*) Coagulating
Coagulation (*Kohahgulahssión*) Coagulation
Coagulé,-e (*Kohahguléh*) Coagulated
Coalescence (*Kohahlehssáhns*) Coalescence
Coalescent,-e (*Kohahlehssahn*) Coalescent
Coalition (*Kohahleessión*) Coalescence
Coaptation (*Kohahptassión*) Coaptation; bringing together
Coarctation (*Kohahrktahssión*) Coarctation Narrowing Diminution
Cobaye (*Kohbá*) Guinea-pig
Coca (*Kohkáh*). Coca
Cocaïne (*Kohkahéen*) Cocain
Coccidie (*Kohksseedée*) Coccidia
Coccus (*Kohkús*) Coccus
Coccygien,-ne (*Kohkseeasheeehn*) Coccygeal
Coccygodynie (*Kohkseegohdeenée*) Coccygodynia
Coccyx (*Kohkséeks*) Coccyx
Cochenille (*Kohshnee*) Cochineal
Cochléaire (*Kohklehéhr*). Cochlear.
C. ouverture (*K oovehrtúr*) Foramen rotundum (of the ear)
Cochléaria (*Kohklehahreeáh*) Scurvygrass
Cochlée (*Kohkléh*) Cochlea
Cochon d'Inde (*Kohshóhn dehnd*) Guineapig
Coction (*Kohkssión*) Coction Heating Cooking
Codéine (*Kohdeheen*) Codein.

Codex (*Kohdehx*) The French Pharmacopœia
Coefficient (*Kohehffeesseeáhn*) Coefficient
Cœliaque (*SSehleedhk*) Coeliac
Cœloma (*SSehlóhmáh*) Deep ulcer of the cornea
Cœnesthésie (*SSehnehstehsée*) Cœnesthesis
Cœnure (*SSehnúr*) Cenurus Hydatid of sheep
Coercible (*Kohehrsstébl*) Coercible
Cœur (*Kehr*) Heart
Cohérence (*Kohehráhns*) Cohesion
Cohérent,-e (*Kohehráhn*) Coherent
Cohésion (*Kohehzeeóhn*) Cohesion
Coiffe (*Kooáhf*) Caul Husk Membrane
Coiffé,-e (*Kooahfá*) Covered with a membrane
Coin (*Kooéhn*) Cuneus Small triangular lobule on the internal aspect of the occipital lobe of the brain
Coïncidant,-e (*Kohehnseedahn*) Coincident
Coing (*Kooéhn*) Quince
Coït (*Kohéet*) Sexual intercourse
Col (*Kohl*) Neck
C de l'utérus (*K deh lutehrús*) Cervix uteri
Colatoire (*Kohlahtooahr*) Depurative
Colchicine (*Kohlsheesséen*) Colchicin
Colchique (*Kohlshéek*) Meadow-saffron. Colchicum
Colcothar (*Kohlkohtáhr*) Calcined peroxide of iron
Colibacille (*Kohleebahsséel*) Colon bacillus
Colique (*Kohléek*) Colic
Colite (*Kohléet*) Colitis Inflammation of the colon
Collapsus (*Kohlahpsus*) Collapse
Collatéral,-e (*Kohllahtehráhl*) Collateral
Colle (*Kohll*) Glue
C. de poisson (*K deh pooahssóhn*) Isinglass
Collection (*Kohllehkssión*) Collection
Collet (*Kohlléh*) A narrowing resembling a neck or a collar
Collétique (*Kohllehtéek*) Agglutinative
Collier orthopédique (*Kohlleeéh ohrtohpehdéek*) Orthopedic apparatus in the shape of a collar
Colliquatif,-ve (*Kohlleekahtéef*) Exhausting
Collodion (*Kohllohdeeóhn*) Collodion
Colloïde (*Kohllohéed*) Colloid Non-crystallizable body
C cancer (*K kahnséhr*) Cancer
Collutoire (*Kohllutooáhr*) Semi-liquid application for gums
Collyre (*Kohlléehr*) Eyewash
Colobome (*Kohlohbóhm*) Coloboma
Colombo (*Kohlohmboh*) Calumba
Colon (*Kohlóhn*) Colon

C. iliaque (*K eeleeáhk*) Sigmoid flexure.
Colonie (*Kohlohnée*) Colony.
Colonne (*Kohlóhnn*) Colony Pillar
Colophane (*Kohlohfáhnn*) Colophony or common resin
Coloquinte (*Kohlohkehnt*) Colocynth
Colorant,-e (*Kohlohrahn*) Coloring
Coloration (*Kohlohrahssión*) Coloration
Colorimètre (*Kohlohreemehtr*) Colorimeter
Colostrum (*Kohlohstróhm*) Colostrum
Colotomie (*Kohlohtohmée*) Colotomy and formation of artificial anus
Colpeurynter (*Kohlpehreentéhr*) India rubber bag for dilating the vagina
Colpite (*Kohlpéet*) Vaginitis
Colpopexie (*Kohlpohpehksée*) Colpopexy
Colpoptose (*Kohlpohptóhz*) Colpoptosis
Colporrhaphie (*Kohlpohrahfée*) Colporrhaphy
Colposténose (*Kohlpohstehnóhz*) Colpostenosis
Colpotomie (*Kohlpohtohmée*) Colpotomy.
Columnaire (*Kohlumnehr*) Columnar
Coma (*Kohmáh*) Coma
Comateux,-euse (*Kohmahtéh*) Comatose
Combativité (*Kohmbahteeveetáh*) Instinct to fight
Combinaison (*Kohmbeenehzóhn*) Combination
Combiné,-e (*Kohmbeenéh*) Combined
Comburant,-e (*Kohmburáhn*) A body causing combustion when combined with other bodies
Combustible (*Kohmbustéebl*) Combustible
Combustion (*Kohmbussión*) Combustion
Comédon (*Kohmehdóhn*) Comedo
Comestible (*Kohmehsteebl*) Eatables
Comitiale, maladie (*Kohmeesseeáhl, mahalahdee*) Epilepsy
Commémoratif,-ive (*Kohmehmohrahtéef*) Commemorative
Comminutif,-ive (*Kohmeenutéef*) Comminutive.
Comminution (*Kohmeenussión*) Comminution
Commissural,-e (*Kohmeessuráhl*) Commissural
Commissure (*Kohmeessúr*) Commissure
Commotion (*Kohmmohssión*) Concussion
Commun,-e (*Kohmméhn*) Common
Communicant,-e (*Kohmmuneekáhn*) Communicating
Communication (*Kohmmuneekahssión*) Communication
Compacité (*Kohmpahsseetá*) Compactness
Comparaison (*Kohmpahrehzóhn*) Comparison
Comparatif,-ive (*Kohmpahrahtéef*) Comparative
Comparé,-e (*Kohmpahrá*) Compared
Complexe (*Kohmplehx*) Complex

Complexion (*Kohmplehxión*). The sum of physical characters Constitution
Complexus, Grand (*Kohmplehxús gráhn*) Trachelo-occipital muscle
C , Petit (*K ptée*). Trachelo-mastoid muscle
Complication (*Kohmpleekahssion*) Complication
Compliqué,-e (*Kohmpleeka*) Complicated.
Composé,-e (*Kohmpohzá*) Composed
Composé (*Kohmpohza*). Compound
Compositif,-ive (*Kohmpohzeeteéf*) Composite
Composition (*Kohmpohzeessión*) Composition
Compresse (*Kohmpréhss*) A compress
Compresseur (*Kohmprehsséhr*) Compressor Tourniquet
Compressibilité (*Kohmprehsseebeeleetá*) Compressibility
Compressible (*Kohmprehsséeble*) Compressible
Compressif,-ive (*Kohmprehsséef*) Compressive
Compression (*Kohmprehsseeóhn*) Compression
Comprimé,-e (*Kohmpreemá*) Compressed
Compte-goutte (*Kohnt-góot*) A drop-bottle
Conarium (*Kohnahreeóhm*) Pineal gland.
Concasser (*Kohnkahssá*) To pound Crush Bruise
Concave (*Kohnkáhv*) Concave
Concavité (*Kohnkahveetá*). Concavity
Concentration (*Kohnsahntrahssión*) Concentration
Conception (*Kohnsehpsseeóhn*) Conception
Conchiforme (*Kohnsheefóhrm*). In the shape of a shell
Conchinien, Muscle (*Kohnsheeneeéhn, Mohsl*) The concho-anthelix muscle, obliquus auriculæ
Concho-anthélix (*Kohnko-ahntehleex*) Obliquus auriculæ.
C.-hélix (*K -hehléev*) Transversus auriculæ
Concoction (*Kohnkohksseeóhn*) Concoction
Concombre (*Kohnkóhmbr*) Cucumber
Concomitant,-e (*Kohnkohmeetáhn*) Concomitant
Concret,-ète (*Kohnkréh*) Concrete
Concrétion (*Kohnkrehssión*) Concretion
Condensable (*Kohndahnsáhbl*) Condensable
Condensant,-e (*Kohdahnsáhn*) Condensing
Condensateur (*Kohndahnsahtéhr*) Condenser
Condenser (*Kohdahnsá*) To condense
Condenseur (*Kohndahnséhr*) Condenser
Condiment (*Kohndeemáhn*) Spice Condiment

23

Condit (*Kohndée*) Confect
Condition (*Kohndeesssión*) Condition
Condom (*Kohndóhm*) Condom
Conducteur (*Kohnduktéhr*). Conductor Director
Conductibilité (*Kohnduktéebeeleetá*) The conducting property.
Conduction (*Kohnduksssión*) Conduction
Conduit (*Kohnduée*) Duct Canal Tube
C. aérien (*K ahehreeéhn*) Trachea
C alimentaire (*K. ahleemahntéhr*) Alimentary canal
C lacrymal (*K lahkreemahl*) Lacrymal duct
C. spermatique (*K spehrmahteék*) Vas deferens
Condyle (*Kohndéel*) Condyle
Condylien,-ne (*Kohndeeleeéhn*) Relating to condyles
Condylome (*Kohndeelóhm*) Condyloma
Cône (*Kohn*) Cone
Conéine (*Kohneéen*) Alcaloid of conium.
Confection (*Kohnfehkssión*) Confection Conserve
Configuration (*Kohnfeegurahssión*) Configuration
Confiné,-e (*Kohnfeená*). Confined within certain limits
Confinement (*Kohnfeenmáhn*) Overcrowding in barracks or hospital
Confluent,-e (*Kohnfluáhn*) Confluent
Conforme (*Kohnfóhrm*) Conformable
Confortant,-e (*Kohnfohrtáhn*). Strengthening
Congélation (*Kohnzshehlahssión*). Congelation
Congénère (*Kohnzshehnéhr*) Congener
Congénital,-e (*Kohnzshehneetáhl*) Congenital
Congestibilité (*Kohnzshehsteebeeleetá*) Possibility of being congested
Congestible (*Kohnzshehstéebl*) Pertaining to congestion
Congestif,-ive (*Kohnzshehsteef*). Congestive
Congestion (*Kohnzshehssión*) Congestion
Congestionné,-e (*Kohnzshehssiohná*) Congested
Congestionel,-le (*Kohnzshehssionéhl*) Pertaining to congestion
Congloméré,-e (*Kohnglóhmehrá*) Conglomerate
Congrès (*Kohngrá*) Congress
Conicine (*Kohneeséen*) Conin
Conique (*Kohneek*) Conical
Conium (*Kohneeóom*) Conium Hemlock
Conjonctif,-ive (*Kohnzshohnktéef*) Conjunctive.
Conjonctival,-e (*Kohnzshohnkteevahl*) Conjunctival
Conjonctive (*Kohnzshohnktéev*) Conjunctiva.

Conjonctivite (*Kohnzshohnkteevéet*) Conjunctivitis
Conjugué,-e (*Kohzshugá*) Conjugate.
Connaissance (*Kohnnehssáhns*) Understanding Knowledge
Connectif,-ive (*Kohnnehktéef*) Connective
Connexion (*Kohnnehkssión*) Connection Affinity
Conoidal,-e (*Kohnoheedáhl*) Conoid
Conque (*Kohnk*) Concha
Consanguin,-e (*Kohnsahnguéhn*) Consanguineous
Consanguinité (*Kohnsahngveeneetá*) Consanguinity
Conscience (*Kohnsseeáhns*) Conscience Consciousness
Consécutif,-ive (*Kohnsehkuteef*) Consecutive Following after
Conseil (*Kohnsá*) Council
Consensus (*Kohnsahnsú*) Concensus Sympathy
Conservateur,-trice (*Kohnsehrvahtéhr*). Conservative
Conservation (*Kohnsehrvahssión*) Preservation Conservation
Conserve (*Kohnséhrv*). Conserve Confection
Conserves (*Kohnséhrv*) Spectacles to improve vision
Consistance (*Kohnseestáhns*) Consistency
Consolidant,-e (*Kohnsohleedáhn*) Consolidating Cicatrizing
Consommé (*Kohnsohmá*) Broth
Consomptif,-ive (*Kohnsohmptéef*) Consumptive
Consomption (*Kohnsohmpssión*). Consumption Wasting
Consonance (*Kohnsohnáhns*) Consonance Concord
Constatation (*Kohnstahtahssión*). Declaration
Constipant,-e (*Kohnsteepahn*) Constipating
Constipation (*Kohnsteepahssion*) Constipation.
Constipé,-e (*Kohnsteepa*) Costive
Constituant,-e (*Kohnsteetuáhn*). Constituent
Constitutif,-ive (*Kohnsteetutéef*) Constitutive
Constitution (*Kohnsteetussión*) Constitution
Constitutionnel,-le (*Kohnsteetussionehl*) Constitutional
Constricteur,-trice (*Kohnstreektehr*) Constrictor
Constriction (*Kohnstreekssión*) Constriction
Constructivité (*Kohnstrukteevéeta*) Constructiveness
Consultant (*Kohnsultáhn*). Consultant

24

Consultation (*Kohnsultahssión*) Consultation
Contact (*Kohntáhkt*) Contact
Contage (*Kohntáhzsh*) The virus of contagion
Contagieux-ieuse (*Kohntahzsheeéh*) Contagious
Contagion (*Kohntahzsheeóhn*) Contagion Infection
Contagiosité (*Kohntahzsheeohzeetá*) Contagiousness
Contemplation (*Kohntahmplahssión*) Contemplation Observation
Contentif,-ive (*Kohntahnteef*) Retentive Keeping fragments of a fractured bone, or the lips of a wound in apposition
Contention (*Kohntahnssión*) The act of maintaining in place separated parts of an organ (fractured bone, etc)
Contenu (*Kohnuná*) The contents
Contexture (*Kohntehkstúr*) Texture
Contiguïté (*Kohnteegueetá*) Contiguity Proximity
Continence (*Kohnteenáhns*) Continency
Continent,-e (*Kohnteenáhn*). Continent Continuous
Continu,-e (*Kohnteená*) Continuous
Continuité (*Kohnteenueetá*) Continuity
Contondant,-e (*Kohntohndahn*) Bruising Blunt
Contour (*Kohntóor*) Outline Contour
Contourné,-e (*Kohntoorná*) Twisted around
Contractile (*Kohntrahktéel*) Contractile
Contractilité (*Kohntrahkteeleetá*) Contractility
Contraction (*Kohntrahkssión*) Contraction
Contracture (*Kohntrahktúr*) Contracture
Contralatéral,-e (*Kohntrahlahtehráhl*). Situated on the opposite side
Contraste (*Kohntráhst*) Contrast
Contre-coup (*Kohntrkoo*) Counter-stroke
Contre-extension (*Kohntrehxtahnssion*) Counter-extension
Contre-indication (*Kohntrehndeekahssión*) Counterindication
Contre-poison (*Kontrpooahzóhn*) Antidote
Contre-ouverture (*Kohntroovehrtúr*) Counter-opening
Contre-stimulant,-e (*Kohntrsteemuláhn*) Counter-stimulant
Contus,-e (*Kohntú*) Contused Bruised
Contusion (*Kohntuzión*) Contusion Bruise
Convalescence (*Kohnvahlehssahns*) Convalescence
Convalescent,-e (*Kohnvahlehssáhn*). Convalescent
Convergence (*Kohnvehrzsháhns*) Convergence
Convergent,-e (*Kohntvehrzsháhn*) Convergent

Convexe (*Kohméhks*) Convex
Convolutif,-ive (*Kohnvohlúteef*) Convolute
Convulsé,-e (*Cohnvulsá*). In a state of convulsive contractions
Convulsibilité (*Kohvulseebeeleeta*) Tendency to convulsive movements
Convulsif,-ive (*Kohnvulséef*) Convulsive
Convulsion (*Kohnvulssión*) Convulsion Spasms
Convulsionant,-e (*Kohnvulseeohndhn*) Convulsive
Convulsivant,-e (*Kohvulseeudhn*) Causing convulsions
Coordination (*Kohohrdeenahssión*). Coordination
Copahu (*Kohpahú*) Copaiba
Coprolalie (*Kohprohlahlée*) Coprolalia
Copulation (*Kohpulahssión*) Copulation
Copulé,-e (*Kohpula*) Copulative
Coq (*Kohk*) Cock
Coque (*Kohk*) Shell
Coqueluche (*Kohklúsh*) Whooping-cough
Coquelucheux,-euse (*Kohlushéh*) Pertaining to or affected with whooping-cough
Cor (*Kohr*) Corn
Coraco-brachial (*Kohrahkoh-brahkeeáhl*) Coraco-brachial (muscle)
Coraco-claviculaire (*K-klahveekuléhr*) Coraco-clavicular (ligament)
Coraco-huméral (*K-umehráhl*) Coraco-humeral (ligament)
Coraco-hyoidien (*K-heeoheedeeéhn*) Omo-hyoidien (muscle)
Coraco-radial (*K-rahdeeáhl*) Biceps-brachial (muscle)
Coracoide (*Kohrahkoheed*) Coracoid process
Coracoïdien (*Kohrahkoheedeeehn*) Coraco-acromial ligament
Corail (*Kohrat*) Coral
Corbeau (*Kohrbóh*). Raven Crow
Corde (*Kohrá*) Chord
C dorsale (*K dohrsáhl*) Notochord
C sonores (*K sohnóhr*) Semi-circular canals of internal ear
C. spinale (*K speenáhl*) Spinal cord
C. du tympan (*K du tehmpáhn*) Chorda tympani
C vocale (*K vohkáhl*) Vocal cord
Cordée (*Kordá*) Chordee
Cordial,-e (*Kohrdeeáhl*). Cordial, aromatic Cardiac
Cordiforme (*Kohrdeefóhrm*) In the shape of a heart
Cordon (*Kohrdóhn*) Cord Column of spinal cord
C umbilical (*K ohmbeeleekáhl*) Umbilical cord
C sanitaire (*K sahneetéhr*) Sanitary guard around an infected area
C spermatique (*K spehrmahtéek*) Spermatic cord

25

Cornage (*Kohrnáhzsh*) Roaring (of horses)
Corne (*Kohrn*) Horn
C. d'Ammon (*K dahmmóhn*) Hippocampus major
Corné,-e (*Kohrná*) Horny
Cornée (*Kohrná*) Cornea
Cornéen,-ne (*Kohrnehéhn*) Corneal
Cornet acoustique (*K ahkoostéek*) Ear trumpet
C inférieur (*K ehnfehreeéhr*) Inferior turbinate bone
C. moyen (*K mooahtéhn*) Middle turbinate bone
C. sphénoïdal (*K spehnoheedáhl*) Sphenoidal turbinate bone
C supérieur (*K supehreeéhr*) Superior turbinated bone
Cornu,-e (*Kohrná*) Having horns
Corolle (*Kohróhl*) Corolla
Coronaire (*Kohrohnéhr*) Coronary
Coronal (*Kohrohnáhl*) Coronal or frontal (bone)
Coronoïde (*Kohrohnoéed*). Coronoid process
Coronoïdien (*Kohrohnoheedeeéhn*) Pertaining to the coronoid process
Corps (*Kohr*) Body Substance
Corpulence (*Kohrpuláhns*) Corpulence
Corpusculaire (*Kohrpuskuléhr*) Corpuscular
Corpuscule (*Kohrpuskúl*) Corpuscle
Correctif,-ive (*Kohrehktéef*) Corrective
Corrélation (*Kohrehláhssión*) Correlation
Corroboratif,-ive (*Kohrohbohráhtéef*) Corroborative.
Corrodant,-e (*Kohrohdáhn*) Corrosive Corroding
Corrosif,-ive (*Kohrohséef*) Corrosive Corroding
Corrosion (*Kohrohzión*) Corrosion
Corrugation (*Kohrugáhssión*) Wrinkling Corrugation
Corset (*Kohrséh*) Corset
Cortex (*Kohrtéhx*) Cortex Bark
Cortical,-e (*Kohrteekáhl*) Cortical
Coryza (*Kohreezáh*) Coryza Nasal catarrh
Cosmétique (*Kohsmehtéek*) Cosmetic
Costal,-e (*Kohstáhl*) Costal
Costalgie (*Kohstahlzshée*) Costalgia
Costo-abdominal (*Kohstoh-ahbdomeenáhl*) External oblique muscle of the abdomen
C.-claviculaire (*K -klahveekuléhr*) Subclavicular muscle
C.-coracoïdien (*K -kohrahkoheedeeéhn*) Pectoralis minor muscle
C.-pubien (*K -pubeeéhn*) The rectus muscle of the abdomen
C.-scapulaire (*K -skahpuléhr*) Serratus magnus muscle
Côte (*Koht*) Rib
Côté (*Kohtá*) Side Flank

Coton (*Kohtóhn*) Cotton Cottonwool
Cotonneux,-euse (*Kohtonéh*) Cottony Spongy
Cotyle (*Kohteél*) Acetabulum Cotyla
Cotylédon (*Kohteelehdóhn*) Cotyledon
Cotyloide (*Kohteelohéed*) Cotyloid
Cotyloidien,-ne (*Kohteeloheedeeéhn*) Cotyloid or acetabular ligament.
Cou (*Koo*) Neck
Couche (*Koosh*) Layer Stratum
C. adipeuse (*K ahdeepéhz*) Subcutaneous fat
Couché,-e (*Kooshá*) Lying down
Coucher (*Kooshá*) Decubitus
Couches (*Koosh*) Confinement Puerperal state
C optiques (*K ohpteek*) Optic thalami
C suite de (*K suéet deh*) Lochies
Coude (*Kood*) Elbow
Cou-de-pied (*Koo-d-peeá*) Instep
Couenne (*Kooéhnn*) Membrane Coat.
C inflammatoire (*K ehnflahmahtoodhr*) Inflammatory membrane Buffy coat (in pleurisy)
Couenneux,-euse (*Kooehnneh*) Pseudomembranous
Couenneuse, angine (*Kooehnnéhz, ahnzshéen*) Diphtheria Croup
Couleur (*Kooléhr*) Color.
Couleuvre (*Kooléhvr*) Snake Adder
Coulisse (*Kooléess*) Groove
Couloir (*Kooloodhr*) Colatorium
Coup (*Koo*) Blow Stroke
C. de feu (*K -d-feh*) Gunshot wound
C de sang (*K -d-sahn*) Apoplectic stroke.
C. de soleil (*K -d-sohléhl*). Sunstroke
Coupage (*Koopáhzsh*) Diluting with water, etc
Coupe (*Koop*) Section
Couper (*Koopa*) To cut To dilute
Couperose (*Koopróhz*) Acne rosacea
Couple (*Koopl*) A couple A pair
Coupure (*Koopúr*) Incision
Courant (*Kooruhn*) Current Stream
C d'air (*K dehr*) A draught (of air)
Courbature (*Koorbahtúr*) A feeling of fatigue in the back and limbs, also of lassitude
Courbé,-e (*Koorbá*) Curved Bent
Courbure (*Koorbúr*) Curve Curvature
Couronne (*Kooróhnn*) Crown
C de Venus (*K deh Vehnús*) Syphilitic eruption (on the forehead)
C rayonnante (*K rehiohnáhnt*) Corona radiata
Couronnement (*Koorohnmáhn*) Crowning Surrounding
Cours (*Koor*) Course Current
C. de ventre (*K deh vahntr*) Diarrhoea
Course (*Koors*) Running on foot
Court,-e (*Koor*) Short
Coussin (*Koossáhn*) Cushion
Coussinet (*Koosseenéh*) Cushion Pad
Couteau (*Kootoh*) Knife

26

Couture (*Kootúr*) Seam Cicatrix
Couturier (*Kootureeéh*) Sartorius muscle
Couvre-chef (*Koovre-Shéhf*) Head-bandage
Couveuse (*Koovéhz*) Incubator
Coxalgie (*Kohxahlzshée*) Coxalgia
Coxalgique (*Kohxahlzsheek*) Coxalgic
Crachat (*Krahskáh*) Sputum Spittle
Crachement (*Krahshmáhn*) Expectoration
Crachotement (*Krahshotmáhn*) Frequent slight expectoration
Craie (*Kréh*) Chalk
Crampe (*Krahmp*) Cramp
C. des écrivains (*K. dehz ehkreevéhn*) Writer's cramp
C. d'estomac (*K. dehstohmáh*) Pain in the stomach
C. de poitrine (*K. deh pooahtréen*). Angina pectoris
Crâne (*Krahn*) Skull Cranium
Crâniectomie (*Krahneehktohmée*) Craniectomy
Crânioclaste (*Krahneeohklahst*) Instrument for crushing the fœtal head Cranioclast
Crâniologie (*Krahneeohlohzshée*) Craniology Phrenology
Crâniométrie (*Krahneeohmehtrée*) Craniometry
Crâniotomie (*Krahneeohtohmée*) Craniotomy
Crapaud (*Krahpoh*) Toad
Craquement (*Krahkmáhn*) Crepitation Crackling sound Rale
Crase (*Krahz*) Crasis Constitution
Crasique (*Krahzéek*) Pertaining to a crasis
Cravate (*Krahváht*) Triangular bandage
Crayeux,-euse (*Krehiéh*) Cretaceous Chalky
Crayon (*Krehióhn*) Pencil Stick (of nitrate of silver, etc.)
Créasote (*Krehahzóht*) Creosote
Créatine (*Krehahtéen*) Creatin
Crèche (*Krehsh*) Infant shelter
Crémaster (*Krehmahstéhr*) Cremaster muscle
Crémation (*Krehmahssión*) Cremation
Crème (*Krehm*) Cream
C. de tartre (*K. deh tahrtr*) Cream of tartar Tartrate of potassium
C. de tartre soluble (*K. deh tahrtr sohlúbl*) Soluble cream of tartar
Crément (*Krehmáhn*) The absorbed part of food
Crémeux,-euse (*Krehméh*) Resembling cream
Crémomètre (*Krehmohméhtr*) Cremometer
Créné,-e (*Krehná*) Indentated Crenated

Crénelure (*Krehnlúr*) Indentation
Créophage (*Krehohfáhzsh*) Carnivorous
Créosote (*Krehohzóht*) Creosote
Crépitant,-e (*Krehpeetáhn*) Crepitant
Crépitation (*Krehpeetahssión*) Crepitation
Crépitus (*Krehpeetúss*) Crepitus.
Crépu,-e (*Krehpú*) Crisp
Crépusculaire (*Krehpuskuléhr*) Crepuscular
Cresson (*Krehssóhn*) Cress
Crétacé,-e (*Krehtahsséh*) Cretaceous
Crête (*Kreht*) Crest Ridge
Crêtes de coq (*Kreht deh kohk*) Warts
Crétin (*Krehtéhn*) Cretin Idiot
Crétinisme (*Krehteenéesm*) Cretinism.
Creuset (*Krehzeh*) Crucible
Creux (*Kreh*) Hollow Cavity
Creux de l'aisselle (*K. deh lehsséhl*) Arm pit
Creux de l'estomac (*K. deh lehstohmáh*) Pit of the stomach
Creux de la main (*K. deh lah méhn*). Hollow of the hand
Creux poplité (*K. pohpleetá*) Popliteal space
Crevasse (*Krehváhss*) Crevice. Fissure Crack
Cri (*Kree*) Cry Scream
Criard,-e (*Kreeáhr*) Crying Discordant
Criblé,-e (*Kreeblá*) Riddled like a sieve
Cribleux,-euse (*Kreebleh*) Riddled like a sieve
Cribration (*Kreebrahssion*) Cribration Sifting
Cribriform (*Kreebreefórm*) Cribriform
Cricoïde (*Kreekohéed*) Cricoid
Crime (*Kreem*) Crime
Criminalité (*Kreemeenahleeté*) Criminality
Criminel,-le (*Kreemeenéhl*) Criminal
Crin (*Krehn*) Horsehair
Crinière (*Kreeneeéhr*) Mane
Crise (*Kreez*) Crisis
Crispation (*Kreespahssión*) Shuddering Thrilling sensation Wrinkling Condition of goose-skin
Cristal (*Kreestáhl*) Crystal
Cristal de lune (*K. deh lun*) Silver nitrate
Cristal minéral (*K. meenehráhl*) Saltpeter
Cristal de tartre (*K. deh tahrtr*) Acid tartrate of potassium
Cristal de Vénus (*K. deh Vehnus*) Acetate of copper
Cristallin (*Kreestahllehn*) Crystalline lens
Cristalline (*Kreestahlléen*) Herpes of penis or of vulva
Cristallisation (*Kreestahlleezahssión*) Crystallization
Cristallisé,-e (*Kreestahlleezá*) Crystallized

27

Cristalloïde (*Kreestalohéed*) Capsule of the crystalline lens
Cristalloïdite (*Kreestahloheedéet*) Inflammation of the capsule of the lens
Critique (*Kreeteek*) Critical
Crochet (*Krohshá*) Hook Hamular process of the cochlea
Crochu,-e (*Krohshü*) Crooked. Hooked
Crochu Os (*K Okss*) Unciform bone
Crocus (*Krohkus*) Saffron
Croisé,-e (*Krooahzá*) Crossed Crucial
Croisement (*Krooahzmáhn*) Cross-breeding
Croissance (*Krooalssáhns*) Growth
Croix (*Krooáh*) Apparatus in shape of a cross for fracture of clavicle
Croix de Malte (*K deh Mahlt*) Compress in the form of a cross
Crotale (*Krohtáhl*) Rattle snake
Croton, huile de (*Krotohn, lüéel deh*) Croton oil
Croup (*Kroop*) Croup
Croup spasmodique (*K spahzmohdéek*) Spasm of glottis, laryngismus stridulus
Croupal (*Kroopáhl*) Croupous
Croupion (*Kroopeeóhn*) Rump
Croute (*Kroot*) Crust Scab
Crouteux,-euse (*Krooteh*) Crusted Scabby
Cru,-e (*Kru*). Raw Uncooked Unripe
Crucial (*Krusseeáhl*) Crucial
Cruciforme (*Krusseefóhrm*) Cruciform
Crudité (*Krudeetá*) Crudeness
Cruentation (*Kruahntahssión*) Oozing blood from wounds
Crural,-e (*Kruráhl*) Crural
C, artère (*K ahrtéhr*) Femoral artery
C, canal (*K kahnáhl*) Femoral canal; crural ring
C., carré (*K kahrá*) Quadratus femoris muscle
C, nerf (*K nehr*) Anterior crural nerve
Crustacés (*Krustahsséh*) Crustacea.
Crypte (*Kreept*) Follicle Crypt
Cryptogames (*Kreeptohgahm*) Cryptogams
Cryptorchidie (*Kreeptohrkeedée*). Cryptorchism.
Cubèbe (*Kubéhb*) Cubebs
Cubique (*Kubéek*) Cubic
Cubital,-e (*Kubeetáhl*) Ulnar Cubital
C. antérieur (*K ahntehreeéhr*) Flexor carpi ulnaris m
C artère (*K ahrtehr*) Ulnar artery
C postérieur (*K postehreeéhr*) Extensor carpi ulnaris m
Cubitus (*Kubeetús*) Ulna
Cuboide (*Kubohéed*) Cuboid
Cucullaire (*Kukullehr*) Trapezius muscle.
Cuillère (*Kueeéhr*) Spoon
Cuillerée (*Kueeehrá*) Spoonful
O. à bouche (*K ah boosh*) Tablespoon
C. à café (*K ah kahfá*) Teaspoon.
Cuilleron (*Kueeehróhn*) Small spoon.

Cuir (*Kuéer*) Leather
C. chevelu (*K shehvlü*) Scalp
Cuirasse (*Kueeráhss*) A fixed bandage for the chest.
Cuisant,-e (*Kueezáhn*) Burning Smarting
Cuisine (*Kueezéen*) Kitchen
Cuisse (*Kuéess*) Thigh
Cuisson (*Kueessohn*) Burning pain Cooking
Cuit,-e (*Kuée*) Cooked
Cuivrate (*Kueevráht*) Combination of cupric oxide with a base.
Cuivre (*Kuéevr*) Copper
Cuivré,-e (*Kueevrá*) Copper-colored
Cuivreux,-euse (*Kueevréh*) Coppery
Cuivrique (*Kueevréek*) Cupric
Culbute (*Kulbüt*) Somersault Fall
Cul-de-poule (*Kudpool*) Orifice having everted edges
Cul-de-sac (*Kudsáhk*) Cul-de-sac.
Culot (*Kulóh*) Bottom of a crucible.
Culture (*Kultür*) Culture
Cunéen,-ne (*Kunehéhn*) Pertaining to cuneiform bones Cuneate
Cunéiforme (*Kuneheefórm*) Cuneiform
Cuneus (*Kunehüs*) Cuneate lobe of brain (on the mesial surface of the occipital lobe)
Cuprate (*Kupráht*) Combination of a cupric compound with a base
Curabilité (*Kurahbeeleeta*) Curability
Curable (*Kuráhbl*) Curable
Curage (*Kurahssh*) Curetting
Curare (*Kuráhr*) Curare
Curatif,-ive (*Kurahteef*) Curative
Curation (*Kurahssión*) Curing
Cure (*Kur*) Cure Treatment
C.-dent (*Kur dáhn*) Toothpick
C -oreille (*Kur-ohréhz*) Ear-spoon Ear pick
Curette (*Kuréht*) Curette
Curvateur,-trice (*Kurvahtéhr*) Having a curve
C du coccyx (*K du kokseex*) Coccygeus muscle
Curvatif,-ive (*Kurvahtéef*) Slightly curved
Cuspidé,-e (*Kuspeedá*) Cuspidate
Cutané,-e (*Kutahná*) Cutaneous
Cuticule (*Kuteekúl*) Cuticle
Cuve (*Kuv*) Tub Bath
Cyanate (*Seeahnáht*) Cyanate
Cyaneux,-euse (*Seeahnéh*) Cyanic
Cyanhydrique, acide (*Seeahneedréek, ahsséed*) Hydrocyanic or Prussic acid.
Cyanose (*Seeahnohz*) Cyanosis
Cyanosé,-e (*Seeahnohzá*) Cyanosed
Cyanotique (*Seeahnohtéek*) Cyanotic.
Cyanure (*Seeahnúr*) Cyanide
Cycle (*Seekl*) Cycle
Cyclique (*Seekléek*) Cyclic
Cyclite (*Seekléet*). Inflammation of the ciliary portion of the eye Cyelitis.

Cyclopie (*Seeklohpée*) Cyclopia
Cygne (*Seen*) Swan
Cylindraxe (*Seelehndrăhx*) Axis-cylinder
Cylindre (*Seelehndr*). Cylinder Cast (of urine)
Cylindrique (*Seelehndrĕek*) Cylindrical
Cynique (*Seenéek*) Cynic
Cynoglosse (*Seenohglohss*) Dog's tongue
Cyphose (*Seefōhz*). Kyphosis Posterior curvature of the spine
Cyphotique (*Seefohteek*) Kyphotic
Cystalgie (*Seestahlzshée*). Pain in the bladder Cystalgia
Cystectasie (*Seestehktahzée*) Dilatation of the bladder
Cysticerque (*Seesteesĕhrk*) Cysticercus
Cysticule (*Seesteekŭl*) Small pouch. Vesicle
Cystine (*Seestĕen*) Cystin
Cystique (*Seestéek*) Cystic

Cystirrhagie (*Seesteerahzshée*) Vesical hemorrhage
Cystirrhaphie (*Seesteerahfee*) Suture of the bladder
Cystite (*Seestéct*) Cystitis
Cystitomie (*Seesteetohmée*) Cystitomy Opening of the capsule of the lens
Cystocèle (*Seestohssehl*) Cystocele
Cystocope (*Seestohkóhp*) Cystocope
Cystomérocèle (*Seestohmehrohssēhl*) Hernia of the bladder through the femoral ring
Cystoptose (*Seestohptóhz*) Cytoptosis Prolapsus of the internal membrane of the bladder through its neck
Cystorrhagie (*Seestohrahzshée*) Hemorrhage from the bladder
Cystotomie (*Seestohtohmée*) Cystotomy Lithotomy
Cytologie (*Seetohlohzshée*) Cytology
Cytoplasme (*Seetohplăhzm*) Protoplasm. Cytoplasm

D

Dacryocystite (*Dahkreeohceesteêt*). Inflammation of the lachrymal sac
Dacryolithe (*Dahkreeohléet*) Dacryolith
Dacryolithiase (*Dahkreeohleetheedhz*) Dacryolithiasis
Dacryonome (*Dahkreeohnáhm*) Ulcer of the lacrymal ducts
Dactylé,-e (*Dahkteelá*) Dactylate
Dactylion (*Dahkteeleeohn*) Webbed fingers Syndyctalism Dactylion
Dactylite (*Dahkteeléet*) Dactylitis
Dactyloïde (*Dahkteelohêed*) Dactyloid
Daltonien,-ne (*Dahltohneeehn*) Referable to Daltonism
Daltonisme (*Dahltohnêesm*) Color blindness Daltonism
Danse de St. Guy (*Dahns deh St Gu*) Chorea
Danse de St Wyt (*Dahns dah St Veet*) Chorea
Dard (*Dahr*) Sting of insects Dart
Dartos (*Dahrtôhss*) Muscular coating of scrotum
Dartre (*Dahrtr*) A generic name for various eruptions of the skin (herpes, etc)
Dartreux,-euse (*Dahrtrêh*) Herpetic Scabby
Datte (*Daht*). Date (fruit)
Datura stramoïne (*Dahturáh strahmooáhn*) Stramonium
Davier (*Dahveed*) Tooth forceps
Déalbation (*Dehahlbahssión*). Rendering white
Débander (*Dehbahndá*) Remove a bandage
Débile (*Dehbéel*) Weakly Feeble
Débilitant,-e (*Dehbeeleetáhn*) Debilitating Weakening
Débilité (*Dehbeeleelá*) Debility
Debit (*Deebée*) Output
Déboitement (*Dehbooahtmáhn*) Dislocation
Débordement (*Dehbohrdmáhn*) Overflowing
Débridement (*Dehbreedmáhn*) Division of bands, slitting up adhesions
Débris cadavériques (*Dehbree kahdahvehrêek*) Dead bodies of animals
Débris osseux (*D ohsséh*) Splinters of bone
Décalvant,-e (*Dehkahlváhn*) Depilatory
Décantation (*Dehkahntahssión*) Decantation
Décapitation (*Dehkahpeetahssión*) Decapitation
Décès (*Dehsseh*) Death Demise
Déchappellement (*Dehshuhpehlmáhn*) Removal of the crown of a tooth

Décharge (*Dehsháhrss*) Discharge (electricity or nervous force)
Décharné,-e (*Dehshahrná*) Fleshless Emaciated
Déchaussement (*Dehshohssmáhn*) Detaching the gum from the root of a tooth
Déchaussoir (*Dehshohssooáhr*) Instrument for detaching the gum from the tooth-root
Déchet (*Dehsheh*) Waste Loss
Déchiré,-e (*Dehsheerá*) Lacerated Torn
Déchirement (*Dehsheermáhn*) Laceration Tearing Rupture
Déchirure (*Dehsheerur*) Laceration. Tearing Rupture
Décidence (*Dehsseeduhns*) Collapse Falling
Décidu,-e (*Dehssehdu*) Deciduous
Décimane (*Dehseemáhn*) Occurring every ten days
Déclaration (*Dehklahrahssion*) Notification
Déclin (*Dehklêhn*) Decline Termination
Déclinaison (*Dehkleenehzôhn*) Declination
Déclive (*Dehkléev*) Inclined Lowest part of a wound
Décocté (*Dehkoktá*) Product of decoction
Décoction (*Dehkohkssión*) Decoction
Décollation (*Dehkohlahssión*) Decapitation
Décollement (*Dehkohlmáhn*) Separation Detachment (of adhesions, etc)
Décolorant,-e (*Dehkohlohráhn*) Discoloring
Décoloration (*Dehkohlohrahssión*) Discoloration
Décombustion (*Dehkohnbussión*) Deoxidation
Décomposable (*Dehkohmpohzáhbl*) Capable of being decomposed
Décomposé,-e (*Dehkohmpohzá*) Decomposed Altered
Décomposition (*Dehkohmpohzeessión*) Decomposition
Décompression (*Dehkohmprehssión*) Diminution or cessation of compression
Décortication (*Dehkohrteekahssión*) Decortication
Décours (*Dehkóor*) Decrease Decline of a disease
Découvert,-e (*Dehkooûêhr*) Uncovered Discovered
Décrépit,-e (*Dahkrohpée*) Decrepit
Décrépitation (*Dehkrehpeetahssión*). Crackling Decrepitation

Décrépitude (*Dehkrehpeetúd*). Decrepitude
Décroissance (*Dehkrooahssáhns*) Decrease Diminution
Décroissement (*Dehkrooahssmáhn*) Decrease
Décubitus (*Dehkubeetús*) Lying down position Bed-sore
Décussation (*Dehkussahssión*) Decussation Crossing
Dédoler (*Dehdohlá*) Direct the knife obliquely to the cutting surface
Dédoublement (*Dehdooblmáhn*). Reduplication
Déduction (*Dehduksión*) Deduction
Déduplication (*Dehdupleekahssión*) Reduplication
Défaillance (*Dehfahiiláhns*) Faintness Syncope
Défaut (*Dehfóh*) Defect
Défécation (*Dehfehkahssion*) Defecation
Défenseur (*Dehfahnséhr*) Guard of an instrument
Defensif,-ive (*Dehfahnséef*) Protective
Défequer (*Defehkér*) To defecate.
Déférent,-e (*Dehfehráhn*) Deferent
Défervescence (*Dehfehrvehssáhns*) Lowering of temperature (sudden)
Défibriné,-e (*Dehferbreená*) Defibrinated
Défini,-e (*Dehfeenie*) Definite
Définition (*Dehfeeneessión*) Definition
Déflagration (*Dehflahgrahssión*) Deflagration
Défléchi,-e (*Dehflehshée*) Bent down
Déflexion (*Dehfiehksión*) Deflexion Deviation
Défloration (*Dehflohrahssion*) Defloration
Défoliation (*Dehfohleeahssión*) Falling of the leaves
Déformation (*Dehfohrmahssión*) Deformation
Dégagement (*Dehgahzshmáhn*). (1) Freeing of the head of the fœtus during confinement (2) Separation of gases
Dégénération (*Dehzshehnehrahssión*) Degeneration
Dégénérescence (*Dehzshehnehrehssáhns*) Degeneration
Dégénéré,-e (*Dehzshehnehrá*) Degenerated
Déglutition (*Dehgluteessión*) Deglutition Swallowing
Dégonflement (*Dehgohflmáhn*) Collapsing (of swelling) Subsiding Removal of gas from a cavity
Dégorgement (*Dehgohrzshmáhn*) Freeing from congestion
Dégourdi,-e (*Dehgoordée*) Quick Shrewd
Dégourdissement (*Dehgoordeesmáhn*) Reviving of a tissue or of an organ
Dégoût (*Dehgoó*) Disgust. Dislike Distaste

Dégradation (*Dehgrahdahssión*) Degradation
Degré (*Dehgrá*) Degree
Dégustation (*Dehgustahssión*) Tasting
Déhiscence (*Deheessahns*) Dehiscence
Déjection (*Dehzshehkssión*) Discharge. Dejection
Délabrement (*Dehlahbrmáhn*) Tearing apart of tissue in a wound
D. de l'estomac (*D deh lehstohmáh*). Sensation of distaste for food
Délayant,-e (*Dehlehiiáhn*) Diluent
Délétère (*Dehlehtehr*). Deleterious
Déligation (*Dehleegahssión*) Ligaturing Bandaging Dressing
Délimiter (*Dehleemeetá*) Place a limit or a special character on an area or on a disease
Déliquescence (*Dehleekehssáhns*) Deliquescence
Déliquescent,-e (*Dehleekehssáhn*) Deliquescent
Délirant,-e (*Dehleeráhn*) Delirious
Délire (*Dehléer*) Delirium
Délirer (*Dehleerá*) To be in a delirious state
Délirium tremens (*Dehleereeóhm trehméhns*) Delirium tremens
Délitescence (*Dehleetehssahns*) State of a body that has lost its water Sudden loss of a disease
Délivrance (*Dehleevráhns*) Delivery of the after-birth
Délivre (*Dehlíevr*) After-birth
Deltoïde (*Dehltoheed*) Deltoid (muscle)
Démangeaison (*Dehmahnzshehzóhn*) Itching
Démence (*Dehmáhns*) Dementia Unsound mind
Dément,-e (*Dehmahn*) Demented
Démettre (*Dehméhtr*) To dislocate
Demi,-e (*Dmee*) Half
D -bain (*Dmee-béhn*) Half-bath Sitzbath
D -circulaire (*Dmee-seerkuléhr*) Semicircular
D -membraneux,-euse (*D -mahmbrahnéh*) Semi-membranous
Démis,-e (*Dehmée*) Dislocated
Demi-tendineux,-euse (*Dmee-tahndeenéh*) Semi-tendinous
Demi-transparent,-e (*Dmee-trahnspahráhn*) Semi-transparent
Démographie (*Dehmohgrahfée*). Demography
Démonomanie (*Dehmohnohmahnée*) Demonomania
Démonstration (*Dehmohnstrakssión*) Demonstration
Dendrite (*Dahndrĉet*) Dendritis
Dengue (*Dehng*) Dengue (Tropical disease)
Dense (*Dahns*) Thick Dense

31

Densimètre *(Dahnseeméhtr)* Instrument for measuring the density of objects
Densité *(Dahnseetá)* Density
Dent *(Dahn)* Tooth
Dentaire *(Dahntéhr)* Dental
Denté,-e *(Dahntá)* Denticulated
Dentelé,-e *(Dahntlá)* Notched Denticulated
Dentelure *(Dahntlúr)* Indentations
Denticulé,-e *(Dahnteekulá)* Having indentations
Dentier *(Dahnteeá)* Set of teeth (artificial)
Dentifrice *(Dahnteefréess)* Tooth powder
Dentine *(Dahntéen)* Tooth powder
Dentiste *(Dahntéest)* Dentist
Dentition *(Dahnteessión)* Teething
Denture *(Dahntúr)* Set of teeth
Dénudation *(Dehnudahssión)* Denudation
Dénudé,-e *(Dehnudá)* Denuded
Dénutrition *(Dehnutreessión)* Denutrition
Déontologie médicale *(Dehohntohlohzshée mehdeecáhl)* Medical ethics
Dépense *(Dehpáhns)* Expenditure
Déperdition *(Dehpehrdeessión)* Waste Loss
Dépérissement *(Dehpehreessmáhn)* Decay Wasting away
Dépilation *(Dehpeelahssión)*. Depilation
Dépilatoire *(Dehpeelah'ooáhr)* Depilatory.
Déplacement *(Dehplahssmáhn)* Displacement Dislocation
Déplétion *(Dehplehssión)* Depletion
Dépôt *(Dehpoh)* Sediment Abscess
Dépourvu,-e *(Dehpoorvá)* Unprovided for Wanting in
Dépravation *(Dehprahvahssión)* Depravation
Dépresseur *(Dehprehsséhr)* Depressor
Dépressible *(Dehprehsséebl)* Easily depressed Compressed
Dépressif,-ive *(Dehprehsséef)* Depressing
Dépression *(Dehprehssión)* Depression
Déprimé,-e *(Dehpreemá)* Pressed down Depressed
Dépuratif,-ive *(Dehpurahtéef)* Depuratory
Déraisonnement *(Dehreązohnmáhn)* Folly
Dérangement *(Dehrahnzshmáhn)* Disturbance Disorder
Dérivatif,-ive *(Dehreevahtéef)* Derivative Revulsive
Dérivation *(Dehreevahssión)* Derivation
Dérivé,-e *(Dehreevá)* Derived
Dermatite *(Dehrmahtéet)* Inflammation of the skin
Dermatographie *(Dehrmahtohgrahjée)* Dermatography.
Dermatologie *(Dehrmahtohohzshée)* Dermatology

Dermatorrhagie *(Dehrmahtohrahzshée)* Cutaneous hemorrhage
Dermatosclérose *(Dehrmahtohsklehróhz)* Sclerosis of the skin Scleroderma
Dermatose *(Dehrmahtóhz)* Any disease of the skin
Derme *(Dehrm)* Skin True skin
Dermite *(Dehrméet)* Inflammation of the skin
Dermoïde *(Dehrmohéed)* That which resembles skin Dermoid
Désaccouplement *(Dehzahkooplmáhn)* Uncoupling of the sexes
Désagrégation *(Dehzahgrehgahssión)* Disaggregation
Désarticulation *(Dehzahrteekulahssión)* Disjointing
Désassimilation *(Dehzahsseemeelahssión)* Disassimilation
Déscendant,-e *(Dehssahndáhn)* Descendant Descending
Descente *(Dehssáhnt)* Hernia
Descriptif,-ive *(Dehskreeptéef)* Descriptive.
Désenflure *(Dehzahnflur)* Diminution of a swelling
Déshydratation *(Dehzeedrahtahssión)* Dehydration
Déshydrogénation *(Dehzeedrohzshehnahssión)* Removal of hydrogen
Desiccation *(Dehsseekahssión)* Desiccation
Désinfectant,-e *(Dehzehnfehktáhn)* Disinfectant.
Désinfection *(Dehzehnfehkssión)* Disinfection
Désir *(Dehzéer)* Desire
Désobstruant,-e *(Dehzohbstruáhn)* Aperient
Désobstruction *(Dehzohbstrukssión)* The effect of the aperient
Désodorisé,-e *(Dehzohdohreezá)* Deodorised
Désordre *(Dehzohrdr)* Disorder
Désorganisation *(Dehzohrgahneezahssión)* Disorganization
Désoxydation *(Dehzohkseedahssión)* Removal of oxygen.
Désoxydé,-e *(Dehzohkseedá)* Body from which oxygen has been removed
Désoxygénation *(Dehzohkseezshehnahssión)* Removal of oxygen
Despumation *(Dehspumahssión)* Skimming
Desquamation *(Dehskvahmahssión)* Desquamation
Desséché,-e *(Dehssehshá)* Dessicated Dried up
Dessèchement *(Dehssehshmáhn)* Drying up Draining
Dessiccation *(Dehsseekahssión)* Desiccation
Destructivité *(Dehstrukteevetá)* The tendency of destruction

Désuni,-e (*Dehzunée*) Disunited
Détente (*Dehtáhnt*) Return to normal state
Détergent,-e (*Dehtehrzsháhn*) Detergent
Déterger (*Dehtehrzshá*) To purify
Détermination (*Dehtehrmeenahssión*) Determination Estimation
Détersif,-ive (*Dchtehrséef*) Detergent Cleansing
Détersion (*Dehtehrssión*) Desiccation Detersion
Détonant,-e (*Dehtohnáhn*) Detonating
Détonation (*Dehtohnassion*) Detonation
Détritique (*Dehtreetéek*) Pertaining to detritus
Détritus (*Dehtreetús*) Detritus
Détroit (*Dehtroodh*) Narrowest part of a cavity
D. supérieur du bassin (*D supehreeéhr du bahsséhn*) Inlet of the true pelvis
D inférieur du bassin (*D ehnfehreeéhr du bahssehn*) Outlet of the true pelvis
Détroncation (*Dehtrohnkahssion*) Decapitation
Détumescence (*Dehtumehssáhnss*) Diminution of swelling
Deutéropathie (*Dehtehrohpahtée*) Secondary disease
Développement (*Dehvlohpmáhn*) Development
Déviation (*Dehveeahssión*) Deviation
Devoir (*Dehvoodhr*) Duty
Dextrine (*Dehkstreen*) Dextrine
Dextriné,-e (*Dehksireená*). Containing dextrine
Dextrinique (*Dehkstreentéek*) Pertaining to dextrine
Dextrogyre (*Dehkstrohzshéer*) Dextrorotatory
Dextrose (*Dehkstróhz*). Grape sugar Dextrose
Diabète (*Deeahbéht*) Diabetes
Diabétique (*Deeahbehtéek*) Diabetic
Diable bruit de diable (*Deeáhble, bruee deh Deeahble*) Venous murmur
Diachylon (*Deeahsheelóhn*) Adhesive plaster Diachylon
Diacode; sirop de diacode (*Deeahkóhd, seeroh deh deeahkóhd*) Syrup of opium
Diagnostic; Diagnose (*Deeahgnohstéek, Deeahgnohz*) Diagnosis
Diagnostique (*Deeahgnohstéek*) Diagnostic
Dialyse (*Deeahléez*) Dialysis
Dialyseur (*Deeahleezéhr*) Dialyzer
Dialytic (*Deeahleeteek*) Pertaining to dialysis
Diamant (*Deeahmáhn*) Diamond
Diamonté,-e (*Deeahmahntá*) Hard and bright as a diamond
Diamètre (*Deeahméhtr*) Diameter
Diapason (*Deeahpahzóhn*) Tuning-fork
Diapédèse (*Deeahpehdéhz*). Transudation of blood Diapedesis

Diaphane (*Deeahfáhnn*) Transparent Diaphanous
Diaphorèse (*Deeahfohréhz*) Perspiration Diaphoresis
Diaphorétique (*Deeahfohrehtéek*) Which excites sweating
Diaphragmatique (*Deeahfrahgmahtéek*) Diaphragmatic
Diaphragme (*Deeahfráhgm*) Diaphragm.
Diaphyse (*Deeahfeez*) Diaphysis
Diaplégie (*Deeahpliehzshée*) Diplegia Bilateral hemiplegia
Diapnogène (*Deeahpnohzshéhn*) Sudoriparous
Diarrhée (*Deeahrá*) Diarrhoea.
Diarrhéique (*Deeahrehéek*) Diarrhœic
Diarthrose (*Deeahrthróhz*) Movable joint
Diastase (*Deeahstahz*) Diastasis Element extracted from barley, etc , which makes starch undergo special changes
Diastasis (*Deeahstahzées*) Separation of two contiguous bones without dislocation
Diastématie (*Deeahstehmahssee*) An abnormality consisting of a median fissure (in brain, vertebral column, pelvis, etc)
Diastole (*Deeahstóhl*) Diastole
Diathermane (*Deeahtehrmáhn*) Diathermanous Heat conducting
Diathermique (*Deeahtehrméek*) Diathermic
Diathésique (*Deeahtehzéek*) Diathetic
Diathèse (*Deeahtéhz*) Disposition Tendency Diathesis
Diatomique (*Deeahtohméek*) Diatomic
Diatripteur (*Deeahtreeptéhr*) A linear ecraseur
Dicéphale (*Deessehfáhl*) Dicephalous
Dichotomal,-e (*Deekohtohmahl*) Referable to what is dichotomous
Dichotome (*Deekohtóhm*) Dichotomous
Dichotomé,-e (*Deekohtohmá*) Showing dichotomy
Dichotomie (*Deekyhtohmée*) Dichotomy
Dicotylédon (*Deekohteelehdohn*) Dicotyledon
Dicrote (*Deekroht*) Dicrotic
Dicrotisme (*Deekrohtéesm*) State of dicrotic pulse
Dictyite (*Deekteeét*) Retinitis
Didactyle (*Deedahktéel*) Affected with didactylism
Didactylie (*Deedahkteelée*) Didactylism
Didelphe (*Deedéhlf*) Possessing double uterus
Didymite (*Deedecmeet*) Orchitis
Diérèse (*Deechréhz*) Dieresis
Diète (*Deeéht*) Diet Regimen
Diététique (*Deeehtehtéek*) Dietetics
Diététiste (*Deeehtchtéest*) Dietetist
Différenciation (*Deefehrahnsseeassión*) Differentiation
Différentiel,-le (*Dceffehrahnsseeéhl*) Differential

Diffluence (*Deefluáhns*) Diffluence
Diffluent,-e (*Deefluáhn*) Diffluent
Difformité (*Deefohrmeetá*). Deformity
Diffraction (*Deefrahkssión*) Diffraction
Diffus,-e (*Deeffu*) Diffuse
Diffuser (*Deffusá*) To diffuse
Diffusibilité (*Deeffuzeebeeleetá*) Diffusibility
Diffusible (*Deeffuzeébl*) Diffusible That which spreads rapidly
Diffusion (*Deeffuzión*) Diffusion
Digastrique (*Deegahsireek*). Digastric (muscle)
Digenèse (*Deezshehnehz*) Digenesis
Digesteur (*Deezshehstéhr*) Digester (in physiological chemistry)
Digestibilité (*Deezshehsteebeeleetá*) Digestibility
Digestible (*Deezshehstéebl*) Digestible
Digestif,-ive (*Deezshehsteef*) Digestive
Digestion (*Deezshehssión*) Digestion.
Digital,-e (*Deezsheetáhl*). Digital
Digitale (*Deezsheetáhl*) Digitalis
Digitaline (*Deezsheetahleen*) Digitalin
Digitation (*Deezsheetahssion*) Digitation
Digité,-e (*Deezsheetá*) Digitated
Dilacération (*Deelahssohrahssión*) Dilaceration
Dilatabilité (*Deelahtahbeeleetá*) Dilatability
Dilatable (*Deelahtáhbl*) Dilatable
Dilatant,-e (*Deelahtáhn*) Dilating Causing dilatation
Dilatateur,-trice (*Deelahtahtehr*) Dilator
Dilatation (*Deelahtahssion*) Dilatation
Dilaté,-e (*Deelahtá*) Dilated
Dilution (*Deelussion*) Dilution
Diminution (*Deemeenussión*) Diminution
Dimorphe (*Deemohrf*) Dimorphous
Dimorphisme (*Deemohrféesm*) Dimorphism
Dinde (*Dehnd*) Turkey (bird)
Dindon (*Dehndohn*) Turkey (bird)
Dinitrique (*Deeneetréek*) Containing two equivalents of nitric acid
Dioléine (*Deeohleéen*) Containing two equivalents of oleic acid
Diophthalme (*Deeohftáhlm*) Binocular glass
Dioptre (*Deeóhptr*) Unit for numbering spectacles Dioptre Speculum
Dioptrie (*Deeohptrée*) Dioptry
Dioptrique (*Deeohptréek*) Science of reflexion and refraction of light Dioptrics
Dioptrorganoscopie (*Deeohptrohrgahnohskohpée*) Dioptric examination of organs
Diphtérie (*Deeftohrie*) Diphtheria
Diphtérite (*Deeftehreet*) Diphtheria
Diphtéritique (*Deeftehreetéek*) Diphtheritic
Diphtéroïde (*Deeftehrohted*). Diphtheroid.
Diploé (*Deeplohá*) Diploë

Diploïque (*Deeplohéek*) Diploic
Diplôme (*Deeplóhm*). Diploma
Diplomètre (*Deeplohméhtr*). Apparatus for measuring the pupil
Diplopie (*Deeplohpée*) Double vision Diplopia
Diplosomie (*Deeplohssohmée*) Monstrosity characterized by two bodies
Dipnoïque (*Deepnohéek*) Breathing in two different ways
Dipode (*Deepóhd*) Biped
Dipsomane (*Deepsohmáhn*) Dipsomaniac Referable to dipsomania
Dipsomanie (*Deepsohmahnée*) Dipsomania
Diruptif,-ive (*Deeruptéef*) Producing separation and rupture
Discolore (*Deeskohlóhr*) Possessing two colors.
Discontinu,-e (*Deeskohnteenu*) Discontinuous
Discontinuité (*Deeskohnteenueetá*) Discontinuity
Discret,-e (*Deeskréh*) Discrete
Disgrégation (*Deesgrehgahssion*) Separation Disaggregation
Disjoint,-e (*Deeszshooehn*) Separated Disjoined
Disjonctif,-ive (*Deeszshohnktéef*). Separated
Disjonction (*Deeszshohnkssión*) Separation Disjunction.
Dislocation (*Deeslohkahssión*) Dislocation with displacement
Disome (*Deezohm*) Possessing two bodies
Dispensaire (*Deespahnsérhr*) Dispensary.
Dispensation (*Deespahnsahssión*) Dispensing (prescriptions)
Dispersif,-ive (*Deespehrséef*) Producing dispersion
Dispersion (*Deespehrssión*) Dispersion
Disposition (*Deespohzeessión*) Disposition (final arrangement of affairs)
Disque (*Deesk*) Disc
Dissécable (*Deessehkáhbl*) What can be dissected
Dissection (*Deessehkssión*) Dissection
Dissemblable (*Deessahmbláhbl*) Dissimilar
Dissémination (*Deessehmeenassión*). Dissemination
Disséquant,-e (*Deessehkáhn*) Dissecting.
Disséqué,-e (*Deessehká*) Dissected
Disséquer (*Deessehká*) To dissect
Dissimilaire (*Deesseemeelehr*) Dissimilar.
Dissimulé,-e (*Deesseemulá*) Concealed
Dissociation (*Deessohsseeahssion*) Dissociation
Dissolutif,-ive (*Deessohlutćef*) Resolvent.
Dissolution (*Deessohlussión*). Solution.
Dissolvant,-e (*Deessohlváhn*) Solvent
Dissonance (*Deessohnáhns*) Dissonance.
Dissymétrique (*Deesseemehtréek*) Unsymmetrical

Distal,-e (*Deestáhl*) Distal
Distension (*Deestahnssión*) Distension
Distillation (*Deesteelahssión*). Distillation
Distillatoire (*Deesteelahtooáhr*) Distillatory
Distillé,-e (*Deesteelá*). Distilled
Distome (*Deestóhm*). Distoma Liver fluke
Distomien,-ne (*Deestohmeeéhn*) Referable to distoma
Distorsion (*Deestohrssión*) Distortion
Distractile (*Deestrahkteel*) What keeps separated
Distraction (*Deestrahkssion*) Separation Segregation
Dithionique (*Deeteeohnéek*) Possessing two equivalents of sulphur Dithionic
Diurèse (*Deeuréhz*) Diuresis
Diurétique (*Deeurentéek*) Diuretic
Diurne (*Deeúrn*) Diurnal
Divellent,-e (*Deevehlláhn*) Producing reciprocal removal of chemical compounds
Divergence (*Deevehrzsháhns*) Divergence
Divergent,-e (*Deevehrzsháhn*) Divergent
Diversicolore (*Deevehrsseekohlóhr*) Possessing diverse colors
Diverticulaire (*Deevehrteekuléhr*) Diverticular
Diverticule (*Deevehrteekúl*) Diverticulum
Divisé,-e (*Deeveezá*) Divided
Divisibilité (*Deeveezeebeeleetá*) Divisibility
Divisible (*Deeveezéebl*) Divisible
Divisif,-ive (*Deeveezeef*) What hold parts separated
Division (*Deeveezceón*) Division
Divulseur (*Deevulséhr*) Divulsor
Divulsion (*Deevulssión*) Tearing out Divulsion
Docteur (*Dohktehr*) Physician Doctor
Doctrine (*Dohktréen*) Doctrine.
Dogme (*Dohgm*) Dogma
Dogmatique (*Dohgmahtéek*) Dogmatic
Dogmatisme (*Dohgmahtéesm*) Dogmatism
Dogmatiste (*Dohgmahtéest*) Dogmatist
Doigt (*Dooáh*). Finger Digit
D. de pieds (*D deh peeéh*) Toe
D annulaire (*D chnnuléhr*) Ring finger
D auriculaire (*D ohreekuléhr*) Little finger
Doigtier (*Dooahteéh*) Finger-stall Glovefinger to cover a diseased finger
Dolichocéphale (*Dohleekohssehfáhl*) Dolichocephale (Individual having an oblong head)
Dolichocéphalie (*Dohleekohssehfalée*) Dolichocephalia
Dolichopode (*Dohleekohpóhd*) Having long feet
Domestication (*Dohmehsteekahssión*) Domestication
Domesticité (*Dohmehsteesseetá*) Domesticity.

Domestique (*Dohmehstéek*) Servant Homely
Donation (*Dohnahssión*) Donation
Doreur (*Dohréhr*) Gilder
Dormitif,-ive (*Dohrmeetéef*) Hypnotic
Dorsal,-e (*Dohrssáhl*) Dorsal
Dorure (*Dohrur*) Gilding
Dos (*Doh*) Back
D. voûté (*D. vootá*) Kyphosis
Dosage (*Dohzáhzsh*) Dosage
Dose (*Dohz*) Doze
Dossier (*Dohsseed*) Back of a seat Bundle of papers
D. du lit (*D du lee*) Bed rest
Dothiène (*Dohteeéhn*) Inflammation resulting in an abscess
Dothiénentérie (*Dohteeehnahntehrée*). Typhoid or enteric fever
Double (*Doobl*) Double
Doublé,-e (*Dooblá*) Doubled
Double-vue (*Doobl-vú*) Double vision. Diplopia
Douce-amère (*Dooss-ahméhr*) Bittersweet Woody nightshade
Douche (*Doosh*) Shower-bath Douche
Douleur (*Dooléhr*) Pain
Douloureux (*Doolooréh*) Painful
D. tic (*D teek*) Facial neuralgia
Douve (*Doov*) Distoma
Doux, douce (*Doo, dooss*) Sweet Not acid tasting Fresh (concerning water)
Dragée (*Drahzshá*) Sugared confection Comfit
Drain (*Drehn*) Drainage tube
Drainage (*Drehnáhzsh*) Drainage
Drastique (*Drahstéek*) Drastic
Drèche (*Drehsh*) Malt
Drogue (*Drohg*) Drug
Droguerie (*Drohgrée*) Drugs Places where drugs are kept
Droguier (*Drohggeeá*) Collection of drugs
Droguiste (*Drohggéest*) Druggist
Droit,-e (*Drooáh*) Straight Right Erect
D. muscle (*D muskl*) Rectus muscle
Droits (*Droodh*) The rights
Droitier (*Drooahteéh*) Right-handed.
Dropax (*Drohpáhks*) Pitch plaster for epilation
Dualisme (*Duahleézm*) Dualism
Dualiste (*Duahléest*) Dualist
Dualistique (*Duahleestéek*) Dualistic.
Dualité (*Duahleetá*) Duality
Duboisine (*Duboheezéen*) Extract of Duboisia myoporoides (acting as a mydriatic)
Ducroquet-Launay, operation de (*D -L , ohpehrahssion deh*) Medio-tarsal and sub-astragalien arthrodesis It is indicated in paralysis of the foot and in paralysis of the external popliteal nerve.
Ductilité (*Dukteeleetá*) Ductility
Dulcifier (*Dulsseefeed*) To dulcify

35

Duodénal,-e (*Duohdehnāhl*) Duodenal
Duodenite (*Duohdehnēet*) Duodenitis
Duodenum (*Duohdehnŏhm*) Duodenum
Duplicité (*Dupleesseetā*) Duplicity
Dur,-e (*Dur*) Hard Tough
Dural,-e (*Durāhl*) Dural
Durcissant,-e (*Dursseessāhn*) Hardening. Reagent producing hardening
Durcissement (*Dursseessmāhn*) Hardening Induration
Durée (*Durā*) Duration
Dure-mère (*Dur-mēhr*) Dura-mater
Dureté (*Durtā*) Hardness Callousness
Dureté d'oreille (*D dohrēhy*) Hardness of hearing
Durillon (*Dureeyôn*) Induration of skin Corn
Duvet (*Duvēh*) Down (fine soft hair)
Duveté,-e (*Duvtā*) Covered with down
Dynamique (*Deenahmēek*) Dynamic Dynamics
Dynamisme (*Deenahmēesm*) Dynamism
Dynamite (*Deenahmēet*) Dynamite
Dynamographe (*Deenahmohgrahf*) Dynamograph.
Dynamologie (*Deenahmohlohzshēe*) Treatise on dynamics
Dynamomètre (*Deenahmohmēhtr*) Dynamometer
Dynamophore (*Deenahmohfōhr*) Giving force
Dynamoscopie (*Deenahmohskohpēe*) Dynamoscopy
Dysarthrie (*Deezahrtrēe*) Dysarthria (articulatory defect of speech resulting from motor disturbances in the muscular apparatus of phonation)
Dysarthrose (*Deesahrtrōhz*) Dysarthrosis
Dyschézie (*Deeshehzee*) Difficulty of defecation
Dyschromateux,-euse (*Deeskrohmahtēh*) Showing change of color Dyschromatous
Dyschromatopsie (*Deeskrohmahtohpsēe*) Dyschromatopsia Daltonism

Dyschromatose (*Deeskrohmahtōhz*) Dyschromatous state
Dyscinésie (*Deesceenehzee*) Diminution or disturbance of voluntary movements Dyskinesia
Dyscrasie (*Deeskrahzēe*) Dyscrasia
Dyscrasique (*Deeskrahzēek*) Dyscrasic
Dysécée (*Deezehssā*) Weakness of hearing
Dysenterie (*Deezahntrēe*) Dysentery
Dysentérique (*Deezahntehreek*) Dysenteric
Dysesthésie (*Deezehstehzēe*) Spontaneous subjective disturbances of sensations (burning, numbness, etc)
Dyslalie (*Deezlahlee*) Difficult articulation of speech
Dyslexie (*Deeslehksēe*) Dyslexia (shortly after the individual commences to read he ceases to understand the meaning of the following words, after a brief rest, he regains the faculty of comprehending the printed matter)
Dysménorrhée (*Deesmehnohrā*) Dysmenorrhoea Painful and disturbed menstruation
Dyspepsie (*Deespehpsēe*) Dyspepsia
Dyspeptique (*Deespehptēek*) Dyspeptic
Dysphagie (*Deesfahzshēe*) Difficulty of swallowing Dysphagia
Dysphonie (*Deesfohnēe*) Disturbance of voice Dysphonia
Dyspnée (*Deespnā*) Difficulty of breathing Dyspnœa
Dyssymétrie (*Deesseemehtrēe*) Want of symmetry
Dyssymétrique (*Deesseemehtrēek*) Presenting a want of symmetry
Dyssenterie (*Deezahntrēe*) Dysentery
Dyssentérique (*Deezahntehrēek*). Pertaining to dysentery
Dystocie (*Deestohssee*) Difficult labor Dystocia
Dystrophie (*Deestrohfee*) Dystrophy Disturbed nutrition of tissue
Dysurie (*Deezurēe*) Dysuria Disturbed micturition

E

Eau (*Oh*) Water
Eaux (*Oh*) Amniotic fluid
Eaux, poche des- (*E Pohsh dehz-*) Bag of waters (Obstetrics)
Eau distillée (*Oh deesteela*) Distilled water
E. de fenouil (*O deh fehnóoy*) Fennel water
E.-forte (*O fohrt*) Nitric acid
E. de Goulard (*O deh Gooláhr*) Liquor plumbi subacetati
E. de Source (*E deh ssours*) Spring water
E. phagédénique (*O fahzshehdehnéek*) Lotio hydrargyri flava
E potable (*O pohtáhbl*) Drinking water
Ébarbement (*Ehbarbmáhn*) Removal of vegetations with an instrument
Ébène (*Ehbéhn*) Ebony
Éblouissement (*Ehbloocessmahn*) Dazzling Dimness of vision
Ébranlement (*Ehbrahnlmáhn*) Commotion Shaking
Ébriété (*Ehbreeehtá*) Drunkenness Ebriety Alcoholism
Ébrieux,-euse (*Ehbreeéh*) Alcoholic Pertaining to drunkenness
Ébrouement (*Ehbrooehmahn*) Sneezing
Ébullition (*Ehbulleessión*) Boiling
Éburnation (*Ehburnahssión*) Induration of the character of ivory Eburnation
Éburné,-e (*Ehburná*) White as ivory Eburneous
Éburnification (*Ehburneefeekahssión*) Eburnification
Écaille (*Ehkáy*) Scale Shell
É d'huitres (préparées (*E duéetr prehpahrá*) Prepared oystershells
Écailleux,-euse (*Ehkahyehz*) Squamous Scaly
Écartement (*Ehkahrtmahn*) Separation
Écarteur (*Ehkahrtéhr*) Retractor
Ecchymose (*Ehkeemohz*) Ecchymosis
Ecchymotique (*Ehkeemohtéek*) Ecchymotic
Ecdermique (*Ehkdehrméek*) Which is outside of derma
Échancrure (*Ehshahnkrúr*) Notch
Écharde (*Ehsháhrd*) Splinter
Écharpe (*Ehsháhrp*) Sling
Échauboulure (*Ehshohbulur*) Pimple
Échauffant,-e (*Ehshohfahn*) Heating Constipating
Échauffement (*Ehshohfındáhn*) Heating Constipation Gonorrhea (popular name)
Échinocoque (*Ehsheenohkóhk*) Echinococcus

Écho (*Ehkóh*) Echo
É. métallique (E. mehtaléek). Metallic sound (heard in lung or pleura)
Échokinésie (*Ehkohkeenekzée*). Repetition of movements seen Echokinesis
Écholalie (*Ehkohlahlée*) Echolalia (repetition of sounds, words heard close to the ear—observed sometimes in aphasics)
Éclair (*Ehklċhr*) Lightning
Éclairage (*Ehklehráhssh*) Lighting Illumination
Éclampsie (*Ehklahmpsée*) Eclampsia (convulsions)
Éclamptique (*Ehklahmptéek*) Eclamptic
Éclat (*Ehkláh*) Glitter Brightness
Éclectique (*Ehklehktéek*) Eclectic
Éclisse (*Ehklees*) Surgical splint
École (*Ehkóhl*) School
Économie (*Ehkohnohmée*) Economy Animal body
Écorce (*Ehkóhrss*) Bark Rind
Écorcement (*Ehkohrsmáhn*). Stripping
Écorchure (*Ehkohrshúr*) Excoriation
Écoulement (*Ehkoolmáhn*) Running Discharge (gonorrhea, leucorrhea, etc.).
Écouvillon (*Ehkooveeyóhn*) Brush or sponge used for cleaning bodily cavities (uterus, etc)
Écrasement (*Ehkrahzmáhn*) Crushing
Écraseur (*Ehkrahzéhr*) Ecraseur
Écriture (*Ehkreetur*) Writing
Écrouelle (*Ehkrooéhl*) Scrofula
Écrouellet (*Ehkrooehléh*) Mole
Ecstrophie (*Ekstrohfée*) Exstrophy (of bladder, etc)
Ectasie (*Ehktahzée*) Dilatation Distension Ectasis
Ectatique (*Ehktahtéek*) Ectatic
Ecthyma (*Ehkteemáh*) Ecthyma
Ecthymose (*Ehkteemóhz*) Urticaria
Ectoderme (*Ehktohdéhrm*) Ectoderm
Ectodermique (*Ehktohdehrméek*) Referable to the ectoderm
Ectopie (*Ehktohpée*) Displacement Abnormal position
Ectoplasme (*Ehktohpláhsm*) Ectoplasm
Ectrodactylie (*Ehktrohdahkteelée*) Extrodactylia
Ectropion (*Ehktrohpeióhn*) Eversion of the lids Ectropion
Ectropodie (*Ehktrohdéhrm*) A condition of foot without one or several toes
Ectrotique (*Fhktrohtéek*) Abortive Abortifacient
Écume (*Ehkum*) Froth Foam
Écumeux,-euse (*Ehkuméh*) Frothy
Écureuil (*Ehkuréhy*) Squirrel
Eczéma (*Ehksehmáh*) Eczema

37

Édenté,-e (*Ehdahnid*) Edentate
Édredon (*Ehdrehdóhn*) Eider-down
Éducation (*Ehdukahssión*) Education
Édulcoration (*Ehdulkohrahssión*) Sweetening
Édule (*Ehdúl*) Edible
Efférent,-e (*Ehfehráhn*). Efferent
Effervescence (*Ehfehrvehssáhns*) Effervescence
Effervescent,-e (*Ehfehrvehssáhn*) Effervescent
Effleurir (*Ehflehréer*) To effloresce
Efflorescence (*Ehflohrehssáhns*) Efflorescence
Efflorescent,-e (*Ehflohressáhn*) Efflorescent
Effluve (*Ehflúv*) Effluvium
Effluxion (*Ehfluksstón*) Early abortion
Effort (*Ehfóhr*) Effort Strain
Effusion (*Ehfusión*) Effusion.
Égal,-e (*Ehgáhl*) Equal
Égoïsme (*Ehgohéesm*) Egotism
Égophonie (*Ehgohfohnée*) A variety of tremulous bronchophonia
Égrotant,-e (*Ehgrohtahn*) Unhealthy
Éjaculateur (*Ehzshahkulahtéhr*) Ejaculatory (duct)
Éjaculation (*Ehzshahkulahssión*) Ejaculation Emission
Éjaculatoire (*Ehzshahkulahtooáhr*) Ejaculatory
Élaboration (*Ehlahbohrahssión*) Elaboration
Élaïle (*Ehlahéel*) Ethylene
Élancement (*Ehlahnsmáhn*) Lancinating or shooting pain
Élasticité (*Ehlahsteesseetá*) Elasticity
Élastique (*Ehlahsteek*) Elastic
Élatine (*Ehlahtéen*) Watery emulsion of tar
Électif,-ve (*Ehlehktéef*) Elective
Élection (*Ehlehkssión*) Election
Électivité (*Ehlehkticeveetá*) Elective quality
Électricité (*Ehlehktreeceetá*) Electricity
Électrique (*Ehlehktréek*) Electric
Électrisable (*Ehlehktreezáhbl*) Electrifiable
Électrisant (*Ehlehktreezáhn*) Electrifying
Électrisation (*Ehlehktreezahssión*) Electrization
Électrisé,-e (*Ehlehktreezá*) Electrified
Électro-aimant (*Ehlehktroh-ehmáhn*) Electromagnet
Électrode (*Ehlehktróhd*) Electrode Pole
Électrogène (*Ehlehktrohnshehn*) Producing electricity
Électrogenèse (*Ehlehktrohzshehnehz*) Electrogenesis
Électrolepsie (*Ehlehktrohlehpsée*) Electric chorea
Électrologie (*Ehlehktrohlohzshée*) Treatise on electricity

Électrolysation (*Ehlehktrohleezahssión*) Electrolysis Electrical decomposition
Électrolyse (*Ehlehktrohléez*) Electrolysis Electrical decomposition
Électrolyser (*Ehlehktrohleezá*) To carry out electrolysis
Électrolyte (*Ehlehktrohléet*) The chemical combination which undergoes electrical decomposition
Électrolytique (*Ehlehktrohleetéek*) Electrolytic
Électro-magnétique (*Ehlehktroh-mahgnehtéek*) Electro-magnetic
Électro-magnétisme (*Ehlehktroh-mahgnehteésm*) Electro-magnetism
Électrométrie (*Ehlehktrohmehtrée*) Electrometry
Électro-négatif,-ive (*Ehlehktroh-nehgahtéef*) Electro-negative
Électro-positif,-ive (*Ehlehktroh-pohzeetéef*). Electro-positive
Électro-puncture (*Ehlehktroh-punktur*) Electropuncturation
Électro-thérapeutique (*Ehlehktroh-tehrahpehtéek*) Electrotherapeutics
Électro-thérapie (*Ehlehktroh-tehrahpée*) Electrotherapy
Électro-thermie (*Ehlehktroh-tehrmée*) Production of heat by electricity
Électrotonus (*Ehlehktrohtohnús*) Electrotonus
Électuaire (*Ehlehktuéhr*) Electuary
Élément (*Ehlehmáhn*) Element
Élémentaire (*Ehlehmahntéhr*) Elementary
Élémi (*Ehlehmée*) Resinous substance extracted from Icica icicariba
Éléolate (*Ehleloháht*) Preparation composed of essences
Éléolique (*Ehleloléek*) Any preparation having oil as an excipient
Éléphantiasis (*Ehlehfahnteeahzées*) Elephantiasis
Élévateur (*Ehlehvahtéhr*) Levator (muscle)
Élévation (*Ehlehvahssión*) Elevation
Élévatoire (*Ehlehvahtooáhr*) Elevator (surgical instrument)
Élévure (*Ehlehvúr*) Papule Blotch Pimple
Éliminateur,-trice (*Ehleemeenahtéhr*) What causes elimination Expulsive
Élimination (*Fhleemeenahssión*) Elimination Expulsion
Élixir (*Ehleekseer*) Elixir
É parégorique (*E pahrehgohréek*) Camphorated tincture of opium
E vitriolique (*E veetreeohléek*) Aromatic sulphuric acid
Éllóbore (*Ehlehbóhr*) Black hellebore
Élocution (*Ehlohkussión*) Elocution
Éloigné,-e (*Ehlooahneeá*) Remote Removed

Élongateur,-trice (*Ehlohngahtĕhr*) Apparatus to effect elongation
Élongation (*Ehlohngahssión*) Elongation
Élytre (*Ehleétr*) Vagina Elytrum
Élytrite (*Ehleetréet*). Vaginitis
Élytrocèle (*Ehleetrohssĕhl*) Elytrocele. Colpocele
Élytroclisie (*Ehleetrohkleesée*). Obliteration of the vagina
Élytroptose (*Ehleetrohptóhz*) Elytroptosis
Élytrorrhagie (*Ehleetrohrahzshée*) Elytrorrhagia
Élytrorrhaphie (*Ehleetrohrahfée*) Elytrorrhaphy
Émaciation (*Ehmahsseeahssión*) Emaciation
Émacié,-e (*Ehmahsseeá*) Emaciated
Émail (*Ehmahy*) Enamel
Émanation (*Ehmahnahssión*) Emanation
Émasculation (*Ehmahskulahssión*) Emasculation
Embarras (*Ahmbahráh*) Obstruction. Encumbrance
E. gastric (*A. gahstréek*) Overloading of the gastro-intestinal tract Bilious attack
Embaumement (*Ahmbohmehmáhn*) Embalming
Emboîtement (*Ahmbooahtmáhn*) Fitting Joining
Embole (*Ahmbóhl*) Embolus
Embolie (*Ahmbohlée*) Embolism
Embolic (*Ahmbohleek*) Embolic
Embolus (*Ahmbohlús*) Embolism
Embonpoint (*Ahmbohnpooéhn*) Corpulence
Embouchure (*Ahmbooshúr*) Opening into Anastomosis
Embout (*Ahmboó*) Plug of speculum
Embranchement (*Ahmbrahnshmáhn*) Division of a trunk (nerve or vessel) into branches
Embrassant,-e (*Ahmbrahssáhn*) Embracing
Embrocation (*Ahmbrohkahssión*) Embrocation
Embrun (*Ahmbrĕhn*) Spray (of sea-water, etc)
Embryogène (*Ahmbreeohzshĕhn*) What produces an embryo
Embryogénie (*Ahmbreeohzshehnée*) Embryogenesis
Embryogénique (*Ahmbreeohzshehneek*), embryogenic
Embryologie (*Ahmbreeohlohzshée*) Embryology
Embryon (*Ahmbreeóhn*) Embryo
Embryonnaire (*Ahmbreeohnéhr*) Embryonic
Embryotome (*Ahmbreeohtóhm*) Embryotome
Embryotomie (*Ahmbreeohtohmée*) Embryotomy

Embryulce (*Ahmbreeúlss*) Obstetric hook
Embryule (*Ahmbreeúl*) Small embryo
Émergence (*Ehmehrzsháhnss*) Emergence
Émergent,-e (*Ehmehrzsháhn*) Emergent.
Émersion (*Ehmehrssión*) Emersion Emergence
Émétine (*Ehmehtéen*) Alcaloid of Ipeca Emetin
Émétique (*Ehmehtéek*) Emetic Producing vomiting
Émétiser (*Ehmehteezá*) Administer an emetic
Émigration (*Ehmeegrahssión*) Emigration
Éminence (*Ehmeenáhns*) Eminence
Émissaire (*Ehmeessĕhr*) Emissary Ejaculatory duct
Émissif (*Ehmeesseef*) Seat or cause of emission
Émission (*Ehmeessión*) Emission
Emménagogue (*Ahmehnahgohg*) Emmenagogue
Emmétrope (*Ahmehtrohp*) Emmetrope
Emmétropie (*Ahmehtrohpée*) Emmetropia
Émollient,-e (*Ehmohleeáhn*) Emollient
Émonctoire (*Ehmohnktooáhr*) Emunctory
Émotion (*Ehmohssión*) Emotion
Émotivité (*Ehmohteeveetá*) Degree of emotion
Émouleur (*Ehmoolehr*) Grinder of instruments
Empâtement (*Ahnpahtmáhn*) Puffiness.
Emphysémateux,-euse (*Ahnfeezehmahtĕh*) Emphysematous
Emphysème (*Ahnfeezĕhm*) Emphysema
Emphytique (*Ahnfeetéek*) Innate
Empirique (*Ahnpeeréek*) Empiric
Empirisme (*Ahnpeerĕesm*) Empiricism
Emplastique (*Ahnplahstéek*) Possessing the consistence of plaster
Emplâtre (*Ahnpláhtr*) Plaster
E. adhésif (*A. ahdehzéef*) Adhesive plaster
E. brun (*A. brehn*) Plaster of red lead
E. simple (*A. sehmpl*) Emplastrum plumbi
Emplumé,-e (*Ahplumá*) Quilled
Empois (*Ahnpooáh*) Starch
Empoisonnement (*Ahnpooahzohnmáhn*) Poisoning
Empreinte (*Ahnprĕhnt*) Ridge Rough surface on bones for insertion of ligaments, muscles, etc
Emprisonnement (*Ahnpreezohnmáhn*) Incarceration
Emprosthotonos (*Ahnprohstohtohnóhss*) Tetanus in which the body is curved forwards
Empyème (*Ahnpeeéhm*) Empyema Pyothorax
Empyose (*Ahnpieóhz*) Formation of empyema

39

Émulgent,-e (*Ehmulzshàhn*) Emulgent
Émulsif,-ive (*Ehmulsséef*) Emulsive
Émulsine (*Ehmulsséen*) Nitrogenous principle of almonds analogous to a diastase
Émulsion (*Ehmulssión*) Emulsion
Émulsionnant,-e (*Ehmulsseeohnähn*) Emulsifying
Émulsionnement (*Ehmulsseeohnmahn*) The act of emulsifying
Énarthrose (*Ahnahrtróhz*) Enarthrosis
Encanthis (*Ahnkahnteess*) Tumor of the lacrymal caruncula
Encaume (*Ahnkóhm*) Deep ulcer of the cornea
Encaustique (*Ahnkohsteek*) Mixture of wax and an alkali for hardening preparations
Enceinte (*Ahnsséhnt*) Pregnant
Encens (*Ahnssàhn*) Incense
Encéphale (*Ahnssehfáhl*) Brain Encephalum
Encéphalique (*Ahnssehfahleek*) Encephalic
Encéphalite (*Ahnssehfahléet*) Encephalitis Inflammation of the brain
Encéphalocèle (*Ahnssehfahlohssehl*) Encephalocele
Encéphaloïde (*Ahnssehfahlohéed*) Encephaloid
Encéphalomalacie (*Ahnssehfahlohmahlahssée*) Softening of the brain
Encéphalopathie (*Ahnssehfahlohpahtée*) Encephalopathy Disease of the brain
Encéphalotome (*Ahnssehfahlohtóhm*) Encephalotome
Encéphalotomie (*Ahnssehfahlohtohmée*) Encephalotomy
Enchatonné,-e (*Ahnshahtohná*) Impacted
Enchatonnement (*Ahnshahtohnmáhn*) Impaction
Enchevillé,-e (*Ahnshveeyá*) Kept in strong position
Enchifrènement (*Ahnsheefrehnmáhn*) Coryza
Enchondrome (*Ahnkohndróhm*) Enchondroma
Enclavement (*Ahnklahvmáhn*) Impaction Retention through constriction (of head of foetus in pelvis, of fracture bone, etc.)
Enclume (*Ahnklúm*) Incus (middle ear)
Encoelite (*Ahncehléet*) Inflammation of the inner layer of the intestinal wall
Encolpite (*Ahnkohlpéet*) Vaginitis
Encombrement (*Ahnkohmbrmáhn*) Overcrowding Obstruction
Encroûtement (*Ahnkrootmáhn*) Incrustation
Endartère (*Ahndahrtéhr*) The intima of an artery (inner layer)
Endartérite (*Ahndahrtehréet*) Endarteritis
Endémicité (*Ahndehmeesseetá*) Endemicity.

Endémie (*Ahndehmée*) Endemic disease.
Endémique (*Ahndehméek*) Endemic
Endémisme (*Ahndehméesm*) Endemism
Endermique (*Ahndehrmeek*) Endermic
Endermie (*Ahndehrmée*) Introduction of medicine subcutaneously
Endoblaste (*Ahndohbláhst*) Endoblast Cytoblast
Endocarde (*Ahndohkáhrd*) Endocardium
Endocardi(a)que (*Ahndohkahrdee(àh)k*) Endocardial
Endocardite (*Ahndohkahrdéet*) Endocarditis
Endogène (*Ahndohzshéhn*) Endogenous
Endolymphe (*Ahndohleémf*) Endolymph
Endométrite (*Ahndohmehtréet*) Endometritis
Endopéricardite (*Ahndohpehrcekahrdéet*) Endopericarditis
Endoscope (*Ahndohskóhp*) Instrument for examination of cavities Endoscope
Endoscopie (*Ahndohskohpée*) Endoscopy
Endosmométrie (*Ahndohssmohmehtrée*) Endosmometry
Endosmose (*Ahndohssmóhz*) Endosmosis
Endosmotique (*Ahndohssmohtéeh*) Endosmotic
Endothélium (*Ahndohtehleeohm*) Endothelium
Enduit (*Ahnduée*) Coating Layer of adherent matter
Endurcissement (*Ahndursseessmahn*) Hardening Induration
Énergie (*Ehnehrzshée*) Energy
Énervation (*Ehnehrvahssión*) Enervation Exhaustion of nervous action
Énervement (*Ehnehrvmáhn*) Enervation Exhaustion of nervous action
Énerver (*Ehnehrvá*) To enervate To remove a portion of a nerve by surgical procedure
Enfance (*Ahnfáhnss*) Childhood
Enfant (*Ahnfáhn*) Child
Enfantement (*Ahnfahntmáhn*) Childbirth
Enflammer (*Ahnflahmá*). To be the place of inflammation
Enflure (*Ahnflúr*) Swelling Tumor
Enfoncement (*Ahnfohnsmahn*) Fracture of bone with depression
Enfouissement (*Ahnfooeessmáhn*) Burying of animals
Engaînant,-e (*Ahnggehnáhn*) Enveloping
Engaîné,-e (*Ahnggehná*) Enveloped
Engelure (*Ahnzshlúr*) Chilblain
Engorgé,-e (*Ahngohrzshá*) Engorged Congested
Engorgement (*Ahngohzshmáhn*) Engorgement Congestion
Engoué,-e (*Ahngoóá*) Obstructed Choked up
Engouement (*Ahngoomáhn*) Obstruction Choking up

Eng   OF MEDICAL TERMS   **Env**

Engouer (*Ahngooá*) To choke up To obstruct
Engourdissement (*Ahngoordeesmáhn*) Numbness Torpid state
Engrais (*Ahngrēh*) Manure
Engraissement (*Ahngrehssmáhn*) Fattening Manuring of soil
Enkysté,-e (*Ahnkeestá*) Encysted
Enkystement (*Ahnkeestmahn*) Encystment
Enkyster (*Ahnkeestá*) To encyst
Ennui (*Ahnueé*) Annoyance Tediousness Vexation
Enregistreur (*Ahnrehzsheestrēhr*) An apparatus that registers physical manifestations
Enrouement (*Ahnroomáhn*) Hoarseness
Enroulé,-e (*Ahnroolá*) Rolled up on itself
Enroulement (*Ahnroolmáhn*) Rolling up
Ensellure (*Ahnssehlŭr*) Curve of lumbar spine
Ensemble (*Ahnssáhmbl*) The whole Entirety
Ensevelissement (*Ahnsehvleessmáhn*). Burial
Ensiform (*Ahnseeföhrm*) Ensiform
Entendement (*Ahntahndmahn*) Understanding
Entéralgie (*Ahntehrahlzshée*) Enteralgia
Entérectasie (*Ahntehrehktahzée*) Enterectasis
Entérectomie (*Ahntehrehktomée*) Enterectomy
Entérien,-ne (*Ahntehreeéhn*) Enteric Intestinal
Entérique (*Ahntehréek*) Enteric Intestinal
Entérite (*Ahntehréet*) Enteritis
Entérocèle (*Ahntehrohsséhl*) Hernia formed by intestines Enterocele
Entéroclysme (*Ahntehrohkléesm*) Injection under pressure into the intestine for relief of obstruction
Entéro-côlite (*Ahntehrohkohléet*) Enterocolitis
Entérodynie (*Ahntehrohdeenée*) Enterodynia Neuralgic pain in the intestines
Entéro-épiplocèle (*Ahntehroh-ehpeeplohssehl*) Hernia formed of the intestine and epiploon
Entéro-hémorrhagie (*Ahntehroroh-ehmohrahzshée*) Intestinal hemorrhage
Entéroide (*Ahntehrohéed*) Resembling intestine
Entérolithe (*Ahntehrohléet*) Enterolith
Entérologie (*Ahntehrohlohzshée*) Enterology
Entéro-mésentérite (*Ahntehroh-mehzahntehréet*) Tabes mesenterica
Entéromphale (*Ahntehrohmfáhl*) Umbilical hernia
Entéromyiase (*Ahntehrohmieeáhz*) Existence of larvæ of flies in the intestine

Entéroptose (*Ahntehrohptóhz*) Enteroptosis
Entérorrhagie (*Ahntehrohrahzhshée*) Enterorrhagia
Entérorrhaphie (*Ahntehrohrahfée*) Enterorrhaphy
Entérorrhée (*Ahntehrohrá*) Diarrhœa
Entérosténose (*Ahntehrohstehnéhz*) Enterostenosis
Entérotomie (*Ahntehrohtohmée*) Enterotomy Opening of the intestine
Enterrement (*Ahntehrmáhn*) Interment Burying
Enthelminthe (*Ahntehlméent*) Parasitic helminth in intestines
Entier (*Ahnteeá*) Whole Entire
Entité (*Ahnteetá*) Entity
Entocéphalique (*Ahntohssehfahléek*) With in the head
Entoglosse (*Ahntohglohss*) Hyoid bone
Entomologie (*Ahntohmohlohzshée*) Entomology
Entomomycète (*Ahntohmohmeesséht*) Entomomocytes
Entomophage (*Ahntohmohfahzsh*) Insectivorous
Entomozoologie (*Ahntohmohzohohlohzshée*) Entomology
Entonnoir (*Ahntohnooahr*) Funnel Infundibulum
E fémoral (*A fehmohráhl*) Crural canal
E des reins (*A deh rehn*) Calices of kidney
Entoplasma (*Ahntohplahzmá*). Protoplasm
Entorse (*Ahntóhrss*) Sprain Twist
Entortillé,-e (*Ahntohrteeá*) Twisted (suture)
Entoscope (*Ahntohskohp*) Endoscope
Entothoracique (*Ahntohtohrahsséek*) Endothoracic
Entozoaire (*Ahntohzohéhr*) Entozoön
Entrailles (*Ahntráy*) Intestines Abdominal viscera
Entraînement (*Ahntrehnmáhn*) Training
Entraves (*Ahntráhv*) Shackles
Entrecoupé,-e (*Ahntrkoopa*) Interrupted. Intermittent (respiration, etc) Broken
Entrecroisement (*Ahntrkrooahzmáhn*) Decussation
Entre-fesson (*Ahntr-fehssohn*) Intertrigo of perineum
Entropion (*Ahntrohpeéohn*) Entropion
Énucléation (*Ehnuklehahsstón*) Enucleation
Énucléer (*Ehnuklehá*) To enucleate
Énurésie (*Ehnurehzée*) Enuresis Incontinence of urine
Envahissement (*Ahnvaheessmáhn*) Encroachment Invasion
Enveloppe (*Ahnvehlóhp*) Investing membrane
Envenimation (*Ahnvehneemahsstón*) Infection with venom

41

Envenimé,-e (*Ahnvehneemá*) Infected Poisoned
Envie (*Ahnvée*) Craving Longing Nævus
Envoilure (*Ahnvooahlúr*) Curve of scissors
Enzyme (*Ahnzéem*) Enzyme
Éosine (*Ehohzéen*) Eosin
Épactaux (*Ehpahktóh*) Wormian bones
Épais,-aisse (*Ehpéh*) Thick
Épaissi,-e (*Ehpehssée*) Thickened.
Épaississement (*Ehpehssessmáhn*) Thickening
Épanchement (*Ehpahnshmáhn*) Effusion
É. gazeux (*E gahzéh*) Pneumothorax
É. hémoptyique (*E ehmohpieeeek*) Hemoptysis
É purulent (*E puruláhn*) Purulent effusion
É sanguin (*E sahggéhn*) Effusion of blood
É urineux (*E ureenéh*) Extravasation of urine
É. de synovie (*E deh sseenohvée*) Hydarthrosis
Épanouissement (*Ehpahnooeessmáhn*) Branching of blood vessels, nerves, etc Blossoming
Épars,-e (*Ehpahr*) Dispersed Scattered
Épaule (*Ehpóhl*) Shoulder
Épendymaire (*Ehpahndeemêhr*) Ependymal
Épendyme (*Ehpahndéem*) Ependyma. Membrane covering the central canal of the spinal cord and the ventricles of the brain
Épendymite (*Ehpahndeeméet*) Ependymitis
Éperon (*Ehpróhn*) Spur Folds in the intima of an artery at the point of branching
Épervier (*Ehpehrveeá*) Four-tailed bandage for dressing on the nose Hawk bandage
Éphélide (*Ehfehléed*) Freckle
Éphémère (*Ehfehmêhr*) Ephemeral Temporary
Éphippion (*Ekfeepeeóhn*) Sella turcica
Épial (*Ehpeeáhl*) A point of ossification
Épiale (*Ehpeeahl*) Malignant fever
Épian (*Ehpeeáhn*) The yaws
Épiblast (*Ehpeebláhst*) Épiblast
Épibole (*Ehpeebóhl*) Nightmare
Épicanthus (*Ehpeekahntús*) Fold of the skin on the internal angle of the eye
Épice (*Ehpéess*) A sharp aromatic condiment
Épicérastique (*Ehpeessehrahstéek*) Emollient Refreshing
Épichorion (*Ehpeekohreeóhn*) Epichorion
Épicôlique (*Ehpeekohléek*) Covering the colon
Épicondyle (*Ehpeekohndéel*) External condyle of the humerus

Épicondylien,-ne (*Ehpeekohndeeleeéhn*) Pertaining to the external condyle of humerus.
Épicondylo-cubital (*Ehpeekohndeeloh-kubeetáhl*) Anconeus muscle
É -radial (*E -rahdeeáhl*) Supinator brevis
É.-susmétacarpien (*E -sumehtahkahrpeeéhn*) Extension carpiradialis brevior m
É.-susphalangettien commun (*E sufahlahnzshehteeéhn kohméhn*) Extensor communis digitorum (forearm)
É -susphalangettien du petit doigt (*E -sufahlahnzshehteeéhn du ptee doodh*) Extensor minimi digiti (forearm)
Épicostal,-e (*Ehpeekohstáhl*) On the ribs
Épicârne (*Ehpeekráhn*) Epicranium
Épicranien,-ne (*Ehpeekrahneeéhn*) Epicranial
Épicrise (*Ehpeekréez*) Epicrisis
Épidémicité (*Ehpeedehmeesseetá*) Epidimicity
Épidémie (*Ehpeedehmée*) Epidemic disease
Épidémiologie (*Ehpeedehmeeohlohzshée*). Epidemiology
Épidémique (*Ehpeedehméek*) Epidemic
Épiderme (*Ehpeedéhrm*) Epiderm Cuticle
Épidermique (*Ehpeedehrméek*) Epidermic
Épididymaire (*Ehpeedeedeeméhr*) Epididymal
Épididyme (*Ehpeedeedéem*) Epididymis
Épigastre (*Ehpeegáhstr*) Epigastrium
Épigastrique (*Ehpeegahstreek*) Epigastric
Épigastrocèle (*Ehpeegahstrohssehl*) Hernia through linea alba in epigastric region
Épiglotte (*Ehpeeglóht*) Epiglottis
Épiglottique (*Ehpeegiohtéek*) Epiglottic
Épigone (*Ehpeegóhn*) Superfœtation Epigonium
Épilateur (*Ehpeelahtéhr*) Epilatory
Épilation (*Ehpeelahssion*) Epilation
Épilatoire (*Ehpeelahtoodhr*) Epilatory
Épilepsie (*Ehpeelehpsée*) Epilepsy
Épileptique (*Ehpeelehptéek*) Epileptic
Épileptogène (*Ehpeelehptohzshéhn*) Epileptogenous
Épileptoide (*Fhpeelehptohéed*) Epileptoid Epileptiform
Épilogisme (*Ehpeelohzsheesm*) Empirical reasoning
Épinard (*Ehpeenáhr*) Spinach
Épine (*Ehpéen*) Thorn Spine
É dorsale (*E dohrssáhl*) Vertebral column Spine
É -vinette (*E -veenéht*) Berberry bush
É. du pubis (*E du pubees*) Spine of pubis
É sciatique (*E sseeahtéek*) Spine of ischium
Épineux,-euse (*Ehpeehneh*) Thorny Spinous
É. transversaire (*E trahnsvehrsehr*) Transversalis dorsi (muscle)

Épingle (*Ehpéhngl*). Pin
Épinière (*Ehpeeneeehr*) Spinal
É. moelle (*E mooåhl*) Spinal cord
Épiœcie (*Ehpeeehssée*) Epidemic confined to a limited locality
Épione (*Ehpeeóhn*) Internal aspect of decidua A mucous membrane
Épiparoxysme (*Ehpeepahrohkséesm*) Paroxysm which appears before expected time
Épipastique (*Ehpeepahstéek*) Blistering paper
Épiphanie (*Ehpeefahnee*). External state of body
Épiphénomène (*Ehpeefehnohméhn*). Epiphenomenon
Épiphora (*Ehpeefohráh*) Epiphora Lachrimation
Épiphysaire (*Ehpeefeezéhr*) Epiphyseal
Épiphyse (*Ehpeeféez*) Epiphysis
Épiphyte (*Ehpeeféet*) Epiphyte. Vegetable parasite
Épiphytisme (*Ehpeefeetéesm*) Production of epiphytes
Épiplocèle (*Ehpeeplohsséhl*) Epiplocele
Épiplo-entérocèle (*Ehpeeploh-ahntehrohsséhl*) Epiplœnterocele
Épiploique (*Ehpeeplohéek*) Epiploic
Épiploon (*Ehpeeplohóhn*) Epiploon Omentum
Épipolique (*Ehpeepohléck*) Secretory Excretory
Épicritique (*Ehpeekreetéek*) Sensibility of light touch, light temperature, appreciation of two points of compass and localization of the skin
Épirrhée (*Ehpeerá*) Supersecretion Discharge
Épischèse (*Ehpeeshehz*) Suppression of secretions (menses, etc)
Épiscléral,-e (*Ehpeesklehráhl*) Episcleral
Épispadias (*Ehpeespahdeeåhss*) Epispadias Opening of the urethra at the dorsal portion of the penis
Épispasme (*Ehpeespåhzm*) Strong efforts at inspiration during dyspnœa
Épispastique (*Ehpeespahstéek*) Epispastic
Épistaphylin (*Ehpeestahfeeléhn*) Azygos uvulæ
Épistase (*Ehpeestáhz*) Suppression
Épistaxis (*Ehpeestahksées*) Epistaxis
Épisthotonos (*Fhpeestohtohnóhss*) Barbarous expression
Épistrophée (*Ehpeestrohfá*) Axis
Épisynthétic (*Ehpeessehntehtéek*) Above the synthesis
Épithélial,-e (*Ehpeetehleedhl*) Epithelial Cuticular
Épithélioma (*Ehpeetehleeohmáh*) Epithelioma
Épithéliomateux,-euse (*Ehpeetehleeohmahtéh*) Epitheliomatous

Épithélium (*Ehpeetehleeóhm*) Epithelium Cuticle
Épithème (*Ehpeetéhm*) Compress Wet application Fomentation
Épitrochlée (*Ehpeetrohklá*) Internal condyle of the humerus
Épitrochléen,-ne (*Ehpeetrohklehéhn*) Epitrochlear
É.-métacarpien (*E -mehtahkahrpeeéhn*) Flexor carpi radialis muscle
É -palmaire (*E pahlméhr*) Palmaris longus muscle
É.-phalangien commun (*E -fahlahnzsheeehn coméhn*) Flexor sublimis digitorum m
É -radial (*E -rahdeedhl*). Pronator radii teres m
Épizoaire (*Ehpeezohéhr*) Epizoön Parasite living on the surface of the body
Épizootie (*Ehpeezohohtée*) Epizoötic disease (in animals)
Épizootique (*Ehpeezohohtéek*) Epizootic
Éponge (*Ehpóhnzsh*) Sponge
Épouillage (*Ehpooyahzsh*) Delousing
Épreinte (*Ehpréhnt*) Uterine contractions during labor Tenesmus
Éprouvette (*Ehproovehl*) Graduated glass tube
Epsom, sel d' (*Epsóhm, sehl d'*). Epsom salt Sulphate of magnesia
Épuisement (*Ehpheezmáhn*) Exhaustion Faintness
Épulide (*Ehpuléed*) Fibrous tumors of gum
Épulie (*Ehpulée*) Fibrous tumors of gum
Épuration (*Ehpurahssión*) Purification
Équateur (*Ehkahtehr*) Equator
Équation (*Ehkahssion*) Equation
Équatorial,-e (*Ehkahtohreedhl*) Equatorial
Équerrin,-ne (*Ehkehréhn*) Set square
Équilibration (*Ehkeeleebrahssión*) Equilibration
Équilibre (*Ehkeeleébr*) Equilibrium
Équin,-ne (*Ehkéhn*). Relating to horse Equinus
Équitant,-e (*Ehkeetáhn*) Equitant
Équitation (*Ehkeetahssion*) Equitation
Équivalence (*Ehkeevahláhnss*) Equivalence
Équivalent,-e (*Ehkeevahláhn*) Equivalent
Éradicatif,-ive (*Ehrahdeekahtéef*) Radical therapeutic measure.
Éradication (*Ehrahdeekahssión*) Eradication
Éraillement (*Ehraymáhn*) A tear with irregular edges
É. de la paupière (*E deh lah pohpeeéhr*). Ectropion
Éraillure (*Ehrayár*) Abrasion Lines on the abdomen after confinement
Érecteur,-trice (*Ehrehktéhr*) Erector.

É du clitoris (*E du kleetohrées*) Ischio-cavernosus muscle
É de la verge (*E deh lah vehrzsh*) Ischio-cavernosus muscle
Érectile (*Ehrehktéel*) Erectil
Érectilité (*Ehrehkteeleetá*) Erectility
Érection (*Ehrehkssión*) Erection
Éréthisme (*Ehrehtéesm*) Erethism Orgasm Irritation
Ergot (*Ehrgôh*) Ergot
É de seigle (*E deh sehgl*) Ergot of rye
Ergoté,-e (*Ehrgohta*) Having ergot
Ergotine (*Ehrgohteen*) Egotin
Ergotisme (*Ehrgohtéesm*) Poisoning by ergot Ergotism
Érigne (*Ehréenn*) Hook (in dissecting, etc) Tenaculum
Érosif,-ive (*Ehrohzéef*) Producing erosion Erosive
Érosion (*Ehrohzeeóhn*) Erosion
Érotique (*Ehrohtcek*) Erotic
Érotomanie (*Fhrohtohmahnée*) Erotomania
Erratique (*Ehrahtéek*) Erratic Irregular Wandering
Erreur (*Ehréhr*) Error
Errhin (*Ehréhn*) Snuff Sternutory
Éructation (*Ehruktahssión*) Eructation
Érugineux,-euse (*Ehruzsheeneh*) Resembling verdigris Eruginous
Éruptif,-ive (*Ehruptéef*) Eruptive
Éruption (*Ehrupssion*) Eruption
Érysipélateux,-euse (*Ehreezeepehlahteh*) Erysipelatous
Érysipèle (*Ehreezeepéhl*) Erysipelas
Érythémateux,-euse (*Ehreetehmahtéh*) Erythematous
Érythème (*Ehreetéhm*) Erythema
Érythémogène (*Ehreetehmohzshéhn*) Rubefacient
Érythémoïde (*Ehreetehmohéed*) Erythemoid
Érythroïd tunique (*Ehreetrohéed tunéek*) Cremaster
Érythrophthalme (*Ehreetrohftáhlm*) Possessing red eyes
Érythrophylle (*Ehreetrohféel*) Erythrophyl
Érythroxylon (*Ehreetrohkseelóhn*) Coca Erythroxylon
Escalier (*Ehsskahleeá*) Steps
E Phénomène de l' (*Fehnohméhn deh lehsskahleeá*) A phenomenon in registration of heart sounds given by Bowditch
Escargot (*Ehsskahrgôh*) Snail
Escarole (*Ehskahróhl*) Endive
Escarre (*Ehskáhr*) Scab
Eschare (*Ehskáhr*) Scab
Escarrification (*Ehskahreefeekahssion*) Production of a scab
Escharification (*Ehskahreefeekahssion*) Production of a scab
Escarrotique (*Ehskahrohtieek*) Caustic Escharotic

Escharotique (*Ehskahrohléek*) Caustic Escharotic
Esclavage (*Ehsklahváhzsh*) Slavery
Escrime (*Ehskréem*) Fencing
Esculique (*Ehsskuléek*) Saponic
Éséré (*Ehzehrá*) Calabar bean
Ésérine (*Ehzehréen*) Alcaloid of Calabar bean (physostigmine) Eserin
Espace (*Ehspáhss*) Space
E sous-arachnoïdien (*E ssoozahrahknoheedeeéhn*) Subarachnoid space
E. intercostal (*E ehntehrkohstáhl*) Intercostal space
Espèce (*Ehsspéhss*) Species Kind
E.s aromatiques (*E s ahrohmahtéek*) Compound cinnamon powder
E s émollientes (*E s ehmolleeáhnt*) Emollient meal
E s pectorales (*E s pehktohráhl*) Liquorice tea
E s sudorifiques (*E s ssudohreeféek*) Compound decoction of guaiacum
Esprit (*Ehsprée*) Spirit Mind
E. de Mindererus (*E deh Mindererús*) Compound of ammonium acetate and other pyrogenic products
E. volatil de corne de cerf (*E vohlahtéel deh kohrn deh ssehr*) Spirit of hartshorn Aromatic spirits of ammonia Liquor ammonii carbonici pyro-oleosi
Esquille (*Fsskeéy*) Splinter of bone
Esquinancie (*Ehsskeenahnssée*) Suppurative tonsillitis Quinsy
Essai (*Ehssá*). Trial Test Quantitative analysis
Essence (*Ehssáhnss*) Essence
Essentiel,-le (*Ehssahnsseeéhl*) Essential
Essouflement (*Ehssouflmahn*) Breathlessness
Esthésie (*Ehstehzée*) Esthesia
Esthésiomètre (*Ehstehzeeohméhtr*) Esthesiometer
Esthésique (*Ehstehzéek*) Pertaining to sensation
Esthiomène (*Ehsteeohméhn*) Lupus of the anus or of the vulva
Estival,-e (*Ehsteeváhl*) Estival
Estomac (*Ehstohmáh*) Stomach
Établissement (*Ehtahbleessmahn*) Institution Establishment
Étain (*Ehtéhn*) Tin
Étalon (*Ehtahlóhn*) Stallion
Étamage (*Ehtahmáhzsh*) Tinning Quick-silvering Plating
Étamine (*Ehtahméen*) Stamen
Étang (*Ehtáhn*) Pond Pool
État (*Ehtáh*) State Condition Status
É actuel (*E ahktuehl*) Present state
Étau (*Ehtoh*) A vice
Été (*Ehtá*) Summer
Éteint,-e (*Ehtéhn*) Extinguished What has lost its characteristic features
Étendue (*Ehtahndu*) Extent Space
Éternuement (*Ehtehrnumahn*) Sneezing

Éther (*Ehtéhr*) Ether
E. azoteux alcoolisé (*E ahzohtéh ahlkohohleezá*) Sweet spirit of nitre
E. sulfurique (*E sulfuréek*) Ordinary ether
E. sulfurique alcoolisé (*E s a*) Compound spirit of sulphuric ether Hoffmann's anodyne
Étherat (*Ehtehráh*) Product of distilling ether on aromatic substances
Éthéré,-e (*Ehtehrá*) Ethereal
Éthérification (*Ehtehreefeekahssión*) Formation of ethers
Éthérique (*Ehtehréek*) Referable to aldehyds
Éthérisation (*Ehtehreezahssión*) Etherization
Éthériser (*Ehtehreezá*) To anesthetize with ether
Éthérisme (*Ehtehréesm*) Poisoning with ether
Éthéroïde (*Ehtehrohéed*) Analogous to ether
Éthérolature (*Ehtehrohlahtúr*) Ethereal tincture obtained by direct action of ether on any substance
Éthérolé (*Ehtehrohlá*) A compound formed of ether and various remedies
Éthérolique (*Ehtehrohléek*) Possessing ether as an excipient
Ethmoïdal,-e (*Ehtmoheedáhl*) Ethmoidal
E crête (*E kreht*) Crista galli
Ethmoïde (*Ehtmohéed*) Ethmoid bone
Ethmoïdien,-ne (*Ehtmoheedeeéhn*) Ethmoidal
Ethnique (*Ehtneek*) Ethnic
Ethnographie (*Ehtnohgrahfée*) Ethnography
Ethnologie (*Ehtnohlohzshee*) Ethnology
Ethologie (*Ehtohlohzshée*) Study of habits of men and animals
Éthyle (*Ehtéel*) Ethyl
Éthylène (*Ohtcelćhn*) Ethylene Olefiant gas
Éthylique (*Ehteeléek*) Ethylic
Étincelle (*Ehtehasséhl*) Spark
Étiolé,-e (*Ehteeohlá*) Etiolate
Étiolement (*Ehteeohlmáhn*) Anemia produced by privation of light
Étiologie (*Ehteeohlohzshée*) Etiology
Étiologique (*Ehteeohlohzshéek*) Etiologic
Étique (*Ehtíek*) Hectic Emaciated
Étisie (*Ehteezée*) Hecticity Emaciation
Étoffé,-e (*Ehtohfá*) Possessing well-developed muscles
Étoile (*Ehtoáhl*) Star
Étonnement (*Ehtohnmáhn*) Surprise
Étouffement (*Ehtoofmáhn*) Suffocation Difficulty of breathing
Étoupe (*Ehtoóp*) Tow
Étourdissement (*Ehtoordeessmáhn*) Dizziness Stunning Shock
Étranglement (*Ehtrahnglmáhn*) Strangulation Incarceration

Étranglé,-e (*Ehtrahnglá*) Strangulated.
Étrier (*Ehtreeá*) Stirrup Stapes Bandage for the foot
Étui (*Ehtuee*) Sheath Case
Étuve (*Ehtuv*) Drying stove (chemical)
Eucalypte (*Ehkahleépt*) Eucalyptus
Eucalyptol (*Ehkahleeptóhl*) Eucalyptol
Eucrasie (*Ehkrahzée*) Good temperament Eucrasia
Eugénésique (*Ehzshehnehzéek*) Referable to eugenesis
Eugénique (*Ehzshehnéek*) Eugenic
Euhéxie (*Ehehksée*). Corpulence
Eukyésie (*Ehkeeehzée*) Normal pregnancy
Eunuchisme (*Ehnushéesm*) Eunuchism
Eunuque (*Ehnuk*) Eunuch
Eupepsie (*Ehpchpsée*) Good digestion.
Eupeptique (*Ehpehptéek*) Having good digestion
Euphorbe (*Ehfohrb*) Spurge
Eupnée (*Ehpná*) Normal respiration
Eurhythmie (*Ehreetmée*) Regularity of pulse
Eusémie (*Ehzehmée*) Favorable condition in illness
Eustache, trompe d' (*Ehstáhsh, throhmp deh*) Eustachian tube
Eutocie (*Ehtohssée*) Normal confinement
Évacuant,-e (*Ehvahkuáhn*) Evacuant
Évacuateur (*Ehvahkuahtéhr*) Evacuator Excretory
Évacuation (*Ehvahkuahssión*) Discharge
Évagination (*Ehvahzsheenahssión*) Evagination
Évanescence (*Ehvahnehssáhnss*) Evanescence
Évanescent,-e (*Ehvahnehssáhn*) Evanescent
Évanouissement (*Ehvahnooeessmáhn*) Syncope Fainting Swoon
Évaporable (*Ehvahpohráhbl*) Capable of evaporating
Évaporation (*Ehvahpohrahssión*) Evaporation
Éventé,-e (*Ehvahntá*) Liquid that got flat
Éventration (*Ehvahntrahssión*) Eventration Falling abdomen
Éversif,-ive (*Ehvehrséef*) Which causes eversion
Éversion (*Ehvehrssión*) Eversion (of teeth, etc)
Évidement (*Ehveedmáhn*) Scraping out, or removal of bone, tissue, etc., from a cavity
Évideur (*Ehveedéhr*) Person or instrument accomplishing the scraping out or the removing
Éviration (*Ehveerahssión*) Loss of sexual power in man
Éviscération (*Ehveessehrahssión*) Evisceration
Évolutif,-ive (*Ehvohlutéef*) Referable to evolution

45

Évo   FRENCH-ENGLISH DICTIONARY   **Exp**

Évolution (*Ehvohlussión*) Evolution
Évolutioniste (*Ehvohlussiohnéest*) Who is adept of the theory of evolution
Évulsif,-ive (*Ehvulséef*) Evulsive
Évulsion (*Ehvulssión*) Evulsion
Exacerbation (*Ehkzahssehrbahssión*) Exacerbation Increase Paroxysm
Exagéré,-e (*Ehkzahzshehrá*) Exaggerated
Exaltation (*Ehkzahltahssión*) Exaltation
Examen (*Ehkzahmehn*) Examination
Exanie (*Ehkzahnée*) Prolapse of rectum Exania
Exanthémateux,-euse (*Ehkzahntehmahtéh*). Exanthematous
Exanthématique (*Ehkzahntehmahtéek*) Exanthematic
Exanthème (*Ehkzahntêhm*) Eruptive fever Exanthem
Exanthémagène (*Ehkzahntehmohzshéhn*). Producing an exanthem
Exarthrème (*Ekzahrtréhm*) Dislocation in diarthrosis
Exarthrose (*Ekzahrtróhy*) Dislocation in diarthrosis
Exarticulation (*Ehkzahrteekulahssión*) Amputation at a joint
Exaspération (*Ehkzahspehrahssión*) Exacerbation
Exhibition (*Ehksbeebeessión*) Exosmosis Evaporation Oozing
Excavation (*Ehkskahvahssión*) Excavation Cavity
Excentricité (*Ehksahntreesseetá*) Excentricity A non-central position
Excentrique (*Ehksahntreek*) Excentric. Non-central
Excérébration (*Ehkssehrehbrahssión*) Excerebration
Excès (*Ehkséh*) Excess
Excipient (*Ehksseepeeáhn*) Excipient. Vehicle Menstruum
Excision (*Ehksseezeeóhn*) Excision Extirpation Resection
Excitabilité (*Ehksseetahbeeleetá*) Excitability
Excitant,-e (*Ehksseetáhn*) Excitant
Excitation (*Ehksseetahssión*) Excitation
Excitement (*Ehksseetmáhn*) Excitement.
Excito-moteur (*Ehksseetoh-mohtehr*) Excito-motor
Excito-réflexe (*Ehksseetoh-rehfléhks*) Excito-reflex
Excoriation (*Ehkskohreeahssión*) Excoriation
Excrément (*Ehkskrehmáhn*) Excrement
Excrémentitiel,-le (*Ehkskrehmahnteesseeéhl*) Excrementitial
Excrémentition (*Ehkskrehemahnteessión*). Formation of excrement
Excreta (*Ehkshrehtáh*) Excreta
Excréteur,-trice (*Ehkskrehtéhr*). Excretory
Excretion (*Ehkskrehssión*) Excretion
Excrétoire (*Ehkskrehtoodhr*) Excretory.

Excroissance (*Ehkskrooahssáhnss*) Excrescence
Excroissant,-e (*Ehkskrooahssáhn*) What grows up from earth, etc
Excurvation (*Ehkskuruahssión*) Excurvation (of eyelids) Kyphosis
Exemption (*Ekzahmssión*) Exemption.
Exentération (*Ekzahntehrahssión*). Evisceration
Exentérite (*Ekzahntehréet*) Exenteritis
Exercice (*Ehkzehrsséez*) Exercise
Exérèse (*Ehkzehrehz*) Exeresis
Exfœtation (*Ehksfehtahssión*) Extrauterine pregnancy
Exfoliatif,-ive (*Ehksfohleeahtéef*) Exfoliative.
Exfoliation (*Ehksfohleeahssión*) Exfoliation
Exhalation (*Ehkzahlahssión*) Exhalation.
Exhilarant,-e (*Ehkzeelahráhn*) Exhilarant
Exhumation (*Ehkzumahssión*) Exhumation
Exinanition (*Ehkzeenahneessión*) Extreme inanition
Existence (*Ehkzeestáhnss*) Existence. Being
Exoderme (*Ehkzohdéhrm*) Ectoderm
Exodique (*Ehkzohdéek*) Exodic
Exogène (*Ehkzohzshehn*) Exogenous
Exomètre (*Ehkzohmehtr*) Retroversion of uterus
Exomphale (*Ehkzohmfáhl*) Umbilical hernia
Exomphalocèle (*Ehkzohmfahlohsséhl*) Omphalocele
Exophthalmie (*Ehkzohftahlmée*) Exophthalmia
Exophthalmique (*Ehkzohftahlméek*) Exophthalmic
Exorbitisme (*Ehkzohrbeetéesm*) Exophthalmos Enucleation of the eye
Exosmose (*Ehkzohssmóhz*) Exosmosis
Exostose (*Ehkzohstóhz*) Osseous growth on the surface of a bone Exostosis
Exotique (*Ehkzohleek*) Exotic Foreign
Expansibilité (*Ehkspahnsseebeeleetá*) Expansibility
Expansible (*Ehkspahnséebl*) Expansible
Expansif,-ive (*Ehkspahnséef*) Expansive
Expansion (*Ehkspahnssión*) Expansion
Expectant,-e (*Ehkspehktáhn*) Expectant
Expectation (*Ehkspehtahssion*) Expectation Expectant treatment
Expectorant,-e (*Ehkspehktohráhn*) Expectorant (medication)
Expectoration (*Ehkspehktohrahssión*). Expectoration Sputum
Expérience (*Ehkspehreechnss*) Experience Experiment
Expérimental,-e (*Ehkspehreemuhntáhl*) Experimental
Expérimentation (*Ehkspehreemahntahssión*). Experimenting

46

Expérimenté,-e (*Ehkspehreemahntá*) What has been experimented upon
Expert (*Ehkspêhr*) Expert
Expertise (*Ehkspehrtéez*). Opinion of the expert
Expirateur,-trice (*Ehkspeerahtêhr*) Expiratory
Expiration (*Ehkspeerahssión*). Expiration
Expiré,-e (*Ehkspeerá*) Exhaled Expired
Explorateur,-trice (*Ehksplohrahtêhr*) Exploratory Explorer
Exploration (*Ehksplohrahssión*) Exploration
Explosif,-ive (*Ehksplohzéef*) Explosive.
Explosion (*Ehksplohzeeóhn*) Explosion
Exposition (*Ehkspohzeessión*) Exposing Explosure.
Expression (*Ehksprehssión*) Expression.
Expuer (*Ehkspuá*) To spit out
Expuition (*Ehkspueessión*) Spitting out.
Expulsif,-ive (*Ehkspulzéef*) Expulsive
Expulsion (*Ehkspulssión*) Expulsion
Expulteur,-trice (*Ehkspultêhr*) Expulsive
Expurgant,-e (*Ehkspurgáhn*) Cathartic
Expurgation (*Ehkspurgahssión*) Depurative action
Exsangue (*Ehkssáhng*) Bloodless
Excréation (*Ehkskrehahssión*) Excreation
Exsertion (*Ehksehrssión*) Exserted state
Exsiccation (*Ehksseekahssión*) Dessication
Exstrophie (*Ehkstrohfée*) Exstrophy.
Exsudat (*Ehkssudáh*) Exudate
Exsudatif,-ive (*Ehkssudahtéef*) Exudative
Exsudation (*Ehkssudahssión*) Exsudation
Exsudatoire (*Ehkssudahtoodhr*) Exudative.
Extase (*Ehkstáhz*) Ecstasy
Extemporané,-e (*Ehkstahmpohrahná*) Extemporaneous
Extenseur (*Ehkstahnsêhr*) Extensor
E. de l'avant-bras (*E deh lahvahnbráh*) Triceps m of the arm
E. commun des doigts (*E kohmêhn deh doodh*) Extensor communis digitorum
E. propre du petit doigt (*E prohpr du doodh*) Extensor minimi digiti
E. de la jambe (*E deh lah zshahmb*) Quadriceps cruris

E. commun des orteils (*E kohmêhn dehzohrtehy*) Long extensor of the toes
E. propre du gros orteil (*E prohpr du gróh ohrtey*) Extensor proprius pollicis
E. du pied (*E du peeéh*) Gastrocnemius and soleus
E. court du pouce (*E koor du pooss*) Extensor primi internodii pollicis
E. long du pouce (*E lohn du pooss*) Extensor secundi internodii pollicis
Extensibilité (*Ekstahnseebeeleetá*) Extensibility
Extensible (*Ehkstahnséebl*). Extensible
Extension (*Ehkstahnssión*) Extension.
Exténuation (*Ehkstehnuahssión*) Extenuation Extreme degree of fatigue
Extérieur,-e (*Ehkstehreeêhr*) Exterior
Extérioration (*Ehkstehreeohrahssión*) Exterioration
Externe (*Ehkstehrn*) External Nonresident clinical assistant (student) in French hospitals
Extinction (*Ehkstehnkssión*) Extinction.
Extirpation (*Ehksteerpahssión*) Extirpation
Extracapsulaire (*Ehkstrahkahpsulêhr*) Extracapsular
Extracourant (*Ehkstrahkooráhn*) Extracurrent.
Extracteur (*Ehkstrahktêhr*). Extractor
Extractif,-ive (*Ehkstrahktéef*) Extractive.
Extraction (*Ehkstrahkssión*) Extraction
Extrafoliacé,-e (*Ekstrahfohleeahssá*) Extrafoliaceous
Extrait (*Ehkstrêh*) Extract
E. thébaïque (*E tehbahéek*) Extract of opium
Extra-péritonéal,-e (*Ehkstrahpehreetohnehál*) Extraperitoneal
Extra-utérine (*Ehkstrah-utehréen*) Extra-uterine (pregnancy)
Extravasation (*Ehkstrahvahzahssión*) Extravasation
Extra-vasculaire (*Ehkstrahvahskulêhr*) Outside of blood vessels Extravascular
Extravasé,-e (*Ehkstrahvahzá*) Extravasated
Extrémité (*Ehkstrehmeetá*) Extremity Limb
Extroversion (*Ehkstrohvehrssión*) Exstrophy
Exubère (*Ekzubêhr*) Weaned Exuber.
Exutoire (*Ekzutoodhr*) Issue

17

F

Face (*Fahss*) Face
Facette (*Fahsséht*) Facet
Facial,-e (*Fahsseáhl*) Facial
Facies (*Fahsseeéhss*) Facies
Factice (*Faktéess*) Factitious Artificial
Faculté (*Fahkultá*) Faculty Ability.
Faible (*Fehbl*) Weak Feeble
Faiblesse (*Fehbléhss*) Weakness Debility
Faim (*Fehn*) Hunger
Faine (*Fehn*) Beech-nut
Faisan (*Fehzáhn*) Pheasant
Faisandé,-e (*Fehzahndá*) High (game)
Faisceau (*Fehssóh*) Bundle Fasciculus
Fait (*Feh*) Fact
Faix (*Feh*) Fœtus and adnexa in the uterus
Falciforme (*Fahlsseefóhrm*) Sickle-shaped Falciform
Falqué,-e (*Fahlká*) Falcate
Falsification (*Fahlsseefeekahssión*) Falsification
Famille (*Famée*) Family
Famine (*Fahméen*) Famine
Fanon (*Fahnóhn*). Splint or bandage made of straw
Faradisation (*Fahrahdeezahssión*) Faradisation
Farcin (*Fahrsséhn*) Farcy (veterinary)
Farcineux,-euse (*Fahrsseenéh*) Affected with farcy
Fard (*Fahr*) Paint (for skin)
Fardeau (*Fahrdók*) Burden Weight
Farinacé,-e (*Fahreenahssá*) Farinaceous
Farine (*Fahréen*) Flour Meal
Farineux,-euse (*Fareenéh*). Farinaceous Mealy
Fascia (*Fahsseeáh*) Fascia
Fasciculant,-e (*Fahsseekuláhn*) Fasciculating
Fascicule (*Fahsseekül*) Fasciculus
Fasciculé,-e (*Fasseekulá*) Fasciculated
Fascié,-e (*Fahsseeá*). Possessing fasciation
Fascination (*Fahsseenahssión*) Fascination
Fatalisme (*Fahtaliéesm*) Fatalism
Fatigue (*Fahtéeg*) Weariness Fatigue
Fatuisme (*Fahtueesm*) Fatuity
Faucet (*Fohsséh*) Falsetto voice Fausset
Fausse (*Fohss*) False
F articulation (*F ahrteekulahssión*) False joint Pseudarthrosis
F couche (*F koosh*) Abortion Miscarriage.

F 's eaux (*F oh*) False waters Hydramnios
F. grossesse (*F grohssehss*). False pregnancy
F membrane (*F mahmbráhnn*) False membrane
F route (*F root*) False passage
F variole (*F vahreeóhl*) Varicella
Fauteuil (*Fohtéhy*) Arm-chair
Faux (*Foh*) False
F croup (*F kroop*) Stridulous laryngitis False croup
Faux (*Foh*) Membranous fold Falx.
F. du cerveau (*F du ssehrvoh*) Falx cerebri
F du cervelet (*F du ssehrvehléh*) Falx cerebelli
F du peritoine (*F du pehreetooáhn*) Suspensory ligament of the liver
Faveux,-euse (*Fahveh*) Favous
F teigne (*F tehnn*) Tinea favosa Favus
Favus (*Fahvús*) Favus
Fébricitant,-e (*Fehbreesseetáhn*) Having fever
Fébrifuge (*Fehbreefuzsh*) Febrifuge.
Fébrile (*Fehbréel*) Febrile Feverish
Fécal,-e (*Fehkahl*) Fœcal
Féces (*Fehss*) Fæces
Fécondant,-e (*Fehkohndáhr*) Fertilizing
Fécondateur,- trice (*Fehkohndahtéhr*) Who or what fecondates
Fécondation (*Fehkohndahssión*) Fecundation
Fécondité (*Fehkohndeetá*) Fecundity
Fécule (*Fehkul*) Starch Fecula
Féculent,-e (*Fehkuláhn*) Starchy Feculent
Fehling, réactif de (*Fehléeng, rehahkteef deh*) Fehling's reagent for sugar in urine (cupro-tartrate of potassium)
Félien,-ne (*Fehleeéhn*) Feline
Félure (*Pehlúr*) Fissure Incomplete fracture
Femelle (*Fehméhl*) Female
Féminin,-e (*Fehmeenéhn*) Feminine
Féminisme (*Fehmeeníesm*) Feminism
Femme (*Fahm*) Woman
Fémoral,-e (*Fehmohráhl*) Femoral
F. arcade (*F ahrkáhd*) Crural or femoral arch
F artère (*F ahrtéhr*) Femoral artery
Fémoro-cutané (*Fehmohróh-kutahná*) External femoro-cutaneous or ilio-inguinal nerve
F -génital (*F -zhohnootáhl*) Genito-crural nerve
F-tibial (*F -teebeeáhl*) Femoro-tibial nerve

48

Fem OF MEDICAL TERMS **F. bla**

Fémur (*Fehmûr*) Femur
Fenêtre (*Fehnêhtr*) Window
F. ovale (*F ohvâhl*) Fenestra ovalis
F. ronde (*F rohnd*) Fenestra rotunda
Fenêtré,-e (*Fehnehtra*) Fenestrated
Fenouil (*Fehnôoy*) Fennel
Fente (*Fahnt*) Fissure Slit Crevice
F cérébrale de Bichat (*F sschrehbrâhl deh Bichat*) Great transverse fissure of brain
F. sphénoïdale (*F sfehnoheedâhl*) Sphenoidal fissure
Fer (*Fehr*) Iron
F. ammoniacal (*F ahmohneeahkâhl*) Ammoniochloride of iron
F. porphyrisé (*F pohrfeereeza*) Powdered iron Pure iron filings
F réduit (*F rehduêe*) Reduced iron
Ferment (*Fehrmâhn*) Ferment Yeast
Fermentatif,-ive (*Fermahntahtêef*) Fermentative
Fermentation (*Fehrmahntahssiôn*) Fermentation
Fermenté,-e (*Fehrmahntâ*) Fermented
Fermentescent,-e (*Fehrmahntehssâhn*) Fermentative
Ferrate (*Fehrâht*) Ferrate
Ferré,-e (*Fehrâ*) Containing iron
Ferreux,-euse (*Fehrêh*) Ferrous
Ferricyanure de potassium (*Fehreessceahnûrdeh pohtahsseeôhm*) Ferricyanide of potassium
Ferrifère (*Fehreefehr*) Ferriferous
Ferrique, chlorure (*Fehrrêek, klohrûr*) Perchloride of iron
Ferrocyanure de potassium (*Fehrohsseeahnur deh pohtahsseeôhm*) Yellow prussiate of potash Ferrocyanide of potassium
Ferrugineux,-euse (*Fehruzsheenêh*) Ferruginous Rusty
Ferrure (*Fehrûr*) Amalgamation of iron with another metal Shoeing a horse
Fesse (*Fehss*) Buttock Breech
Fessier,-ière (*Fehsseeâ*) Gluteal
F Grand (*F Grâhn*) Gluteus maximus (muscle)
F Moyen (*F mooyêhn*) Gluteus medius (muscle)
F Petit (*F ptèe*) Gluteus minimus (muscle)
F inférieur (*F ehnfehreêhr*) N gluteus inferior
F supérieur (*F supehreêhr*) N gluteus superior
Fessière artère (*Fehsseêhr ahrtêhr*) Gluteal artery
F. région (*F rehssheeôhn*) Gluteal region Buttocks
Festonné,-e (*Festohnâ*) Festooned.
Fétide (*Fehtêed*) Fetid
Fétidité (*Fehteedeetâ*) Bad smell Fetidness

Feu (*Feh*) Fire Cautery Late deceased
F. bouton de (*F bootohn deh*) Olive headed cautery iron
F céleste (*F ssehlêhst*) Gangrenous erysipelas
F de dents (*F deh dahn*) Strophulus
F. persique (*F pehrsîek*) Zona
F sacré (*F ssahkrâ*) Erysipelas
Feuillage (*Fehyâhzsh*) Foliage
Feuillaison (*Fehyehzôhn*) Foliation.
Feuille (*Fehy*) Leaf
Feuillé,-e (*Fehyâ*) Foliate
F e (*F*) Open trench latrine
Feuillet (*Fehyêh*) Thin layer
Feuilleté,-e (*Fehyehta*) Consisting of thin layers
Feutrage (*Fehtrâhzsh*) Interlacing of fibres Felting
Feutre (*Fehtr*) Felt
Fève (*Fehv*) Bean
F du Calabar (*F du Kahlahbâhr*) Calabar bean
F -cellule (*F ssehlûl*) Muscle cell
Fibre (*Feebr*) Fiber
F musculaire striée (*F muskulehr streeâ*) Striped muscular fibre
Fibreux,-euse (*Feebrêh*) Fibrous
Fibrillaire (*Feebreelêhr*) Fibrillary
Fibrillation (*Feebreelahsstôn*) Fibrillation
Fibrille (*Feebrîel*) Fibril
Fibrillé,-e (*Feebreelâ*) Fibrillary
Fibrine (*Feebrêen*) Fibrin
Fibriné,-e (*Feebreenâ*) Giving fibrin
Fibrineux,-euse (*Feebreenêh*) Fibrinous
Fibrinogène (*Feebreenohzshêhn*) Fibrinogen
Fibrinoplastique (*Feebreenohplahstêek*) Fibrinoplastic
Fibro-cartilage (*Feebroh-kahrteelâhzsh*) Fibro-cartilage
F -cellulaire (*F -ssehlulêhr*) Fibro-cellular
F.-dermique (*F -dehrmêek*) Dermo-muscular
Fibroide (*Feebrohœd*) Fibroid Fibroma
Fibro-kystique (*Feebroh-keestêek*) Fibro-cystic
Fibrome (*Feebrôhm*) Fibroma
Fibro-muqueux,-euse (*Feebroh-mukêh*) Fibro-mucous
Fibro-myxome (*Feebroh-meeksôhm*) Fibro-myxoma
F.-plastique (*F -plahstêek*) Fibro-plastic
F.-séreux,-euse (*F -ssehrêh*) Fibro-serous
F -vasculaire (*F -vahskulêhr*) Fibro-vascular
Fic (*Feek*) Fig-like condyloma or wart
Fiche (*Feesh*) Tag
Fiel (*Feêhl*) Bile Gall
F, vésicule du (*F, vehzeekul deh*) Gall bladder
Fièvre (*Feeehvr*) Fever
F blanche (*F blahnsh*) Chlorosis

F. bulleuse (*F buléhz*) Pemphigus
F. catarrhale (*F kahtahróhl*) Typhoid fever
F. de lait (*F deh leh*) Milkfever
F. de trois jours (*F deh trooáh zshoor*) Disease resembling dengue
F. pétéchiale (*F pehtehkeeáhl*) Typhus
F. des prisons (*F deh preezóhn*). Typhus
F rouge (*F roozsh*) Scarlatina
F tierce (*F teeehrs*) Tertian fever
F. thermique (*F tehrméek*) Insolation
F à rechutes (*F ah rehshut*) Relapsing fever
F. quarte (*F kahrt*) Quartan fever
F quintane (*F kehntáhnn*) Quintan fever
F. typhoide (*F teefohéed*) Typhoid fever
Fievreux,-euse (*Feeehvrćh*) Feverish
Figue (*Feeg*) Fig
Figuré,-e (*Feegurá*) Possessing a form.
Figure (*Feegúr*) Face Form
Fil (*Feel*) Thread
F. terminal (*F tehrmeenáhl*) Filum terminale (of spinal cord)
F. métallique (*F mehtahléek*) Wire
Filaire (*Feeléhr*) Thread-worm Filaria
Filament (*Feelahmáhn*). Filament Thread
Filamenteux,-euse (*Feelahmahnteh*). Thready
Filet (*Feeléh*) Ramification of the smallest nerves or blood vessels Net
F. de la langue (*F deh lah lahng*) Frenum linguæ
F. du prépuce (*F. du prehpúss*) Frænum of the penis
Filiforme (*Feeleefórm*) Filiform
Filtrage (*Feeltráhzsh*) Filtration Straining
Filtre (*Feeltr*) Filter
Fimbria (*Feembreeáh*) Tænia hippocampi
Fimbrié,-e (*Feembreeá*) Fimbriated
Final,-e (*Feenáhl*) Final
Finalité (*Feenahleetá*) Finality
Finesse (*Feenéhss*) Delicacy of senses Finesse
Fiole (*Feeóhl*) Phial
Fissuration (*Feessurahsssón*) Fissuration
Fissure (*Feessúr*) Fissure
Fistulation (*Feestulahssión*) Formation of a fistula
Fistule (*Feestúl*) Fistula
F. stercorale (*F stehrkohráhl*) Fistula in the anus
Fistuleux,-euse (*Fistuléh*) Fistulous
Fixation (*Feeksahssión*) Fixation
Fixe (*Feeks*) Fixed
Fixité (*Feekseetá*) Fixity
Flaccide (*Flahkséed*) Flaccid
Flaccidité (*Flakseedeetá*) Flabbiness Softness Flaccidity
Flagellation (*Flahzshehlahssión*). Flagellation

Flagellé,-e (*Flahzshehlá*) Flagellate
Flair (*Flehr*) Scent
Flairer (*Flehrá*) To smell
Flamme (*Flahm*) Flame
Flanc (*Flahn*) Side Flank
Flanelle (*Flahnéhl*) Flannel
Flatueux,-euse (*Flahtuéh*) Flatulent Windy
Flatulence (*Flahtulahns*) Gas (in stomach) Flatulence
Flatulent,-e (*Flahtuláhn*) Flatulent
Flatuosité (*Flahtuohzeetá*) Effects of flatulency
Flavescent,-e (*Flahvehssáhn*) Yellowish Flavescent
Flèche caustique (*Flehsh kohsteék*) Caustic arrow
Fléchisseur (*Flehsheessćhr*) Flexor
F. commun des orteils (*F kohméhn dehz ohrtehy*) Flexor communis digitorum pedis (brevis or longus)
F du coccyx (*F du kohkssćex*) Coccygeus muscle
F. du cubitus (*F du kubeetus*) Brachialis anticus m
F de la cuisse (*F deh luh kueéss*). Psoas and Iliacus m
F. du gros orteil (*F du grohs ohrtehy*) Flexor pollicis (brevis or longus)
F. du petit doigt (*F du ptee dooáh*) Flexor minimi digiti (hand)
F. du petit orteil (*F d p ohrtehy*) Flexor minimi digiti (foot)
F. du pouce (*F du pooss*) Flexor pollicis (brevis or longus)
F. profond des doigts (*F prohfóhn deh dooáh*) Flexor profundus digitorum
F. du radius (*F du rahdeeús*) Biceps (arm)
F superficiel des doigts (*F ssupehrfeesseeéhl deh dooáh*) Flexor sublimis digitorum (arm)
Flegme (*Flehgm*) Sputum Phlegm
Fleur (*Flehr*) Flower
Fleurs blanches (*Flehr blahnsh*) Leucorrhea
Flexibilité (*Flehkseebeeleetá*) Flexibility
Flexible (*Flehkséebl*) Flexible
Flexion (*Flehkssion*) Flexion
Flexueux,-euse (*Flehksuéh*) Flexuous
Flocculus (*Flohkulus*) Flocculus
Flocon (*Flohkóhn*) Flake Flock
Floconneux,-euse (*Flohkohnéh*) Flaky
Floraison (*Flohrehzóhn*) Time of flowering of plants Efflorescence.
Floral,-e (*Flohráhl*) Floral
Flore (*Flohr*) Flora
Flottant,-e (*Flohtuhn*) Floating
Fluctuation (*Fluktuahssión*) Fluctuation
Fluent,-e (*Fluáhn*) What runs or oozes
Fluer (*Fluá*) To flow or run
Fluide (*Fluéed*) Fluid
Fluidifiant,-e (*Flueedeefeedhn*) Liquefacient.

Fluidificateur (*Flueedeefeekahtêhr*) Reagents which are apt to make solids pass to a liquid state
Fluidification (*Flueedeefeekahssion*) Passage to a fluid state
Fluidité (*Flueedeetá*) Fluidity
Fluor (*Fluóhr*) Fluorine
Fluorescence (*Fluohrehssáhns*) Fluorescence
Fluorescent,-e (*Fluohressáhn*) Fluorescent
Fluorhydrate (*Fluohreedráhl*) Fluoride
Fluorhydric, acide (*Fluohreedréek, ahsséed*) Hydrofluoric acid
Fluorure (*Fluohrur*) Fluorid
Fluvial,-e (*Fluveáhl*) Fluvial
Flux (*Fluks*) Discharge Flow Flux
F. de sang (*F deh sahn*) Dysentery
F. de ventre (*F deh vahntr*) Diarrhœa
Fluxion (*Fluksson*) Congestion
F. de poitrine (*F deh pooahtrien*) Pneumonia
Focal,-e (*Fohkáhl*) Focal
Focile (*Fohsséel*) Focil
Fœces (*Fehss*) Fæces
Fœniculum (*Fehneekulóhm*) Fennel
Fœtal,-e (*Fehtáhl*) Fœtal
Fœticide (*Fehteesséed*) Fœticide
Fœtus (*Fehtus*) Fœtus
Foie (*Fooah*) Liver
F. de soufre (*F deh ssoofr*) Potassium sulphide
Foin (*Fooêhn*) Hay
Foins, fièvre des (*Fooehn, feeéhvr deh*) Hay fever
Foliacé,-e (*Fohleeahssá*) Foliaceous
Foliation (*Fohleeahssión*) Foliation
Folie (*Fohlee*) Insanity Madness
F. paralytique (*F pahrahleetéek*) General paralysis of the insane
F. utérine (*F utehréen*) Nymphomania
Folié,-e (*Fohleed*) Foliated
Foliole (*Fohleeóhl*) Leaflet Subdivision of cerebellar convolution
Follicule (*Fohleekúl*) Follicle
Folliculeux,-euse (*Fohleekuleh*) Follicular
Folliculite (*Fohleekuléet*) Folliculitis
Fomentation (*Fohmahntahssión*) Fomentation
Fonction (*Fohnkssión*) Function Office
Fonctionel,-le (*Fohnksseeohnéhl*) Functional
Fonctionnement (*Fohnksseeohnmáhn*) Working, acting or the operating of a function
Fondamental,-e (*Fohndahmahntahl*) Fundamental
F., membrane (*F, mahmbráhnn*) Basement membrane
Fondant,-e (*Fohndáhn*) Solvent
Fondement (*Fohndmáhn*) Anus
Fongiforme (*Fohnzsheefohrm*) Fungiform Fungoid

Fongoide (*Fohngoheed*) Fungoid
Fongosité (*Fohngohzeeta*) Fungoid growth Fungosity
Fongeux,-euse (*Fohnggéh*) Fungous
Fongus (*Fohnguss*) Fungus Fungosity
F articulaire (*F ahrteekulêhr*) White tumor (tubercular)
Fontaine (*Fohntêhn*) Fountain Issue
Fontanelle (*Fohntahnéhl*) Fontanelle
Fonte (*Fohnt*) Melting Resorption Disaggregation Cast-iron
Fonticule (*Fohnteekúl*) Issue Cautery
Foramen (*Fohrahmehn*) Foramen
Force (*Fohrss*) Force Strength Power
Forceps (*Fohrssêhps*) Forceps
F.-scie (*F -ssee*) Cephalotribe with a saw
Forcipressure (*Fohrsseeprehssur*) Pinching of arteries with pincers
Formaldéhyde (*Fohrmahldehéed*) Formaldehyd
Formation (*Fohrmahssión*) Formation
Forme (*Fohrm*) Form Shape
Formiate (*Fohrmeeaht*) Formiate
Formicant,-e (*Fohrmeekáhn*) Formicant
Formication (*Fohrmeekahssion*) Formication
Formique (*Fohrméek*) Formic
Formulaire (*Fohrmuléhr*) Formulary
Formule (*Fohrmul*) Formula
Fornix (*Fohrnéeks*) Fornix cerebri (a longitudinal system of association fibres lying beneath and behind the corpus callosum)
Fort,-e (*Fohr*) Strong
Fortifiant,-e (*Fohrterfeeáhn*) Fortifying Strengthening
Fosse (*Fohss*) Cavity Pit Hole Depression
F d'aisances (*F dehzahns*) Reservoir for fecal matter under the privy
F glenoide (*F glehnohéed*) Glenoid cavity
F. iliaque interne (*F eeleeáhk ehntéhrn*) Iliac fossa
F ischio-rectale (*F eeskeeoh-rehktáhl*). Ischiorectal fossa
F jugulaire (*F zshugulehr*) Jugular fossa
F. lacrymale (*F lahkreemáhl*) Lacrymal fossa
F orbitaire (*F ohrbeetehr*) Orbite
F. pituitaire (*F peetueetehr*) Sella turcica
F. ptérygoidienne (*F ptehreegoheedeeêhn*) Pterygoid fossa
F sous-épineuse (*F sooz-ehpeenéhz*) Infraspinous fossa
F sus-épineuse (*F. ssuz-ehpeenéhz*) Supraspinous fossa
F. zygomatique (*F zeegohmahtéck*) Zygomatic fossa
Fossette (*Fohsséht*) Depression Dimple
Fossile (*Fohsséel*) Fossil
Fou, folle (*Foo, fohl*) Mad Insane Senseless

51

Foudre (*Foodr*) Thunderbolt Thundering and lightning
Foudroyant,-e (*Foodrooyáhn*) Fulminating Sudden Crushing
Fougère (*Foozshêhr*). Fern
F. mâle (*F mahl*) Male fern
Foulage (*Fooldhzsh*) A form of massage
Foulé,-e (*Foold*) Sprained
Foulure (*Foolúr*) Sprain
Fourbu,-e (*Foorbú*) Foundered
Fourchette (*Foorshêht*) Instrument to hold the tongue in splitting the frænum linguæ
F du sternum (*F du stehrnóhm*) Upper notch of sternum
F vulvaire (*F vulvêhr*) Posterior commissure of the vulva Fourchette
Fourmi (*Foormée*) Ant
Fourmilière (*Foormeeleeêhr*). Ant-hill
Fourmillement (*Foormeemáhn*) Formication
Fourneau (*Foornóh*) Stove
Fourrage (*Fooráhzsh*) Fodder
Fourreau (*Fooróh*) Sheath Prepuce (of animals)
Fovéolaire (*Fohvehohlehr*) Resembling a foveola
Fovéolé,-e (*Fohvehohlá*) Having depressions, dimples, pits
Foyer (*Fooahya*) Focus Seat of diseased process Hearth
Fractionné,-e (*Frahkssecohná*) In small doses Distilled at various temperatures
Fractionnement (*Fraktsseeohnmáhn*) Segmentation
Fracture (*Frahktúr*) Fracture
F communitive (*F Kohmuneetêev*) Comminuted fracture
F. compliquée (*F kohmpleeká*) Compound fracture
F. incomplète (*F ehnkohmplêht*) Infraction Greenstick fracture
Fragment (*Frahgmahn*) Fragment
Fragmentation (*Frahgmahntahssión*) Fragmentation
Fragrant (*Frahgráhn*) Fragrant Odorous
Fraise (*Freha*) Strawberry
Fraise de veau (*Frehz deh voh*) Mesentery of the calf
Framboesia (*Frahmbehzeeáh*) Yaws
Framboise (*Frahmbooáhz*) Raspberry
Frange (*Frahnzsh*) Fringe
Frangé,-e (*Frahnzshá*) Fringed
Franklinisation (*Frahnkleeneezahssión*) Franklinization
Frappement (*Frahpmáhn*) Light blows in massage
Fraudé,-e (*Frohdá*) Falsified
Frein (*Frehn*) Frænum Ligament
Frémissement (*Frehmeesmáhn*) Shuddering Thrill Tremor Fremitus

F cataire (*F kahtêhr*) Purring thrill (of heart)
F hydatique (*F eedahtêek*) Hydatid fremitus
Frénateur,-trice (*Frehnahtêhr*) What moderates or suspends
F., nerf (*F , nehr*) Vaso-motor nerve
Frénésie (*Frehnehzée*) Frenzy
Frénétique (*Frehnehteek*) Frenetic
Fréquence (*Frehkáhnss*) Frequency
Friabilité (*Freeahbeeleetá*) Friability
Friable (*Freeáhbl*) Friable
Friction (*Freekssión*) Friction Rubbing
Frigidité (*Freezsheedeetá*) Frigidity. Coldness Absence of sexual desire
Frigorifique (*Freegohreefêek*) Frigorific
Frisson (*Freessohn*) Shiver Rigor
Frissonnement (*Freessohnmáhn*) Chilliness Shivering
Froid (*Frooah*) Cold
Froidure (*Frooahdúr*) Congelation Frost bite
Froissement (*Frooahssmáhn*) Contusion by sudden friction Bruising
F pulmonaire (*F púlmohnehr*) Friction sound of lungs Fremitus
Frôlement (*Frohlmáhn*) Rustling
F hydatique (*F eedahtêek*) Hydatic fremitus
F péricardiaque (*F pehreekahrdeeáhk*) Friction sound of pericardium
F pleural (*F plehráhl*) Friction sound of pleura
Fromage (*Frohmáhzsh*) Cheese
Froment (*Frohmahn*) Wheat
Fromenté,-e (*Frohmahntá*) Possessing the characteristics (color, etc) of wheat
Fronce (*Frohnss*) Wrinkle produced by frowning
Froncé,-e (*Frohnssá*) Frowning
Froncement (*Frohnssmahn*) Frown
Fronde (*Frohnd*) Four-tailed bandage
Front (*Frohn*) Forehead
Frontal,-e (*Frohntáhl*) Frontal
F., circonvolution (*F ssecrkohnvohlussión*) Frontal convolution (of the brain)
F., nerf (*F , nehr*) Frontal nerve
F , os (*F , ohss*) Frontal bone
F , sinus (*F , sseenús*) Frontal sinus
Fronto-ethmoïdal trou (*Frohntóh-ehtmoheedáhl troo*) Foramen cæcum ossis frontalis
Frottement (*Frohtmáhn*) Friction Rubbing
Frottoir (*Frohtooáhr*) Instrument used for rubbing in massage
Fructification (*Frukteefeekahssión*) Fructification
Fruit (*Fruée*) Fruit
Frustrané, e (*Frustrahná*) Useless Sterile
Fuchsine (*Fuksseen*) Fuchsin
Fugace (*Fugáhss*) Fugacious Fleeting

Fulcracé,-e (*Fulkrahssá*) Rigid Squamous
Fulgurant,-e (*Fulguráhn*) Fulgurant Severe
Fulgurantes, douleurs (*Fulguráhnt, dooléhr*) Lightning pains
Fulguration (*Fulgurahssión*) Fulguration
Fuligineux,-euse (*Fuleezsheenéh*) Sooty Fuliginous
Fuligo (*Fuleegóh*) Soot
Fulmi-coton (*Fulmee-kohtohn*) Gun-cotton Pyroxylin
Fulminant,-e (*Fulmeenáhn*) Fulminating
Fumée (*Fuma*) Smoke
Fumeterre (*Fumtéhr*) Fumitory
Fumier (*Fumeeá*) Manure
Fumigation (*Fumeegahssión*) Fumigation
Fumigatoire (*Fumeegahtooáhr*) Fumigating
Fumure (*Fumúr*) Manuring the earth
Funiculaire (*Funeekuléhr*) Funicular
Funicule (*Funeekul*) Umbilical cord Funiculus
Funiculé,-e (*Funeekulá*) Funiculate
Funiculite (*Funeekuléet*) Inflammation of the spermatic cord

Fureur (*Furéhr*) Furor Madness Fury
F utérine (*F utehréen*) Erotomania Nymphomania
Furfur (*Furfúr*) Bran
Furfures (*Furfúr*) Epidermic scales resembling bran
Furfuracé,e (*Furfurahssá*) Branny Furfuraceous
Furfure (*Furfur*) Dandruff
Furieux,-euse (*Fureeeh*) Furious Raging
Furoncle (*Furóhnkl*) Boil Furoncle
Furonculeux,-euse (*Furohnkuléh*) Furonculous
Furonculose (*Furohnkulóhz*) Furonculosis
Fuscine (*Fusséen*) Fuscin
Fuseau (*Fusóh*) Spindle
Fusée (*Fuzá*) Fistulous tract
Fusel (*Fuzéhl*) Fusel-oil (from amyl-alcohol)
Fusibilité (*Fuzeebeeleetá*) Fusibility.
Fusible (*Fuzéebl*) Fusible
Fusiforme (*Fuzeefóhrm*) Spindle-shaped Fusiform
Fusion (*Fuzeeóhn*) Fusion

G

Gadoue (*Gahdóo*) Night-soil
Gaïac (*Gahyáhk*) Guaiac
Gaiacol (*Gahyahkóhl*) Guaiacol
Gaine (*Ggehn*) Sheath Capsule
Gaïol (*Gahyóhl*) Guaiacol
Galactagogue (*Gahlahktahgóhg*) Galactogogue
Galactie (*Gahlahkssée*) Galactorrhœa
Galactomètre (*Gahlahktohméhtr*) See Lactometer
Galactophore (*Gahlahktohfóhr*) Artificial nipple Tip of breast
Galactoscope (*Gahlahktohskóhp*). Lactoscope
Galactose (*Gahlahktóhz*) Galactosis
Galacturie (*Gahlahkturée*) Galacturia Chyluria
Gale (*Gahl*) Itch Scabies
G. bédouine (*G behdooéen*) Lichen simplex
Galéiforme (*Gahleheefóhrm*) In the form of a helmet
Galène (*Gahléhn*) Native sulphide of lead
Galénique (*Gahlehnéek*) Galenic
Galénism (*Gahlehneesm*) Galenism
Galeux,-euse (*Gahléh*) Infected with itch
Galle (*Gahll*) Nut-gall, oak-gall
Gallique (*Gahlleek*) Gallic
G., acide (*G ahsseed*) Gallic acid
Galopant,-e (*Gahlohpáhn*) Galloping
G, phthisie (*G fleezée*) Consumption with a rapid course
Galvanique (*Gahlvahnéek*) Galvanic
Galvanisation (*Gahlvahneezahssión*) Galvanization
Galvanisé,-e (*Gahlvahneezá*) Galvanized
Galvanisme (*Gahlvahneesm*) Galvanism
Galvanocaustique (*Gahlvahnohkohsteek*) Galvanocaustic
Galvanomètre (*Gahlvahnohméhtr*) Galvanometer
Galvano-puncture (*Gahlvahnohpunktur*). Galvanopuncture
Galvanoscope (*Gahlvahnohskohp*). Galvanoscope
Galvano-therapie (*Gahlvahnohtehrapée*). Galvanotherapeutics
Gamme (*Gahm*) Scale (in music)
Ganache (*Gahnáhsh*) Lower jaw of the horse
Ganglifère (*Gahngleefèhr*) Having a ganglion
Gangliforme (*Gahngleefóhrm*) Having the form of a ganglion.
Ganglion (*Gahngleeóhn*) Ganglion Lymphatic gland

G d'Andersch (*G dahndéhrsh*) Petrosal ganglion
G. d'Arnold (*G dahrnohld*) Otic ganglion
G cervical (*G ssehrveekáhl*) Cervical lymphatic gland
G. ciliaire (*G sseeleéhr*) Ciliary ganglion
G. de Gasser (*G deh Gasser*) Gasserian semilunar ganglion
G. de Meckel (*G deh Mehkéhl*) Sphenopalatin ganglion
G jugulaire (*G zshuguléhr*) Jugular ganglion of the pneumogastric
G. solaire (*G sohléhr*) Solar ganglion
Ganglionaire (*Gahngleeohnehr*) Ganglionic
G, système (*G, seestehm*) Sympathetic system
Gangrène (*Gahngréhn*) Gangrene Slough
G gazeuse (*G gahzéhz*) Gas gangrene
Gangréneux,-euse (*Gahngrehnéh*). Gangrenous
Gangue (*Gahng*) Covering membrane
Ganja (*Gahnzsháh*). Cannabis indica Ganja
Gantelet (*Gahntléh*) Glove-bandage
Garance (*Gahráhns*) Madder A plant of genus Rubia, from the root of which a red dye is extracted
Garde-robe (*Gahrdróhb*) Bowel movement
G., aller á la (*G ahlá ah lah*) To go to the water-closet
Gargarisme (*Gahrgahréesm*) Gargle
Gargouillement (*Gahrgooymáhn*) Gurgling Splashing sound
Garon (*Gahrón*) Spurge-laurel
Garrot (*Gahróh*) An old twisting tourniquet
Gastralgie (*Gahstrahlzshée*) Gastralgia Pain in the stomach
Gasterectomie (*Gahstehrehktohmée*) Gasterectomy
Gastricité (*Gahstreessétá*) Stomach disorder
Gastrique (*Gahstreek*) Gastric
Gastrite (*Gahstréet*) Gastritis
Gastritie (*Gahstreessée*) Pain in the stomach A state of the stomach due to pain
Gastrocèle (*Gahstrohsséhl*) Gastrocele
Gastrocnémien,-ne (*Gahstrohknehmeeéhn*). Gastrocnemius muscle
Gastro-colique (*Gahstrohkohléek*) Pertaining to the stomach and colon
Gastro-colite (*Gahstroñkohléet*) Gastrocolitis

54

Gastrodynie (*Gahstrohdeenée*). Neuralgic pain of the stomach.
Gastro-entérite (*Gahstroh-ahntehréet*) Gastroenteritis
G. folliculeuse (*G fohlleckulēhz*). Typhoid fever
Gastroïde (*Gahstrohéed*) Having the shape of a stomach Corpulent
Gastromalacie (*Gahstrohmahlahssée*) Softening of the mucous membrane of the stomach
Gastrorrhagie (*Gahstrohrahzshée*). Hemorrhage of the stomach
Gastrorrhaphie (*Gahstrohrahfée*) Suture of a wound in the stomach or in abdomen
Gastrorrhée (*Gahstrohrá*) Gastrorrhœa
Gastroscope (*Gahstrohskóhp*) Gastroscope
Gastroscopie (*Gahstrohskohpée*) Gastroscopy
Gastrospasme (*Gahstrohspáhzm*) Spasmodic contraction of the stomach
Gastrostomie (*Gahstrohstohmée*) Gastrostomy Establishing an opening in the stomach
Gastrotomie (*Gahstrohtohmée*) Opening of the stomach Opening of the abdomen
Gâteau (*Gahtóh*) Cake A part of electrophore
G. de charpie (*G deh shahrpée*) Pledgets of lint placed one above the other
Gâteux,-euse (*Gahtéh*) Demented individual or imbecile (idiot) who lost control of the sphincters and all knowledge of cleanliness
Gâtisme (*Gahtéesm*) State of the gâteux
Gaucher,-ère (*Gohshá*) Left-handed person
Gaucherie (*Gohshrée*) Awkwardness
Gaulthérie (*Gohltehrée*) Gaultheria
Gavage (*Gahváhzsh*) Feeding through a stomach-tube
Gayac (*Gahyáhk*) Guaiacum
Gaz (*Gahz*) Gas
Gaze (*Gahz*) Gauze
Gazéification (*Gahzeheefeekahssión*) Transformation of a liquid into a gazeous state
Gazéifié,-e (*Gahzeheeferá*) Transformed into a gazeous state
Gazeux,-euse (*Gahzéh*) Gaseous
Gazogène (*Gahzohzshéhn*) Apparatus for producing gas
Gazolène (*Gahzohlihn*) Gasolene.
Géant,-e (*Zsheháhn*) Giant
Géantisme (*Zshehahnteesm*) Giantism
Gélatine (*Zshehlahtéen*) Gelatin
Gélatiné,-e (*Zshehlahteená*) Coated with gelatin
Gélatineux,-euse (*Zshehlahteenéh*) Gelatinous
Gélatiniforme (*Zshehlahteeneefóhrm*) Resembling gelatine.

Gélatinisation (*Zshehlahteeneezahssión*) Transformation into a gelatinous state
Gelée (*Zshehlá*) Jelly Frost
Gélif,-ive (*Zshehléef*) Cracked by frost.
Gélose (*Zshehlóhz*) Gelose
Gelsémine (*Zshehlssehmēen*) Gelsemin
Gelsémium (*Zshehlssehmeeóhm*) Gelsemium
Gelure (*Zshehlúr*) Result of congelation.
Gémellaire (*Zshehmehlēhr*) Referable to twins
Gémellé,-e (*Zshehmehlá*) Gemellus
Gémellipare (*Zshehmehleepahr*) Producing twins
Gémisseur,-euse (*Zshehmeessēhr*) One who constantly groans
Gemmation (*Zshehmahssión*) Budding. Gemmation
Gemmipare (*Zshehmeepáhr*) Gemmiparous
Gemmule (*Zshehmúl*) Gemmule
Génal,-e (*Zshehnáhl*) Belonging to the cheeks
Gencive (*Zshahnsséev*) Gum (of the mouth)
Gêne (*Zshehn*) Difficulty Embarrassement
Général,-e (*Zshehnehráhl*) General Common Universal
Généralisation (*Zshehnehrahleezahssión*) Generalization
Généralité (*Zshehnehrahleetá*) Generality.
Générateur,-trice (*Zshehnehrahtēhr*) Generator
Génératif,-ive (*Zshehenehrahtéef*) Generative.
Génération (*Zshehnehrahssión*). Generation
Générescent,-e (*Zshehnehrehssáhn*) Generating
Générique (*Zshehnehréek*) Generic.
Genèse (*Zshehnēhz*) Genesis Growth of anatomic elements
Génésie (*Zshehnehzée*). Generation
Genêt (*Zshehnéh*) Genista Broom plant
Génétique (*Zshehnehtéek*) Relating to generation Genetic
Genévrier (*Zshehnehvreeá*) Juniper-tree
Géniculé,-e (*Zshehneekulá*) Geniculate
G , ganglion (*Zsh gahnglēohn*) Geniculate ganglion
Génie (*Zshehnée*) Genius
Génienne, apophyse (*Zshehneeéhnn, ahpohféez*) Genial tubercle
Genièvre (*Zshehneeēhvr*) Gin
Génio-glosse (*Zshehneeoh-glóhss*) Geniohyoglossus muscle
G -hyoïdien (*Zsh-ioeedeeēhn*) Genio-hyoid muscle
G.-pharyngien (*Zsh-fahrehnzsheeēhn*) Lower portion of superior constrictor m
Génioplastie (*Zshehneeohplahstée*) Genioplasty.

Génisse (*Zshehnéess*) Heifer
Génital,-e (*Zshehnectáhl*) Genital
Génitaux, organes (*Zshehneetoh, ohrgáhn*) Genital organs
Géniteur (*Zshehneetéhr*) Generator
Génito-crural,-e (*Zshehneetoh-krurâhl*) Genito-crural
G.-urinaire (*Zsh ureenéhr*) Genito-urinary
Génoplastie (*Zshehnohplahstée*) Plastic operation for reformation of cheeks
Genou (*Zshnoo*) Knee
G. cagneux (*G. Kahnneh*) Knock-knee Genu valgum
G. convexe en dehors (*Zsh kohnvéhks ahn dehohr*) Bow-leg Genu varum
Genouillé,-e (*Zshnooyâ*) Bent like the knee Geniculate
G.s, corps (*Zsh., kohr*) Geniculate bodies
Genouillère (*Zshnooyéhr*) Knee-piece Knee-bandage
Genre (*Zsháhnr*). Species Kind Genus
Gentiane (*Zshahnsseeáhn*) Gentian
Géognosie (*Zshehohgnohzée*) Science of minerals
Géographie (*Zshehohgrahfée*) Geography
Géologie (*Zshehohlohzhee*) Geology
Géométrie (*Zshehohmehtrée*) Geometry
Gerçure (*Zshehrssûr*) Fissure of the skin Chap Crack
Germ (*Zshehrm*) Germ
Germicide (*Zshehrmeesséed*) Germicide
Germifuge (*Zshehrmeefúzsh*) Germifuge
Germigène (*Zshehrmeezshéhn*) Producing a germ
Germin,-ine (*Zshehrmehn*) What comes naturally
Germinal,-e (*Zshehrmeenâhl*) Germinal
Germinatif,-ive (*Zshehrmeenahtéef*) Germinative
Germinifère (*Zshehrmeeneeféhr*) Carrying germs
Gérofle (*Zshehrohfl*) Clove
Gérontotoxon (*Zshehrohntohtohksôhn*) Arcus senilis
Gésier (*Zshehzeeéh*) Gizzard
Gestation (*Zshehstahssión*) Pregnancy Gestation
Gibbeux,-euse (*Zsheebéh*) Gibbous
Gibbosité (*Zsheebohzeeté*) Gibbosity
Giboulée (*Zsheeboolá*) Shower of rain
Gigantisme (*Zsheegahntéesm*) Gigantism
Gilet de force (*Zsheelá deh fohrs*) Straitjacket
Gingembre (*Zshehnzsháhmbr*) Ginger
Gingival,-e (*Zshehnzsheevâhl*) Gingival
Gingivite (*Zshehnzsheevéet*) Inflammation of the gums
Ginglyme (*Zshehngléem*) Hinge joint
Girofle (*Zsheeróhfl*) Clove (aromatic)
Givre (*Zsheevr*) Hoar-frost
Glabelle (*Glahbéhl*) Glabella
Glabre (*Glahbr*) Glabrous

Glabrité (*Glahbreetá*) State of a glabrous organ.
Glace (*Glahss*) Ice
Glacé,-e (*Glahssá*) Iced Frozen Frosted with a coating of sugar
Glaciaire (*Glahsseeéhr*) Glacial
Gladié,-e (*Glahdeeá*) Ensiform Gladiate
Glaire (*Glehr*) Mucous discharge Phlegm
Glaireux,-euse (*Glehreh*) Viscous Slimy
Glaise (*Glehz*) Clay Potter's earth
Gland (*Glahn*) Glans (penis)
Glandaire (*Glahndéhr*) Glandular
Glande (*Glahnd*) Gland Kernel
G. de Bertholin (*G. deh Behrtohléhn*) Vulvovaginal gland.
G.s buccales (*G. bukâhl*) Buccal glands
G.s de Cowper (*G. deh Koopéhr*) Bulbourethral glands
G.s de Meibomius (*G. deh Mehbohmeeús*) Palpebral follicles
G.s de Pacchioni (*G. deh Pahkeeohnée*) Small outgrowths of the villi normally existing in the arachnoid lying on the inner surface of the vertex of the skull along each side of the middle line
Glandulaire (*Glahnduléhr*) Glandular
Glanduleux,-euse (*Glahnduléh*) Glandulous
Glandulifère (*Glahnduleeféhr*) Having glands
Glanduliforme (*Glahnduleefóhrm*) Possessing the shape of a gland
Glaucomateux,-euse (*Glohkohmahtéh*) Glaucomatous
Glaucome (*Glohkóhm*) Glaucoma
Glène (*Glehn*) A glenoid cavity
Glenoïde (*Glehnohéed*) Glenoid
G. cavité (*G. kahveetá*) Glenoid cavity
Gliome (*Gleeohm*) Glioma
Glio-sarcome (*Gleeoh-ssahrkóhm*) Gliosarcoma
Glissement (*Gleessmáhn*) Gliding movement
Globe (*Glohb*) Globe
G. hystérique (*G. eestehréek*) Globus hystericus
G. oculaire (*G. ohkuléhr*) Eyeball
Globulaire (*Glohbuléhr*) Globular
Globule (*Glohbúl*) Globule
G. du sang (*G. du ssahn*) Blood cell
G. blanc (*G. blahn*) White blood cell
G. rouge (*G. roozsh*) Red blood cell
Globuline (*Glohbuléen*) Globulin
Globus pallidus (*Glohbús-pahleedus*) Internal and middle segment of the lenticular nucleus
Glomérulaire (*Glohmehruléhr*) Referable to the glomerule
Glomérule (*Glohmehrúl*) Glomerule
Glomerulite (*Glohmehruléet*) Glomerulitis
Glonoïne (*Glohnohéen*) Nitroglycerine. Glonoin

56

Glossalgie (*Glohssahlzshée*) Glossalgia
Glossanthrax (*Glohssahntráhks*) Anthrax of the tongue
Glossectomie (*Glohssehktohmée*) Glossectomy
Glossien,-ne (*Glohsseeehn*) Lingual Glossal
Glossite (*Glohsseet*) Inflammation of the tongue Glossitis
Glossocatoche (*Glohssohkahtôsh*) Tongue-depressor
Glosso-épiglottique (*Glohssoh-ehpeeglohteék*) Glosso-epiglottic
G -labial,-e (*G -lahbeeáhl*) Glosso-labial
G -labio-pharyngé,-e (*G -lahbeeóh-fahrehnzshá*) Glosso-labio-pharyngeal (Bulbar paralysis).
G.-palatin,-e (*G -pahlahtëhn*) Glosso-palatine (muscle)
G -pharyngien,-ne (*G fahrehnzsheeëhn*) Glossopharyngeal (nerve or muscle)
Glossoplégie (*Glohssohplehzshée*) Paralysis of the tongue
Glosso-staphylin (*Glohssôh-stahfeelëhn*) Palato-glossus muscle
Glossotomie (*Glohssohtohmée*) Glossotomy
Glotte (*Gloht*). Glottis
Glottique (*Glohteek*) Glottic
Glucose (*Glukôhz*) Glucose
Glume (*Glum*) Husk Glume
Gluten (*Glutëhn*) Gluten
Glutineux,-euse (*Gluteenëh*) Viscous Glutinous
Glycémie (*Gleessehmée*) Glycemia
Glycéré (*Gleessehrá*) Medicine with glycerine as an excipient
G. d'amidon (*G dahmeedôhn*) Glycerine of starch
Glycérine (*Gleessehréen*) Glycerin
Glycérolé (*Gleessehrohlá*) See Glycéré
Glycocholique, acide (*Gleekohkohleek, ahsséed*) Glycocholic acid
Glycocolle (*Gleekohkôhl*) Glycocoll
Glycogène (*Gleekohzshëhnn*) Glycogen
Glycogenèse (*Gleekohzshehnëhz*) Glycogenesis
Glycogénie (*Gleekohzshehnée*) Glycogeny. Formation of glycogene
Glycogénique (*Gleekohzshehnéek*) Glycogenic
Glycol (*Gleekôhl*) Diatomic alcohol Glycol
Glycose (*Gleekôhz*) 'Glucose Grape sugar
Glycosurie (*Gleekohzuréc*) Glycosuria Diabetes
Glycosurique (*Gleekohzuréek*) Glycosuric
Glycyrrhiza (*Gleesseereesáh*) Licorice root
Godet de favus (*Gohdá deh fahvús*) Cup-favus
Godets de Morgagni (*Gohdá deh Mohrgahnée*) Sinuses between Morgagni columns in the rectum
Godronné, Canal (*Gohdrohná, Kahnáhl*) Canal (of Petit) between the zone of Zinn, the crystalline lens and vitreous body (eye)
G. corps (*G kohr*) Fascia dentata Notched gyrus lying at the bottom of dentate fissure (Hippocampus major)
Goitre (*Gooáhtr*) Goiter
G exophthalmique (*G ehkzohffahlméek*) Exophthalmic goiter Graves' or Basedow's disease
Goitreux,-euse (*Gooahtrëh*) Affected with goiter
Golfe (*Gohlf*) Sinus
Gomme (*Gohm*) Gum Gumma (syphilitic tumor)
G adragant (*G ahdrahgáhn*) Gum tragacanth
G. résine (*G rehzéen*) Gum-resin
Gommé (*Gohmá*) Containing gum
Gommeline (*Gohmléen*) Dried dextrine
Gommeux,-euse (*Gohmeh*) Gummous Gummatous
Gommier (*Gohmeed*) Gum-tree
Gommifère (*Gohmeefëhr*) Giving gum
Gommiforme (*Gohmeefôhrm*) Resembling gum
Gommique (*Gohméek*) Referable to gum
Gomphose (*Gohmfôhz*). Immobile articulation (teeth) Gomphosis
Gondole (*Gohndôhl*) Eye bath
Gonflement (*Gohnflmáhn*) Swelling
Goniomètre (*Gohneeohmëhtr*) Instrument for measuring craniometric angles
Gonocoque (*Gohnohkôhk*) Gonococcus
Gonorrhée (*Gohnohrá*) Gonorrhœa
Gonorrhéique (*Gohnohreheek*) Gonorrheal
Gordon, réflèxe paradoxal de (*G, rehflehks pahrahdohksáhl deh*) Gordon's reflex extension of the great toe upon pressure of the calf-muscles of the leg (sign of involvement of the pyramidal tract)
Gorge (*Gohrash*) Throat Pharynx
Gorgé,-e (*Gohrzshá*) Engorged
Gorgée (*Gohrzshá*). Mouthful Draught Quantity swallowed at a time
Gorgeret (*Gohrzshrëh*) Director (surgical instrument) Gorget
Gorre (*Gohr*) Old name for syphilis
Gosier (*Gohzeeéh*) Pharynx Gullet Fauces
G. isthme du (*G eestm du*) Isthmus of fauces
Goudron (*Goodrôhn*) Tar
Gourd,-e (*Goor*) Swollen
Gourme (*Goorm*) Crusts of eczema or impetigo in children
Gousse (*Gooss*) Pod
Goût (*Goo*) Taste
Goutte (*Goot*) Drop Gout
G. militaire (*G meeleetëhr*) Gonorrhea
G rose (*G rohz*) Acne rosacea
G sereine (*G ssehrëhnn*) Amaurosis
Goutteux,-euse (*Gootëh*) Gouty

Gouttière (*Gooteeĕhr*) Groove Furrow
G. chirurgicale (*G sheerurzsheekăhl*) Grooved splint made of wire (for fractures)
Grain (*Grehn*) Grain (measure = 0 05 grm) Grain (small berry)
G s riziformes (*G reezeefŏhrm*) Seed bodies (in joints, tendons, etc)
Graine (*Grehnn*) Seed
Graisse (*Grehss*). Fat
G de porc (*G deh pohr*) Hog's lard
Graisseux,-euse (*Grehssĕh*) Fatty
Gramme (*Grahmm*) Gram (15 438 grains)
Grandes lèvres (*Grahnd lehvr*) Labia majora (vulvæ)
Grand mal (*Grahn mahl*). Major epilepsy
Grand os (*Grahndŏhss*) Os magnum (carpus)
Grand rond (*Grahn rohn*) Teres major muscle
G. sympathique (*G sehnpahtéek*). The sympathetic nerve
Granulaire (*Grahnulĕhr*) Granular
Granulation (*Grahnulahssiŏn*) Granulation
Granule (*Grahnŭl*) Granule
Granulé,-e (*Grahnulá*) Granulated
Granuleux,-euse (*Grahnulĕh*) Granular
Granulie (*Grahnulée*) Granulia Disseminated granules of a pathological character, such as tuberculosis Generalized bacillary infection
Granulose (*Grahnulŏhz*) Same as granulie
Graphique (*Grahfeek*) Graphic
Graphite (*Grahfĕet*) Graphite
Graphitique (*Grahfeetéek*) Pertaining to graphite
Grappes (*Grahp*). Skin excrescences Condylomata
Gras,-se (*Grah*) Fat Fatty
G des cadavres (*G deh kahdăhvr*) Adipocire
G de la jambe (*G deh lah zshahmb*) Calf of the leg
Gratiole (*Grahsseeŏhl*) Hedge-hyssop
Grattage (*Grahtăhzsh*) Scraping Grattage.
Grattelle (*Grahtehl*) Itching Ciliary blepharitis
Grattement (*Grahtmăhn*) Act of scratching
Gravatif,-ive (*Grahvahtéef*) Applied to a dull pain
Grave (*Grahv*) Heavy Grave Serious
Gravelé,-e (*Grahvlá*) Consisting of small grains
Graveleux,-euse (*Grahvleh*) Affected with gravel
Gravelle (*Grahvehl*) Gravel
Gravide (*Grahvéed*) Gravid Pregnant.
Gravidité (*Grahveedeetá*) Pregnancy
Gravier (*Grahveed*). Grit Gravel.

Gravifique (*Grahveeféek*) Rendering heavy
Gravimètre (*Grahveemĕhtr*) Gravimeter Hydrometer.
Gravitation (*Grahveetahssiŏn*) Gravitation
Gravité (*Grahveetá*) Gravity
Greffe (*Grehf*) Graft Transplantation of skin
Greffon (*Grehfŏhn*) Tissue used for grafting
Grégaire (*Grehggĕhr*). Gregarious
Grêle (*Grehl*) Thin, slender, small Hail.
G., intestin (*G , ehntehstĕhn*) Small intestine.
G., de la cuisse (*G deh lah kuéess*) Gracilis muscle
Grêleux,-euse (*Grehlĕh*) Seamed Unequal
Grenade (*Grehnáhd*) Pomegranate
Grenouille (*Grehnoúy*) Frog
Grenouillette (*Grehnooyĕht*). Ranula.
Grenu,-e (*Grehnú*) Possessing small granulations
Griêche (*Greeĕhsh*) Sharp Sour
Griffe (*Greef*) Claw Hook
Grimpant,-e (*Grehmpăhn*) Climbing
Grimper (*Grehmpá*) To climb
Grincement (*Grehnsmăhn*) Grinding
Grippal,-e (*Greepáhl*) Referable to grippe.
Grippe (*Greep*) Influenza
Grippé,-e (*Greepá*) Having the grippe Having contracted features of the face
Gris,-e (*Gree*) Gray
Grison (*Greezohn*). Marsh-gas
Grognement (*Grohnmăhn*) Grunting
Gros,-se (*Groh*). Large. Bulky Drachm (⅛ oz)
Groseille (*Grohzáy*) Currant
Grosse (*Grohss*). Pregnant.
Grossesse (*Grohssĕhss*) Pregnancy
Grossissement (*Grohsseessmăhn*) Enlargement Magnifying
Groupe (*Groop*) Group
Gruau (*Gruŏh*) Oatmeal
Grumeau (*Grumŏh*) Clot
Grumelé,-e (*Grumlá*) Formed of clots
Grumeleux,-euse (*Grumlĕh*) Clotted Coagulated
Gryphose (*Greefŏhz*) Incurvature of nails
Guarana (*Gahrahnáh*). Paste prepared with grains of Guarana uva.
Gubernaculaire, cordon (*Gubehrnahkulĕhr, kohrdŏhn*) Fibrous band in the scrotum of the fœtus
Guêpe (*Gehp*). Wasp
Guérison (*Gehreezŏhn*) Recovery Cure.
Gueule (*Gehl*) Mouth (of animals)
G. de loup (*G deh loo*) Hare-lip with cleft palate
Guimauve (*Geeomáhv*) Marshmallow
Gustatif,-ive (*Gustahtĕef*) Gustatory.
Gustation (*Gustahssiŏn*). Taste

Gutta-percha (*Guttahpehrshāh*). Gutta-percha.
Guttural,-e (*Guturāhl*). Guttural
Gymnase (*Zsheemnāhz*) Gymnasium
Gymnastique (*Zsheemnahstéek*) Gymnastics
Gynanthrope (*Zsheenahntróhp*). Hermaphrodites having more the features of a male than of a female
Gynécie (*Geenehssée*) Menses.
Gynécologie (*Zsheenehkohlohzshée*). Gynecology
Gypse (*Zsheeps*) Plaster of Paris. Gypsum.
Gypseux,-euse (*Zsheepséh*) Containing gypse.
Gyration (*Zsheerahssión*). Gyration
Gyroïd (*Zsheeroheed*). Spiroid.
Gyrus (*Zsheerús*) Gyrus Convolution of brain

H

H Symbol of Hydrogene.
Habitat (*Ahbeetáh*) Habitat
Habitation (*Ahbeetahssión*) Habitation.
Habitude (*Ahbeetüd*) Habit
Habituel,-le (*Ahbeetuéhl*) Habitual
Habitus (*Ahbeetús*) Habitus
Hachisch (*Ahshéesh*) Indian hemp Hashish
Hachischine (*Ahsheeshéen*) Resin of indian hemp
Hachure (*Ahshúr*) Hachement (massage)
Hâle (*Hahl*) Heat of sun Its effect on epidermis
Halé,-e (*Hahlá*) Sun-burned
Haleine (*Ahléhn*) Breath
Haletant,-e (*Ahltahn*) Out of breath
Haleter (*Ahltá*) To pant
Halitueux,-euse (*Ahleetuéh*) Moist
Hallucination (*Ahlusseenahssion*) Hallucination Perception of an object or of sensation without their existence
Halluciné,-e (*Ahlusseená*) Affected with hallucinations
Halochimie (*Ahlohsheemee*) Chemical study of salts
Halographie (*Ahlohgrahfée*) Description of saline combinations
Haltère (*Ahltéhr*) Dumb-bells
Hamamélide de Virginie (*Ahmahmehléed deh Veerzsheenée*) Witch-hazel Hamamelis.
Hameçonné,-e (*Ahmsohná*) Hooked
Hampe (*Ahmp*) Stem Handle.
Hanche (*Ahnsh*) Hip
H scrofuleuse (*H skrohfuléhz*) Coxalgia (tubercular)
Happant,-e (*Ahpáhn*) What adheres to the tongue.
Hareng (*Ahráhn*) Herring
Hargne (*Ahrnn*) Hernia (old term)
Haricot (*Ahreekóh*) French bean
Harmonie (*Ahrmohnee*). Harmony
Harmonique (*Ahrmohnéek*) Harmonic Harmonics
Haut,-e (*Oh*) High Tall Upper
H mal (*O mahl*) Epilepsy
Hauteur (*Ohtéhr*) Hight Altitude
Havers, canaux de (*Ahvéhr, kahnóh deh*) Haversian canals (in bones)
Hebdomadaire (*Ehbdohmahdéhr*) Weekly
Hébéphrénie (*Ehbehfrehnée*) Hebephrenia (a form of Dementia Præcox)
Hébétude (*Ehbehtúd*) Hebetude Dullness of intellect
Hectique (*Ehktéek*) Hectic (adjectif of a state due to wasting disease)

Hédéra (*Ehdehráh*) Ivy
Helcydrion (*Ehlsseedreeohn*) Superficial ulceration of the cornea
Hélice (*Ehleess*) Snail
Hélicine (*Ehleesseen*) Mucilage of snails
Héliothérapie (*Hehleeohtehrapée*) Sun ray treatment
Héliotrope (*Ehleeohtróhp*) Sunflower
Hélix (*Ehléeks*) Helix (of the ear)
Helminthagogue (*Ehlmehntahgóhg*) Anthelmintic
Helminth (*Ehlmehnt*) Intestinal worm
Helminthiase (*Ehlmehnteeahz*) Helminthiasis
Helminthicide (*Ehlmehnteesseed*) Vermicide
Helminthochorton (*Ehlmehntohkohrtóhn*) Corsican moss
Helminthogénésie (*Ehlmehntohzshehnehzée*) Multiplication of helminthes
Hem (*Ehm*) Dry cough
Hémagogue (*Ehmahgóhg*) Hæmagogue
Hémalopie (*Ehmahlopee*) Hæmalopia
Hémaphéine (*Ehmahfehéen*) Hæmaphein
Hématalloscopie (*Ehmahtahlohskohpée*) Medico-legal examination of blood
Hémataulique (*Ehmahtohléek*) Laws governing circulation of blood
Hématéine (*Ehmahtehéen*) Hæmatein Red coloring matter of blood
Hématemèse (*Ehmahtehméhz*) Vomiting of blood Hæmatemesis
Hémateux,-euse (*Ehmahtéh*) Hæmatic
Hématie (*Ehmahssée*) Red blood corpuscle
Hématimétrie (*Ehmahteemehtrée*) Hæmatimetry
Hématine (*Ehmahtéen*) Red coloring substance of blood
Hématinurie (*Ehmahteenurée*) Hæmatinuria
Hématique (*Ehmahtéek*) Hæmatic
Hématocèle (*Ehmahtohssèhl*) Bloody tumor, especially around the uterus or testicle
Hématocolpos (*Ehmahtohkohlpohss*) Collection of menstrual blood in the vagina
Hématode (*Ehmahtóhd*) Hæmatodes (fungus) (cancer).
Hématoide (*Ehmahtohéed*) Resembling blood
Hématologie (*Ehmahtohlohzshée*) Hæmatology
Hématome (*Ehmahtóhm*) Bloody tumor, Hematoma
Hématomètre (*Ehmahtohméhtr*) Retention of blood in the uterus.

Hématométrie (*Ehmahtohmehtrée*) Distension of the uterus by blood
Hématomyélie (*Ehmahtohmeechlée*) Hemorrhage in the spinal cord Hematomyelia
Hématopoèse (*Ehmahtohpohëhz*) Hæmatopoiesis
Hématoporphyrine (*Ehmahtohpohrfeeréen*) Hæmatoporphyrin
Hématorrhachis (*Fhmahtohrahshées*) Hemorrhage in the spine
Hématorrhée (*Ehmahtohrá*) Hæmatorrhea
Hématosalpinx (*Ehmahtohssahlpehnx*) Hematoma of the Fallopian tube
Hématose (*Enmahtóhz*) Formation of blood
Hématoxyline (*Ehmahtohkseeleen*) Hæmotoxylin
Hématozémie (*Ehmahtohzehmée*) Loss of blood
Hématozoaire (*Ehmahtohzohëhr*) Hæmatozoon
Hématurie (*Ehmahturée*) Hæmaturia Loss of blood by the urethra
Hématurique (*Ehmahtureek*) Hæmaturic
Héméralopie (*Ehmehrahlohpée*) Night-blindness Hemeralopia
Hémiacéphalie (*Ehmeeahssehfahléi*) Absence of brain substance in a half of the cranium
Hémianesthésie (*Ehmeeahnehstehzée*) Loss of sensations over a half of the body Hemianesthesia
Hémianopsie (*Ehmeeahnohpsée*) Blindness of one half of the visual fields Hemianopsia
Hémiathétose (*Ehmeeahtehtóhz*) Slow and regular extension movements of the fingers or toes on one side of the body occurring in diseases of the brain Hemiathetosis
Hémiathrose (*Ehmeeahrtróhz*) Symphysis
Hémicéphalée (*Ehmeessehfahlá*) Migraine Hemicephalia
Hémichorée (*Ehmeekohrá*) Choreic movements affecting a half of the body
Hémicrânie (*Ehmeekrahnee*) Migraine Hemicrania
Hémidrose (*Ehmeedróhz*) Unilateral hypersecretion of sweat
Hémie (*Ehmée*) Deterioration of blood
Hémiopie (*Ehmeeohpée*) Hemiopia (see Hemianopsia)
Hémipathie (*Ehmeepahtée*) Unilateral pathological state
Hémiplégie (*Ehmeeplehzshée*) Hemiplegia Paralysis of one half of the body.
Hémiplégique (*Ehmeeplehzshéek*) Hemiplegic
Hémisphère (*Ehmeesfëhr*) Hemisphere

H du cerveau (*E du ssehrvóh*) Cerebral hemisphere
Hémisphérique (*Ehmeesfehréek*) Hemispheric
Hémocytomètre (*Ehmohsseetohmehtr*) Instrument for counting blood corpuscles (Gowers)
Hémodromomètre (*Ehmohdrohmohmëhtr*) Instrument for measuring the rapidity of blood circulation
Hémodynamomètre (*Ehmohdeenahmohmëhtr*) Instrument for measuring blood pressure
Hémoglobine (*Ehmohglohbéen*) Hemoglobin
Hémoglobinurie (*Ehmohglohbeenurée*) Presence of hemoglobin in the urine
Hémophile (*Ehmofeelee*) Hemorrhagic diathesis Hemophilia
Hémophilique (*Ehmohfeeléek*) Hemophilic
Hémopoèse (*Ehmohpōhëhz*) Production of blood
Hémopoétique (*Ehmohpohehtéek*) Hemopoietic
Hémoproctie (*Ehmohprohkssée*) Anal hemorrhage
Hémoptose (*Ehmohptohz*) Hemorrhage
Hémoptysie (*Ehmohpteezée*) Spitting of blood Hemoptysis
Hémorrhagie (*Ehmohrahzshée*) Bleeding. Hemorrhage
Hémorrhagique (*Ehmohrahzshéek*) Referable to hemorrhage Hemorrhagic
H., diathèse (*E. deeahtéhs*) Hemophilia
Hémorrhoïdaire (*Ehmohrokeedéhr*) Hemorrhoidal
Hémorrhoïdal,-e (*Ehmohroheedahl*) Hemorrhoidal
Hémorrhoïdes (*Ehmohrohéed*) Piles Hemorrhoids
Hémospermie (*Ehmohspehrmée*) Hematospermia
Hémostase (*Ehmohstáhz*) Arrest of hemorrhage Hemostasis
Hémostatique (*Ehmohstahtéek*) Remedy used to arrest hemorrhage Hemostatic
Hémothorax (*Ehmohtohrahks*) Hemothorax
Hémotoxie (*Ehmohtohksee*) Toxic state of the blood
Henbane (*Ehubáhnn*) Hyoscyamus
Hépatalgie (*Ehpahtahlzshee*) Pain in the liver Hepatalgia
Hépatique (*Ehpahteek*) Referable to the liver Hepatic
Hépatisation (*Ehpahteezahssion*) Transformation of a tissue (pulmonary, etc.) into a tissue analogous to that of liver Hepatisation
Hépatite (*Ehpahtéet*) Inflammation of the liver
H interstitielle (*E ehntehrsteesseeëht*), Cirrhosis of the liver

Hépatorrhagie (*Ehpahtohrahzshée*) Hemorrhage in the liver
Hépatotomie (*Ehpahtohtohmée*) Hepatotomy
Herbacé,-e (*Ehrbahssá*) Herbaceous
Herbage (*Ehrbáhzsh*) Pasture Herbage
Herbe (*Ehrb*) Grass Herb
Herbivore (*Ehrbeevóhr*) Herbivorous
Herborisation (*Ehrbohreezahssión*) Herborisation
Herboriste (*Ehrbohreést*) Who deals in medicinal plants Herborist
Héréditaire (*Ehrehdeetéhr*) Hereditary
Hérédité (*Ehrehdeetá*) Heredity Inheritance
Hérissé,-e (*Ehreessá*). Rough Bristling.
Hérissement (*Ehreessmáhn*) Standing on end (hair)
Hérisson (*Ehreessóhn*) Hedgehog
Hermaphrodisie (*Ehrmahfrohdeezée*) Coexistence of genital organs of both sexes in the same individual
Hermaphrodisme (*Ehrmahfrohdéezm*). Coexistence of genital organs of both sexes in the same individual
Hermétique (*Ehrmeteek*) Hermetic Very firm
Hermétisme (*Ehrmekteézm*) Alchemy
Hermodactyle (*Ehrmohdahkteel*) Colchicum.
Hernie (*Ehrnée*) Rupture Hernia
H crurale (*E kruráhl*) Femoral hernia
H étranglée (*E ehtrahnglá*) Strangulated hernia
H. incarcérée (*E ehnkahrssehrá*) Strangulated hernia
H. de la ligne blanche (*E deh lah leenn blahnsh*) Hernia through linea alba
H réductible (*E rehdukteebl*) Reducible hernia
Hernié,-e (*Ehrneeá*) Who has had a hernia
Hernieux,-euse (*Ehrneeéh*) Who is a carrier of a hernia
Herniopuncture (*Ehrneeohpunktúr*) Puncture of a hernia
Herniotomie (*Ehrneeohtohmée*) Herniotomy Operation on a strangulated hernia
Herpès (*Ehrpéhss*) Herpes
H. zoster (*E zohstehr*) Shingles Zona
Herpétide (*Ehrpehtéed*) Vesicular disease of the skin
Herpétique (*Ehrpehtéek*) Herpetic
Herpétisme (*Ehrpehtéesm*) Herpetism
Hétérocrasie (*Ehtehrohkrahzée*) Mixture of foreign substances with the blood
Hétérogène (*Ehtehrohzshéhn*) What is of a nature different from the object in question Heterogenous
Hétérogenèse (*Ehtehrohzshohnéhs*) Heterogenesis
Hétéroglaucie (*Ehtehrohglohssíe*) Abnormal production of green stains

Hétérologue (*Ehtehrohlóhg*). Of another nature
Hétéromorphe (*Ehtehrohmóhrf*) Not resembling
Hétérophthalme (*Ehtehrohftáhlm*) Having one eye different from the other
Hétéroscopie (*Ehtehrohskohpée*) Abnormal vision
Hétérostome (*Entchrohstóhm*) Having an irregular mouth
Hétérostomie (*Ehtehrohstohmée*) Irregularity of the mouth
Hétérotopie (*Ehtehrohtohpée*) Abnormal arrangement of the gray matter and displacement of certain parts of it into the white matter (in the spinal cord)
Hêtre (*Hehtr*) Beech
Hexadactylie (*Ehksahdahkteelée*). Hexadactylism Six fingers
Hexagone de Willis (*Ehksahgóhn deh Willis*). Circle of Willis (at the base of the brain)
Hiatus (*Eeahtús*) Hiatus Space Opening
Hibernal (*Eebehrnáhl*) Occurring in winter
Hibernant,-e (*Eebehrnahn*) That hibernates
Hidrocritique (*Eedrohkreeteék*) Referable to critical sweating
Hidroïde (*Eedrohéed*) Sudoral
Hidrorrhée (*Eedrohrá*) Hidrorrhea
Hiémal,-e (*Eechmáhl*) Occurring in winter
Hiéropyre (*Eeehrohpéer*) Erysipelas
Hilarant,-e (*Eelahrahn*) Exhilarating
H , Gaz (*H Gahz*) Laughing gas
Hile (*Eel*) Hilum
Hilifère (*Eeleeféhr*) Possessing a hilum
Hilon (*Eelóhn*) Hernia of the iris through the perforated cornea
Hippiatre (*Heepeeahtr*) Horse doctor
Hippiatrie (*Heepeeahtree*) Veterinary medicine
Hippique (*Heepéek*) Hippic
Hippocampe (*Heepohkahmp*) Hippocampus convolution of the brain lying in the floor of the lateral horn of the lateral ventricle
Hippocratique, face (*Heepohkrahtéek, fahss*) Cadaveric or hippocratic face
Hippurique, acide (*Heepureek, ahsséed*) Hippuric acid
Hippus (*Heeppús*) Alternating contraction and dilatation of the pupil irrespective of light
Hirondelle (*Eerohndéhl*) Swallow (bird)
Hirsute (*Eersut*) Hirsute Hairy.
Hirudiné,-e (*Eerudeená*) Referable to leeches
Hirudiniforme (*Eerudeeneéfohrm*) Formed like a leech
Hispide (*Eespéed*) Hairy , Bristly Supplied with hard hair.

Histine (*Histêen*) Fibrin
Histique (*Heestéek*) Referable to the elements of tissues
Histoblaste (*Heestohbláhst*) Anatomical unit of the tissues
Histochimie (*Heestohsheemée*) Histochemistry
Histogénèse (*Heestohzshehnêhz*) Histogenesis
Histogénie (*Heestohzshehnée*) Histogenesis
Histoire (*Heestooáhr*) Narrative History
Histologie (*Heestoholohzshée*) Histology Study of microscopical structure of tissues
Histologique (*Heestohlohzshéek*) Histological
Histotomiste (*Heestohtohméest*) One who dissects tissues
Hiver (*Eevêhr*) Winter
Hochet (*Ohshéht*) Coral for teething children
Homard (*Ohmáhr*) Lobster
Homicide (*Ohmeesséed*) Homicide
Hominivore (*Ohmeeneevôhr*) Referable to parasites of man
Homme (*Ohm*) Man
Homoeopathie (*Ohmekohpahtée*) Homeopathy
Homogène (*Ohmokzshêhn*) What is of the same nature Homogenous
Homogénéité (*Ohmohzshehncheetá*) Homogeneity
Homologie (*Ohmohlohzshée*) Homology
Homologue (*Ohmohlohg*) Of the same type or value Homologous
Homonyme (*Ohmohnéem*) Homonymous Bearing the same name
Hongre (*Ohngr*) Castrated. Gelded
Honoraires (*Ohnohrehr*) Fee
Honteuse, artère externe (*Ohntéhz, ahrtêhr ehkstehrn*) External pudic artery
H , a interne (*O A ehntêhrn*) Internal pudic artery
Honteux,-euse (*Ohntêh*) Pudic
Hôpital (*Ohpeetáhl*) Hospital
Hoquet (*Ohkêh*) Hiccough
Hordéum (*Ohrdehóhm*) Barley
Horizon (*Ohreezôhn*) Horizon
Horripilation (*Hohreepeelahssión*) Shivering Trembling
Hospice (*Ohspéess*) Hospital Almshouse
Hospitalier (*Ohspeetahleed*) Referable to hospitals
Hôtel-Dieu (*Ohtéhl-Deéh*) The principal hospital of a town
Houblon (*Ooblóhn*) Hops
Houille (*Ooy*) Pit-coal
Houlque (*Oolk*). Feather-grass
Houppe (*Oop*) Tuft
H du menton (*Oo du mahntóhn*) Levator mentim

Huile (*Uéel*) Oil.
H. bouton d' (*U bootóhn d*) Dermatitis in workers in oil
H de foie de morue (*U deh fooáh deh mohrú*) Cod-liver oil
H. de Ricin (*U deh Reesséhn*) Castor oil
H. de vitriol (*U deh veetreeohl*). Concentrated sulfuric acid
Huileux,-euse (*Ueelêh*) Oily
Huit de chiffre (*Uée deh sheefr*) Bandage like figure 8
Huitre (*Uéetr*) Oyster
Humage (*Umáhzsh*) Inhalation
Humain,-e (*Umêhn*) Human
Humanité (*Umahneetá*) Humanity
Humectant,-e (*Umehktáhn*) Moistening
Humectation (*Umehktahssión*) Moistening
Huméraire (*Umehrêhr*) Humeral Brachial
Huméral,-e (*Umerháhl*) Humeral Brachial
Huméro-cubital (*Umehroh-kubeetáhl*) Brachialis anticus muscle
H -sus-métacarpien (*U sumehtahkahrpeeehn*) Extensor carpi radialis longior m.
H -sus-radial (*U suruhdeeáhl*) Supinator longus
Humérus (*Umehrüs*) Humerus
Humeur (*Umêhr*) Humor
H froide (*U froodhd*) Scrofula
H. hyaloïde (*H heeahlokéed*) Vitreous humor (in the eye)
Humide (*Uméed*) Humid Moist (râles, etc)
Humidité (*Umeedeetá*) Humidity
Humoral (*Umohráhl*) Humoral
Humorisme (*Umohréezm*) Pathology of bodily humors
Humuline (*Umulêen*) Lupulin Humulin
Humus (*Umüs*) Vegetable mould
Hurlement (*Urlmáhn*) Groan Shriek Yell
Hyacinth (*Eeahsséhnt*). Hyacinth
Hyalin,-e (*Heeahléhn*) Hyaline
Hyaloïde (*Heeahlohéed*) Vitreous humor (in the eye)
Hyaloïdéomalacie (*Heeahloheedehohmahlahsske*) Softening of the vitreous body
Hyaloïdéoproptose (*Heeahloheedehohprohpthôs*) Proptosis of the vitreous body
Hyaloïdien,-ne (*Heeahloheedeeehn*) Hyaloid
Hybride (*Heebreed*). Hybrid
Hydarthrose (*Heedahriróhz*) Hydarthrosis
Hydatide (*Heedahtéed*) Hydatid
Hydatique (*Heedahtéek*) Which contains or concerns hydatids
Hydatidique (*Heedahteedéek*) Which contains or concerns hydatids
Hydatidogène (*Heedahteedohzshéhn*). Producing hydatids

Hydatoïde (*Heedahtoheed*) Resembling hydatids Vitreous body
Hydatule (*Heedahtūl*) Cysticercus
Hydragogue (*Heedrahgōhg*) Drastic Hydragogue
Hydrallante (*Heedrahlähnt*) Liquor amnii
Hydramnios (*Heedrahmneeōhss*) Hydramnios
Hydramniotique (*Heedrahmneeohtiek*) Hydroamniotic
Hydrargyre (*Heedrahrzshéer*) Mercury
Hydrargyrie (*Heedrahrzsheerée*) Mercurial eruption
Hydrargyrique (*Heedrahrzsheeréek*) Pertaining to mercury
Hydrargyrisme (*Heedrahrzsheerēezm*) Mercurialism
Hydrargyrose (*Heedrahrzsheerōhz*) Mercurial friction
Hydrargyrosialorrhée (*Heedrahrzsheerohseeahlohrá*) Mercurial salivation
Hydrargyrostomatite (*Heedrahrzsheerohstohmahteet*) Mercurial stomatitis
Hydrastis (*Heedrahstēes*) Hydrastis
Hydratation (*Heedrahtahssiōn*) Hydration
Hydrate (*Heedráht*) Hydrate
Hydraté,-e (*Heedrahtá*) Hydrated
Hydratique (*Heedrahteek*) Referable to hydrates
Hydraulique (*Heedrohlēek*) Hydraulic
Hydre (*Heedr*) Hydra
Hydrencéphalié (*Heedrahnssehfahlee*) Hydrencephaly Excessive accumulation of fluid in the cerebral cavities
Hydrentromphale (*Heedrahtrohmfahl*) Umbilical hernia with effusion into the sac
Hydrhémie (*Heedrehmēe*) Hydremia
Hydriatrie (*Heedreeahtrée*) Hydrotherapeutics
Hydriodate (*Heedreeohdaht*) Hydriodate, iodide
Hydriodure (*Heedreeohdúr*) Hydrated iodide Hydriodide
Hydrique (*Heedrēek*) Hydric
Hydrobromate (*Heedrohbrohmáht*) Hydrobromate
Hydrobromique (*Heedrohbrohméek*) Hydrobromic
Hydrocarbure (*Heedrohkahrbur*) Hydrocarbon
Hydrocèle (*Heedrohssehl*) Hydrocele
Hydrocéphale (*Heedrohssehfahl*) Hydrocephalus
Hydrocéphalie (*Heedrohssehfahlēe*) Hydrocephalus
Hydrocéphalique (*Heedrohssehfahlēek*) Hydrocephalic
Hydrochlorate (*Heedrohklohraht*) Hydrochlorate
Hydrochlore (*Heedrohklōhr*) Chlorine-water
Hydrochlorique (*Heedrohklohréek*) Hydrochloric
Hydrochloro-nitrique, acide (*Heedrohklohrohneetréek, ahsséed*) Mixture of 3 parts of hydrochloric acid and one part of nitric acid (called also Eau régale)
Hydrocinnamique (*Heedrohsseenahmēek*) Hydrocinnamic
Hydrocoelie (*Heedrohssehlēe*) Ascites
Hydroconion (*Heedrohkohneeōhn*) Shower bath
Hydroderme (*Heedrohdéhrm*) Effusion in the skin
Hydrodynamique (*Heedrohdeenahmēek*) Hydrodynamics
Hydro-électrique (*Heedroh-ehlehktreek*) Hydroelectric
Hydro-encéphalocèle (*Heedroh-ahnssehfahlohssēhl*) Brain hernia with water in the sac
Hydro-epiplocèle (*Heedroh-ehpeeplohssēhl*) Epiplocele with water in the sac
Hydro-épiplomphale (*Heedroh-ehpeeplohmfahl*) Omental umbilical hernia with fluid in the sac
Hydrogenation (*Heedrohzshehnahssiun*) Combination of hydrogen with another body
Hydrogéne (*Heedrohzshéhn*) Hydrogen
Hydrogéné,-e (*Heedrohzshehná*) Containing hydrogen
Hydroglosse (*Heedrohglōhss*) Ranula
Hydrohémie (*Heedrohehmēe*) Hydremia
Hydrohémothorax (*Heedrohehmohtohráhks*) Hydro-hemothorax
Hydrolat (*Heedrohláh*) Distilled water
Hydrolature (*Heedrohlahtúr*) A tincture produced by the action of water
Hydrolé (*Heedrohlá*) Hydrolatum
Hydrolique (*Heedrohlēek*) A medicine obtained by the action of water
Hydrologie (*Heedrohlohzshee*) Hydrology
Hydrome (*Heedrōhm*) Hydroma
Hydromel (*Heedrohmēhl*) A fluid composed of water and honey
Hydromellé (*Heedrohmehlá*) Medicine composed of hydromel and of extracts
Hydromètre (*Heedrohmehtr*) Pluviometer Hygrometer Distension of the uterus by secretions
Hydrominéral,-e (*Heedrohmeenehráhl*) Referable to mineral waters
Hydromphale (*Heedrohmfáhl*) Tumor of the umbilicus filled with water
Hydronéphrose (*Heedrohnehfrohz*) Accumulation of urine extending the kidney
Hydroophorie (*Heedrohohfohrēe*) Ovarian cyst
Hydropéricarde (*Heedrohpehreekáhrd*) Hydropericardium
Hydrophimosis (*Heedrohfeemohzēes*) Phimosis with œdema of the prepuce
Hydrophobie (*Heedrohfohbēe*) Hydrophobia Rabies

Hydrophore (*Heedrohfóhr*) Containing water
Hydrophthalmie (*Heedrohftahlmée*) Dropsy of the eyeglobe
Hydropique (*Heedrohpéek*) Dropsical Referable to dropsy
Hydropisie (*Heedrohpeezée*) Accumulation of fluid in any bodily cavity. Dropsy
Hydropisme (*Heedrohpéesm*) Dropsical state
Hydropneumonie (*Heedrohpnehmohnée*) Oedema of the lung
Hydropneumosarque (*Heedrohpnehmohssahark*) Tumor containing water, gas and muscular tissue
Hydropneumothorax (*Heedrohpnehmohtohrahks*) Hydropneumothorax
Hydropoèse (*Heedrohpohéhz*) Formation of serosity
Hydrorrhachis (*Heedrohrahshee*) Dropsy of the spinal canal
Hydrorrhachiocentèse (*Heedrohrahsheeohssahntéhz*) Puncture of hydrorrhachis
Hydrorrhée (*Heedrohru*) Chronic discharge of aqueous fluid
Hydrosaccharure (*Heedrohssahkahrúr*) Syrup of sugar
Hydrostatique (*Heedrohstahtéek*) Hydrostatics
H, lit (*H lee*) Water bed
Hydrothérapeutique (*Heedrohtehrahpehtéek*) Hydrotherapy Water cure
Hydrothérapie (*Heedrohtehrahpée*) Hydrotherapy Water cure
Hydrothorax (*Heedrohtohráhks*) Dropsy of the pleura Hydrothorax
Hydrotimètre (*Heedrohteemétr*) Instrument for estimating the amount of lime in water Hydrometer.
Hydrure (*Heedrúr*) Combination of hydrogen Hydride
Hydrurie (*Heedrurée*) Polyuria
Hygiene (*Heezsheeehn*) Hygiene Sanitary science
Hygiénique (*Heezsheeehnéek*) Hygienic
Hygiéniste (*Heezsheeehnéest*) Hygienist
Hygrocollyre (*Heegrohkohleer*) Liquid collyrium
Hygroma (*Heegrohmah*) Inflammation of mucous bursæ
Hygromètre (*Heegrohméhtr*) Instrument for measuring humidity
Hygrométrique (*Heegrohmehtréek*) What undergoes changes through absorption of humidity Hygrometric
Hygroscopie (*Heegrohskohpée*) Hygroscopy
Hymen (*Heemehn*) Hymen Membrana vaginalis
Hyménoptères (*Heemehnohptehr*) Hymenoptera (insects)
Hyménotomie (*Heemehnohtohmee*) Hymenotomy

Hyo-épiglottique (*Heeoh-ehpeeglohtéek*) Hyo-epiglottic
Hyo-glosse (*Heeoh-glohss*) Hyo-glossus muscle
Hyo-glossien, nerf (*Heeoh-glohsseeéhn, nehr*) Hypoglossus nerve
Hyoide (*Heeohéed*) Hyoid Hyoid bone
Hyo-pharyngien (*Heeoh-fahreenssheeehn*). The middle constrictor of the pharynx (muscle)
Hyoscine (*Heeohsséen*) Hyoscin
Hyoscyamine (*Heeohsseeahméen*) Hyoscyamin
Hyo-thyreoïdien (*Heeoh-teeroheedeeéhn*) Thyrohyoid (muscle)
Hypalgésie (*Heepahlzshehzée*) Diminished pain sense Hypalgesia
Hypectasie (*Heepehktahzée*) Slight extension
Hyperacusie (*Heeperahkuzée*) Exaggerated hearing
Hyperalbuminose (*Heeperahlbumeenóhz*) Increased amount of albumin
Hyperalg(es)ie (*Heepehrahlzsh(eh)zee*) Exaggerated pain sense Hyperalgesia
Hyperchlorhydrie (*Heepehrklohreedrée*) Hyperchlorhydria
Hypercinésie (*Heepehrsseenehzée*) Hyperkinesia
Hypercrinique (*Heepehrkreenéek*) Producing an increased secretion
Hyperesthésie (*Heepehrehstehzee*) Exaggerated sensibility Hyperesthesia
Hyperesthétique (*Heepehrehstehtéck*). Hyperesthetic
Hypergenèse (*Heepehrzshehnehz*) Excess in the number of organs Hypergenesis
Hypergénésie (*Heepehrzshehnehzée*) Excess in the number of organs Hypergenesis
Hypergénie (*Heepehrzshehnée*) Excess in the number of organs Hypergenesis
Hyperhémie (*Heepehrehmee*) Hyperemia.
Hyperhidrose (*Heepehreedróhz*) Hypersecretion of sweat Hyperhidrosis
Hyperinose (*Heepehreenóhz*) Icreased secretion of fibrin in the blood
Hyperkinésie (*Heeperkeenehzée*) Hyperkinesia
Hypermétrope (*Heepehrmehtróhp*) Hypermetropic
Hypermétropie (*Heepehrmehtrohpee*) Condition of the eye in which the light rays are focused beyond the retina
Hypermnésie (*Heepehrmnehzée*) Very keen memory Hypermnesia
Hyperopie (*Heeperhopée*) See Hypermetropie
Hyperostéogénie (*Heeperohstehohzshehnée*) Hyperostosis
Hyperostose (*Heepehrohstóhz*) Hyperostosis

Hyperplastie (*Heepehrplahstée*) Excess in the production of the constituent elements of the body. Hypergenesis

Hyperpyrexie (*Heepehrpeerehksée*) Hyperpyrexia Intense febrile state

Hypersécrétion (*Heepehrssehkrehssión*). Increased secretion

Hyperspadias (*Heepehrspahdeeáhs*) Epispadias

Hypersthénie (*Heepehrstehnée*) Hypersthenia

Hyperthermal,-e (*Heepehrtehrmáhl*). Considerable rise of temperature of water

Hypertonie (*Heepehrtohnée*) Hypertonia

Hypertrichosis (*Heepehrtreekohzées*) Unusual growth of hair Hypertrichosis

Hypertrophie (*Heepehrtrohfée*) Increased growth of an organ Hypertrophy

Hypertrophique (*Heepehrtrohféek*) Hypertrophic

Hypesthésie (*Heepehstehzée*) Diminished sensibility Hypesthesia

Hyphomycète (*Heefohmeesséht*) Mould fungi

Hypnagogique (*Heepnahgohzshéek*). Inducing sleep Hypnagogic

Hypnophrénose (*Heepnohfrehnóhz*) Dreaming Dreams

Hypnose (*Heepnóhz*) State of induced artificial sleep Hypnosis

Hypnotique (*Heepnohtéek*) What causes narcotic sleep. Referable to hypnotism

Hypnotisable (*Heepnohteezáhbl*) Susceptible of being hypnotized Hypnotisable

Hypnotisant,-e (*Heepnohteesáhn*). Narcotic

Hypnotisé,-e (*Heepnohteezá*) Hypnotised

Hypnotisation (*Heepnohteezahssion*) Method of hypnosis

Hypnotiseur (*Heepnohteezéhr*) A person who practices hypnotism

Hypnotisme (*Heepnohtéesm*) Artificial sleep Hypnotism

Hypochloreux (*Heepohklohréh*) Hypochlorous

Hypochlorite de soude (*Heepohklohréet deh ssood*) Solution of hypochlorite of soda (Liqueur de Labarraque).

Hypochondre (*Heepohkóhndr*) Hypochondrium Upper lateral portion of the abdomen

Hypochondriaque (*Heepohkohndreeáhk*). Hypochondriac

Hypochondrie (*Heepohkohndrée*). Hypochondria

Hypocinésie (*Heepohsseenehzée*) Hypokinesia

Hypocras (*Heepohkráhss*) Spiced claret Hippocras

Hypocrinie (*Heepohkreenée*) Diminution of secretion

Hypodermique (*Heepohdehrméek*). Subcutaneous Hypodermic.

Hypodermoclysie (*Heepohdehrmohkleezée*) Hypodermoclysis

Hypogastre (*Heepohgáhstr*) Inferior portion of the abdomen Hypogastrium

Hypogastrique (*Heepohgahstréek*). Hypogastric

Hypogenèse (*Heepohzshehnéhz*). Deficiency in the number of elements of the body

Hypoglobulie (*Heepohglohbulée*). Deficiency in the number of blood corpuscles

Hypoglosse, nerf (*Heepohglóhss, nehr*). Hypoglossal nerve 12th pair

Hypohéma (*Heepohehmáh*) Effusion of blood into the anterior chamber of the eye

Hypolymphie (*Heepohleemfée*). Diminution of lymph

Hypophlegmasie (*Heepohflehgmahzee*). Subinflammation.

Hypophosphite (*Heepohfohsféet*). Hypophosphite Salt formed from a combination of hypophosphorous acid with a base

Hypophthalmie (*Heepoftahlmée*). Subconjunctival inflammation of the lower eyelid

Hypophyse (*Heepohféez*). Hypophysis. Pituitary body

Hypopion (*Heepohpeeóhn*). Pus in the anterior chamber of the eye. Hypopyon.

Hypopyon (*Heepohpeeóhn*). Pus in the anterior chamber of the eye Hypopyon.

Hyposarque (*Heepohssáhrk*) Fleshy tumor of the hypogastrium.

Hyposclereux,-euse (*Heepohsklehréh*) Not very hard

Hypostaphylie (*Heepohstahfeelée*) Prolapse of the uvula.

Hypostase (*Heepohstáhz*) Congestion

Hypostatique (*Heepohstahtéek*) Hypostatic

Hyposthénose (*Heepohstehnóhz*). Incomplete stricture

Hyposthénie (*Heepohstehnée*). Diminution of force Hypasthenia

Hyposthénique (*Heepohstehnéek*) Hyasthenic Counter-stimulant

Hyposulfate (*Heepohsulfáht*) Hyposulphate

Hyposulfite (*Heepohsulféet*) Salt produced by a combination of hyposulphurous acid with a base Hyposulphite

Hyposulfurique (*Heepohsulfuréek*) Hyposulphuric

Hypothénar (*Heepohtehnáhr*). Hypothenar

Hypothermie (*Heepotehrmée*). Hypothermia

Hypothèse (*Heepohtéhz*) Supposition from which consequences are derived Hypothesis

Hypothionique (*Heepohteeohnéek*) Hyposulphuric.

Hypoxanthine (*Heepohksahntéen*). Hypoxanthin
Hystérectomie (*Heestehrehktohmée*) Hysterectomy Removal of the uterus
Hystérie (*Heestehrée*) Hysteria
Hystérique (*Heestehréek*) Hysterical
Hystéro-épilepsie (*Heestehroh-ehpeelehpsée*) Hystero-epilepsy.
Hystérogène (*Heestehrohzshéhnn*) Hysterogenic

Hystéromanie (*Heestehrohmahnée*) Nymphomania
Hystéromètre (*Heestehrohméhtr*) Uterine sound.
Hystéropéxie (*Heestehropehksée*) Hysteropexy
Hystéroptose (*Heestehrohptóhz*). Downward displacement of the uterus
Hystérotomie (*Heestehrohtohmée*) Section of the uterus

I

Iatrion (*Iahtreeóhn*) Operating room (old term)
Ichor (*Eekóhr*) Bloody serum Ichor.
Ichthyocolle (*Eekteeohkóhl*) Isinglass
Ichthyose (*Eekteeohz*) Ichthyosis (Skin disease)
Ictère (*Lekthér*) Jaundice Icterus
I grave (*E grahv*) Acute yellow atrophy of the liver
Ictérique (*Eektehréek*) Referable to icterus Icteric
I., fièvre (*E feeéhvr*) Pernicious icteric fever (in Madagascar)
Icterode, typhus (*Ecktehróhd, leefúss*) Yellow fever
Ictus (*Eektüs*) Sudden attack (apoplexy, etc.)
Idéalité (*Eedehahleetá*) Idealism
Idéation (*Eedahahssión*) Ideation
Idée (*Eedá*) Idea
Identique (*Eedahnteek*) Identical
Identité (*Eedahnteetá*) Identity
Idéo-moteur,-trice (*Eedehohmohtehr*) Ideo-motor
Idiopathique (*Eedeeohpahtéek*) Idiopathic It is used to name diseases which have no definite pathology (generalized epilepsy, etc.)
Idiosyncrasie (*Eedeeohsseenkrahzée*) Temperament or characteristic proper of each individual Idiosyncrasy
Idiot (*Eedeeóh*) Idiot
Idiotie (*Eedeeohssée*) Idiocy
Ignace, fève de Saint (*Eegnáhss, fehv deh sehn*) Bitter Ignatia Faba indica
Igné,-e (*Eegná*) Fiery Igneous
Ignipuncture (*Eegneepunktur*) Puncture or cauterisation with incandescent needle
Ignition (*Eegneesstón*) Ignition
Ile (*Eel*) Island Insula
Iléite (*Eelehéet*) Inflammation of the mucous membrane of ileon
Iléo-cœcal, valvule (*Eelehokssehkahl, vahlvul*) Ileo-cœcal valve
Iléo-côlique (*Eelehoh-kohléek*) Ileo-colic
I -lombaire (*E -lohmbéhr*) Referable to iliacus muscle and to the loins
Iléon (*Eelehóhn*) Ileus Last portion of small intestine
Iléus (*Eelehús*) Ileus Volvulus Intestinal occlusion having its seat in the ileus
Iliaco-musculaire, artère (*Eeleeahhoh muskuléhr, ahtehr*) Ilio-lumbar artery
Iliaque (*Eeleeáhk*) What has relation to the iliac bone Iliac

I., crête (*E kreht*) Superior border of iliac bone Iliac crest
I externe, artère (*E ehkstehrn, ahrtéhr*) External iliac artery
I interne, artère (*E ehntéhrn, ahrtéhr*) Internal iliac artery
I., muscle (*E muskl*) Iliacus muscle
I , os (*E ohss*) Ilium Os innominatum
I. primitive, artère (*E preemeetéev, ahrtéhr*). Common iliac artery
Ilio-abdominal, muscle (*Eeleeoh-ahbdohmeenahl musdl*) Internal oblique muscle of the abdomen
I -costal,'m (*Eeleech-kohstáhl*) Quadratus lumborum
I -fémorale, articulation (*E -fehmohrahl, ahrteekulahssión*) Coxo-femoral art Hip-joint
I.-f , ligament (*I -f , leegahmáhn*) Iliofemoral ligament
I -inguinal, nerf (*E -ehngveenáhl, nehr*) Nervus ilio-inguinalis
I -lombaire (*E lohmbéhr*) Ilio-lumbar
I.-pectinéale, crête (*E -pehkteeneháhl, kreht*) Crista ilio-pectinealis
I.-rotulien, muscle (*E -rohtuleeéhn, muskl*) Rectus femoris
I -sacro-fémoral, m. (*E -sahkroh-fehmohráhl, m*) Gluteus maximus m
I.-scrotal, nerf (*E -skrohtahl, nehr*) Ilio-inguinal nerve
I -spinal, m (*E -speenáhl, m*) Longissimus dorsi
I. trochantérien grand (*E -trohkahntehreeéhn grahn*) Gluteus medius
I. trochantérien petit (*E trohkahntehreeéhn ptee*) Gluteus minimus
Ilion (*Eeleeóhn*) Ilium
Illégitime (*Eellehzsheetéem*) Illegitimate
I., fièvre (*E feeéhvr*) Fever running an irregular course
Illuminant,-e (*Eellumeenéhn*) Illuminating
Illumination (*Eellumeenahssión*) Illumination
Illuminé,-e (*Eellumeená*) Illuminated
Illusion (*Eelluzeeóhn*) Illusion Faulty interpretation of real objects or sensations
Image (*Eemáhzsh*) Representation of an object Image
I réelle (*E rehéhl*) Real image
I virtuelle (*h veertséhl*) Virtual image
Imaginaire (*Eemahzsheenéhr*) Imaginary
Imagination (*Eemahzsheenahssión*) Imagination
Imbécilité (*Ehmbehsseeleetá*) Imbecility

Imberbe (*Ehmbehrb*) Beardless
Imbibition (*Ehmbeebeession*) Penetration of a fluid between the molecules of a solid body   Imbibition
Imbriqué,-e (*Ehmbreeká*) Arranged like the tiles of a roof   Imbricated
Imitation (*Eemeetahssión*) Imitation
Immanence (*Eemahndhnss*) Immanency
Immatériel,-le (*Eemahtehrecéhl*) Intangible   Subjective
Immédiat,-e (*Eemmehdeeáh*) Immediate   Direct
Immergé,-e (*Eemehrzsha*) Immersed
Immersion (*Eemehrssión*) Immersion
Immigration (*Eemeegrahssion*) Immigration
Imminence (*Eemmeenáhns*) Imminence
Immobilisation (*Eemmohbeeleezahssión*) Fixation   Immobilization
Immobilité (*Eemmohbeeleetá*) Immobility
Immondice (*Eemohndéess*) Dirth Filth
Immunité (*Eemuneeta*) Immunity
Impaction (*Ehmpahkssion*) Impaction   Incarceration
Impair,-e (*Ehnpéhr*) Uneven Odd (numbers)
Impalpable (*Ehnpahlpáhbl*) Impalpable
Impaludism (*Ehnpahludéesm*) Impaludism
Impastation (*Ehnpahstahssion*) When a substance is transformed into a paste
Impénétrabilité (*Ehnpehnehtrahbeeleetá*) Impenetrability
Imperfection (*Ehnpehrfehkssión*) Imperfection
Imperforation (*Ehnpehrfohrahssión*) Abnormal occlusion   Imperforation
Imperméabilité (*Ehnpehrmehahbeeleetá*) When a fluid cannot go through a body   Impermeability
Impétigineux,-euse (*Ehnpehteezsheench*) Referable to impetigo
Impétigo (*Ehnpehteegóh*) Impetigo
Implantation (*Ehnplahntahssion*) Implantation
Implanter (*Ehnplahntá*) To take root
Impondérable (*Fhnpohndehráhbl*) Which cannot be weighed   Imponderable
Impotence (*Ehnpotáhns*) Impotence
Impotent (*Ehnpohtahn*) Impotent
Imprégnation (*Ehmprehgnahssion*) Feccondation   Impregnation   Imbibition
Impressibilité (*Ehmprehsseebeeleetá*) Possibility of being impressed
Impressible (*Ehmprehsséeble*) Susceptible of impression
Impressif,-ive (*Ehmprehsséev*) Producing an impression
Impression (*Ehmprehssión*) Impression
Impressionabilité (*Ehmprehsseeohnahbeeleetá*) Impressionable state
Impressionable (*Ehmprehsseeohnáhbl*) Impressionable

Impubère (*Ehmpubéhr*) Who has not reached the age of puberty   Impuber
Impuissance (*Ehmpueessáhns*) Impotence
Impulsif,-ive (*El.mpulséef*) Impulsive
Impulsion (*Ehmpulssión*) Impulse
Inactif,-ive (*Eenahktéef*) Inactive Inert
Inalliable (*Ehnahleeahbl*) That cannot be alloyed or combined
Inamovible (*Ehnahmohvéebl*) That cannot be removed (bandage)
Inanimé,-e (*Ehnahneemá*) Lifeless Inanimate
Inanition (*Ehnahneessión*) Inanition   Starvation
Inappétence (*Ehnakpehtahns*) Anorexia   Want of appetite
Inarticulé (*Ehnahrteekulá*) Inarticulate
Inassimilable (*Ehnahsseemeeláhbl*) Inassimilable
Inauration (*Ehnohrahssion*) Filling teeth with gold
Incandescence (*Ehnkahndehssáhns*) State of a body heated to white   Incandescence
Incantation (*Ehnkahntahssion*) Incantation
Incapacité (*Ehnkahpahsseetá*) Incapacity   Impotence
Incarcération (*Ehnkahrssehrahssión*) Incarceration   Strangulation (hernia, etc).
Incarceré,-e (*Ehnkahrssehrá*) Incarcerated   Strangulated
Incarnation (*Ehnkahrnahssión*) Regeneration   Incarnation
Incendie (*Ehnssahndee*) Conflagration   Fire
Incération (*Ehnssehrahssión*) Incorporation of wax into another body
Incidence (*Ehnsseedahnss*) Incidence
Incident,-e (*Ehnsseedahn*) Incident   Falling upon
Incinération (*Ehnsseenehrahssión*) Incineration
Incisé,-e (*Ehnsseeza*) Incised
Incisif,-ive (*Ehnsseezeef*) Which cuts   Incisor
Inciseur (*Ehnsseezéhr*) Cutting instrument
Incisif, supérieur, m (*Ehnsseeztef, ssupéhreeéhr, m*) Levator labii superioris et inferioris
I inférieur, m (*E ehnfehreeéhr, m*) Levator labii superioris et inferioris
I , os (*E , ohss*) Intermaxillary bone
Incision (*Ehnsseezeéhn*) Incision
Incisive, dent (*Ehnsseezéev, dahn*) Incisor   Front tooth
Incitabilité (*Ehnsseetahbecleetá*) Irritability   Excitability
Incitant,-e (*Ehnsseetáhn*) Inciting
Incitation (*Fhnsseetahssión*) Stimulus

Incito-moteur (*Ehnsseetoh-motéhr*) Excito-motor
Inclinaison (*Ehnkleenehzóhn*) Inclination Angle
Inclination (*Ehnkleenahssión*) Inclination Attachment
Incliné,-e (*Ehnkleend*) Inclined Bent
Inclus,-e (*Ehnklú*). Enclosed
Inclusion (*Ehnkluzeéohn*) Inclusion Encysted state
Incoercible (*Ehnkohehrsséebl*) What cannot be restrained or stopped, or confined
Incohérence (*Ehnkohehráhns*) Incoherence
Incolore (*Ehnkohlóhr*) Wanting in color
Incombustibilité (*Ehnkohmbusteebeeleeiá*) Incombustibility
Incombustible (*Ehnkohmbustéebl*) Incombustible
Incompatibilité (*Ehnkohmpahteebeelectá*). Incompatibility
Incompatible (*Ehnkohmpahtéebl*) Incompatible
Incompressible (*Ehnkohmprehsséebl*) Incompressible
Inconscient,-e (*Ehnkohnsseedhn*). Unconscious
Incontinence (*Ehnkohnteenáhns*) Incontinence.
Incorporation (*Ehnkohrpohrahssión*) Incorporation Mixing medicines with an excipient.
Incrassant,-e (*Ehnkrahssáhn*) Incrassative Nutritive
Incrément (*Ehnkrehmáhn*) Increment
Incrémentitiel,-le (*Ehnkrehmahnteesseeéhl*). Assimilated
Incrémentition (*Ehnkrehmahnteession*) Assimilation
Incrustation (*Ehnkrustahssión*) Incrustation
Incrusté,-e (*Ehnkrustá*) Incrusted Adherent
Incubation (*Ehnkubahssión*) The interval between the invasion of the morbid agent and the onset of the disease Incubation
Incurabilité (*Ehnkurahbeeleetá*) Incurability
Incurable (*Ehnkuráhbl*) Incurable
Incurie (*Ehnkuree*) Carelessness
Incurvation (*Ehnkurvahssión*) Incurvation
Incurvé,-e (*Ehnkurvá*) Incurved
Indéfini,-e (*Ehndehfeenes*) Indefinite
Indéhissent,-e (*Ehndeheessáhn*) Indehiscent
Indenté,-e (*Ehndahnté*). Indentated
Index (*Ehndéhks*) Index Forefinger
Indican (*Ehndeekáhn*) Indican
Indicateur (*Ehndeekahtéhr*) Indicator (finger)
I , muscle (*E muskl*) Extensor indicis muscle

Indication (*Ehndeekahssión*) Indication
Indice (*Ehndéess*) Sign Symptom
Indifférence (*Ehndeefehráhns*) Indifference
Indifférent,-e (*Ehndeefehráhn*) Indifferent Neuter
Indigène (*Ehndeezshéhnn*) Indigenous
Indigéré,-e (*Ehndeezshehrá*) Undigested
Indigeste (*Ehndeezshéhst*) Indigestible
Indigestion (*Ehndeezshehssión*) Indigestion Dyspepsia
Indigo (*Ehndeegóh*) Indigo
Indirect,-e (*Ehndeeréhkt*) Indirect
Indisposition (*Ehndeespohzeessión*) Indisposition
Indissolubilité (*Ehndeessohlubeeleetá*) Indissolubility.
Indissoluble (*Ehndeessohlúbl*) Indissoluble
Individu (*Ehndeeveedú*) Individual Person
Individualisation (*Ehndeeveeduahleezahssión*) Individualization
Individualisme (*Ehndeeveeduahleezm*). Individualism.
Individualité (*Ehndeeveeduahleetá*) Individuality.
Individuel,-le (*Ehndeeveeduéhl*) Individual (adjective)
Indol (*Ehndohl*) Indol
Indolent,-e (*Ehndohláhn*) Indolent Sluggish
Inductif,-ive (*Ehnduktéef*) Inductive
Induction (*Ehnduksión*) Induction Induced electrical current.
Induit,-e (*Ehndúte*) Induced
Induration (*Ehndurahssión*) Induration. Hardening
Induré,-e (*Ehndurá*) Indured (chancre, etc)
Inégal,-e (*Eenehgáhl*) Unequal
Inepte (*Eenehpt*) Incapable Foolish
Inerte (*Eenéhrt*) Inert
Inertie (*Eenehrssée*) Inertia Sluggishness
Infanticide (*Ehnfahnteesséed*) Infanticide
Infantile (*Ehnfahntéel*) Infantile
Infarction (*Ehnfahrkssión*) Infarction
Infarctus (*Ehnfahrktús*) Blood clot formed by thrombosis or embolism Obstruction Plug Infarct
Infécond,-e (*Ehnfehkóhn*) Sterile Unfruitful Barren
Infectant,-e (*Ehnfehktáhn*) Infective
Infectieux,-euse (*Ehnfehksseeéh*) Infectious
Infection (*Ehnfehkssión*) Infection
Infectiosité (*Ehnfehksseeohzeetá*) Condition producing infection
Inférieur,-e (*Ehnfehreeéhr*) Inferior Lower
Infernale, pierre (*Ehnfehrnáhl*), *peeéhr*) Nitrate of silver
Infiltration (*Ehnfeeltrahssión*) Infiltration

Inf OF MEDICAL TERMS **Ins**

Infiltré,-e (*Ehnfeeltrá*) Infiltrated.
Infirmerie (*Ehnfeermrée*) Infirmary Dispensary Hospital
Infirmier,-ère (*Ehnfeermeed*) Hospital attendant Nurse.
Infirmité (*Ehnfeermeetá*) Infirmity
Inflammable (*Ehnflahmáhbl*) Inflammable
Inflammation (*Ehnflahmahssión*). Inflammation
Inflammatoire (*Ehnflahmahtooáhr*) Inflammatory
Inflation (*Ehnflahssión*) Inflation
Infléchi,-e (*Ehnflehshée*). Inflected
Inflexion (*Ehnflehkssión*) Inflection
Influence (*Ehnfluáhnss*) Influence
Influenza (*Ehnfluahnzáh*) Influenza Grippe
Influx (*Ehnflú*) Influx
Infraction (*Ehnfrahkssión*) Incomplete fracture Infraction
Infra-épineux,-euse (*Ehnfrah-ehpeenéh*) Infraspinous
Infundibuliforme (*Ehnfundeebeeleefóhrm*) In the form of a funnel Infundibuliform
Infundibulum (*Ehnfundeebeelohm*). Funnel Infundibulum
Infusé (*Ehnfusá*) Product of infusion
Infusion (*Ehnfuseeón*) Act of pouring a boiling fluid over a medicinal substance Infusion
Infusoires (*Ehnfuzooáhr*) Microscopical animals Infusoria
Ingesta (*Ehnzshehstáh*) Substances introduced by digestive passages Ingesta
Ingestion (*Ehnzshehssión*) Introduction of food into the mouth and stomach
Ingrassias, apophyses d' (*Ehngrahsseeáhss, ahpofeéz d*) Lesser wings of sphenoid
Ingrédient (*Ehngrehdeeáhn*) Ingredient
Inguérissable (*Ehnggehreessahbl*) Incurable
Inguinal,-e (*Ehngveenáhl*) Inguinal.
I. externe, nerf (*E ehkstéhrn, nehr*) External cutaneous of the thigh (nerve)
I -ehernie (*E ehrnee*) Inguinal hernia
I. interne, nerf (*E eentéhrn, nehr*). Genito-crural nerve
I, ligament (*E leegahmáhn*) Pouparti ligamentum
I.-erégion (*E rehzsheeóhn*) Groin
Inguino-abdominal,-e (*Ehngveenóh-ahbdokmeenáhl*) Inguino-abdominal
I.-crural,-e (*E kruráhl*) Inguino-crural
I.-cutané,-e (*E -kutahná*) Femoro-cutaneous
Inhalateur,-trice (*Ehuhahlahléhr*) Instrument for inhalation of gas and vapor Inhaler
Inhalation (*Ehnhahlahssión*) Inhalation.
Inhérent (*Ehnhehráhn*) Inherent
Inhumation (*Ehnhumahssión*) Burying Inhumation

Inion (*Ehneeóhn*) Inion External occipital protuberance serving as a point of measurement in craniometry
Injecté,-e (*Ehnzshekktá*) Injected
Injection (*Ehnzshehkssión*) Injection Introduction of a liquid with a syringe. Liquid injected
Injure (*Ehnzshúr*) Injury Insult
Inné,-e (*Ienná*) Congenital Innate
Innervation (*Eennehrvahssión*) Distribution of nerves to a certain area Nervous action Special mode of nervous activity Innervation
Innerver (*Eennehrvá*) To transmit innervation
Innominé,-e (*Eennohmeená*) Which has no name Innominate
I -e-artère (*E. ahrtéhr*). Brachio-cephalic artery
I.-cartilage (*E. kahrteeláhssh*) Cricoid cartilage
I.-e-glande (*E glahnd*) Lacrymal gland.
I -nerf (*E nehr*) Trigeminus nerve
I, os (*E ohss*). Iliac bone Os innominatum
I, petit os (*E pteet ohss*) Cuneiform bones of the tarsum
I.-e tunique (*E tuneek*) Sclerotic.
Inoculable (*Eenohkuláhbl*) Inoculable
Inoculation (*Eenohkulahssión*) Inoculation
Inodore (*Ehnohdóhr*) Inodorous
Inodulaire (*Eenohduléhr*) Hard fibrous tissue forming a scar
Inorganique (*Eenohrgahnéek*) Inorganic
Inosculation (*Eenohskulahssión*) Anastomosis in the form of an arch
Inquiétude (*Ehnkeeehtúd*) Restlessness. Agitation preceding anxiety
Insalubre (*Ehnsahlúbr*) Unhealthy Insalubrious
Insanité (*Eensahneetá*) Insanity
Inscription (*Ehnskreepssion*) Formula Registration of students for certain courses
Insect (*Ehnsséhkt*) Insect
Insecticide (*Ehnssehkteesseed*) Insecticide.
Insensibilisateur (*Ehnssahnseebeeleezahtéhr*) Instrument to produce insensibility
Insensibilité (*Ehnssahnseebeeleetá*) Insensibility Anesthesia
Insensible (*Ehnssahnsséeble*) Who has no sensibility Insensible
Insensé (*Ehnssahnsá*) Foolish Insane
Inséré,-e (*Ehnsehrá*) Inserted
Insertion (*Ehnsehrssión*) Insertion. Introduction of one thing into another Adherence of a muscle to a bone Point of its attachment
Insexé,-e (*Ehnsehksá*) Having no sexual organs Asexual
Insidieux,-euse (*Ehnseedeeéh*) Which comes without noise Insidious

71

Insipide (*Ehnsseepeed*) Tasteless Insipid
Insolation (*Ehnssohlahssión*) Insolation Sun stroke
Insolubilité (*Ehnsohlubeeleetá*) Insolubility
Insoluble (*Ehnsohlúble*) Insoluble
Insomnie (*Ehnsohmnée*) Sleeplessness Insomnia
Inspecteur,-trice (*Ehnspehktêhr*) Inspecting Inspector
Inspection (*Ehnspehkssion*) Inspection
Inspirateur,-trice (*Ehnspeerahtêhr*). Inspirating Inspirer
Inspiration (*Ehnspeerahssión*) Inspiration
Inspissation (*Ehnspressahssión*) Thickening
Installation (*Ehnsteelahssion*) Pouring a liquid drop by drop Installation
Instinct (*Ehnstêhnkt*) Instinct
Instinctif,-ive (*Ehnstehnktêef*) Instinctive
Instruction (*Ehnstrukssión*) Instruction Formula
Instrument (*Ehnstrumáhn*) Mechanical apparatus Instrument
Insuffisance (*Ehnsufeezáhns*) Insufficiency
Insuffisant,-e (*Ehnsufeezahn*) Inadequate Insufficient
Insufflation (*Ehnsuflahssión*) Insufflation
Insula de Reil (*Ehnsuláh deh Ray*) Island of Reil A cerebral lobe formed by the contiguous ends of the two ascending and the inferior frontal convolutions It lies deeply within the fissure of Sylvius
Intégrant,-e (*Ehntehgráhn*) Integral
Intellect (*Ehntehléhkt*) Intellect
Intellectuel,-le (*Ehntehlehktuéhl*) Intellectual
Intelligence (*Ehntehleezshcháhns*) Intelligence
Intempérance (*Ehntahmpehráhns*) Intemperance
Intense (*Ehntáhns*) Severe Intense
Intensité (*Ehntahnsseetá*) High degree of power or tension (electricity, etc) Intensity
Intention (*Ehntahnssión*) Intention
I., première (*E prehmeeehr*) Primary union of wounds First intention
Intercadence (*Ehntehrkahdáhns*) Supernumerary pulsation between two regular pulsations Intercadence
Intercalaire (*Ehntehrkahlêhr*) Inserted as additional or extraneous
I., s jours (*E zshoor*) Days free from fever in intermittent fever
Intercellulaire (*Ehntehrssehluléhr*) What fills out the spaces betwen cells
Interception (*Ehntehrssohpssión*) Interception Arrest of action of the morbid cause

Intercostal,-e (*Ehntehrkohstahl*) Situated between the ribs Intercostal
Intercurrent,-e (*Ehntehrkuráhn*) Intercurrent Spoken of a disease which complicates the original disease
Interdiction (*Ehntehrdeekssion*) Interdiction A rule depriving a mentally deranged person of managing his own affairs
Interépineux,-euse (*Ehntehrehpeenéh*) Interspinous
I., muscles (*E, muskl*) Interspinous muscles
Interférence (*Ehntehrfehráhns*) Interference
I nerveuse (*E nehrvehz*) Inhibition
Interlobaire (*Ehntehrlohbéhr*) Situated between lobes Interlobar
I., grande scissure (*E, grahnd sseessúr*) Fissure of Sylvius
Interlobulaire (*Ehntehrlohbuléhr*) Interlobular
Intermaxillaire (*Ehntehrmahkseeléhr*) Intermaxillary
Intermède (*Ehntehrméhd*) Intermediate
Intermédiare (*Ehntehrmahdeeéhr*) Intervening
I. de Wrisberg, nerf (*E de Wrisberg*) Accessory of the facial nerve
Intermission (*Ehntehrmeession*) Intermission
Intermittence (*Ehntermeetáhns*) Interval separating the acute phases of a fever or a disease
Intermittent,-e (*Ehntehrmeetáhn*) Intermittent
I. e, fièvre (*E, feeéhvr*) Intermittent fever
Intermusculaire (*Ehntehrmuskuléhr*) Intermuscular
Interne (*Ehntéhrn*) Internal House or resident medical officer
Interosseux,-euse (*Ehntehrohsséh*) Interosseous
Interpédonculaire (*Ehntehrpehdohnkuléhr*) Interpeduncular
Interrogation (*Ehntehrohgahssion*) Questioning patients Interrogation
Interrompu,-e (*Ehntehrohmpu*) Interrupted
Interrupteur (*Ehntehruptéhr*) Interruptor in electrical apparatus
Interscapulaire (*Ehntehrskahpuléhr*) Interscapular
Intersection (*Ehntehrsehkssión*) Intersection
Interstice (*Ehntehrsteess*) Interstice
Interstitiel,-le (*Ehntehrsteesseeéhl*) Interstitial
Intertrachélien,-ne (*Ehntehrtrahkehleeehn*) Between the cervical vertebræ
Intertransversaire (*Ehntehrtrahnsvehrséhr*) Between the transverse processes of vertebræ

Intertrigo (*Ehntehrtreegóh*) Erythema caused by rubbing in the folds of the skin Intertrigo
Intervalle (*Ehntehrvahl*) Interval
Interventriculaire (*Ehntehrvahntreekulehr*) Interventricular
Interversion (*Ehntehrvehrsstór*) Interversion
Intervertébral,-e (*Ehmehrtehbráhl*) Intervertebral
Interverti,-e (*Ehntehrvehrtée*) Inverted
Intestin (*Ehntehstehn*) Bowels Intestine
I grêle (*E grehl*) Small intestine
I gros (*E groh*) Large intestine
Intestinal,-e (*Ehntehsteenahl*) Intestinal
Intima (*Ehnteemah*) Intima The inner layer of bloodvessel wall
Intimité (*Ehnteemeeta*) Depth of an organ
Intolérance (*Ehntohlehráhns*) Impossibility of tolerating a remedy Intolerance
Intolérant,-e (*Ehntohlehráhn*) Intolerant
Intonation (*Ehntohnahssión*) Intonation
Intoxication (*Ehntohkseekahssión*) Poisoning Introduction of a toxic substance into the body Intoxication
Intra-abdominal,-e (*Ehntrah-ahbdohmeenahl*) Within the abdomen
Intra-arachnoïdien,-ne (*Ehntrah-ahrahknoheedeichn*) Within the arachnoid
Intra-capsulaire (*Ehntrah-kahpsuléhr*) Which is in the capsule Intracapsular
Intradermique (*Ehntrahdehrméek*) Intracutaneous
Intralobulaire (*Ehntrahlohbuléhr*) Which is in the lobules
Intramusculaire (*Ehntrahmuskuléhr*) Intramuscular
Intransmutable (*Ehntrahnsmutáhbl*) Which does not undergo transmutation
Intrapéritonéal,-e (*Ehntrahpehreetonneláhl*) Which is the peritoneal cavity Intraperitoneal
Intrapleural,-e (*Ehntrahplehráhl*) Which is in the pleural cavity Intrapleural
Intrarrhachidien,-ne (*Fhntrahrahsheedeechn*) Intraspinal
Intrathoracique (*Ehntrahtohrahsseek*) Intrathoracic
Intrautérin,-e (*Ehntrahutehrehn*) Intrauterine
Intravaginal,-e (*Ehntrahvahzsheenáhl*) Which is within the vagina Intravaginal
Intravasculaire (*Ehntrahvahskuléhr*) Intravascular
Intravertébral,-e (*Ehntrahvehrtehbráhl*) Intravertebral
Intrinsèque (*Ehntrehnssèhk*) Intrinsic
Intromission (*Ehntrohmeessión*) Introduction of one body into another (penis into vagina) Intromission

Intumescence (*Ehntumehssahns*) Swelling Increase in volume
Intussusception (*Ehntusussehpssión*) Invagination of one part of the bowel into another Intussusception
Invagination (*Ehnvahzsheenahssión*) See Intussusception
Invaginé,-e (*Ehnvahzsheend*) Invaginated
Invasion (*Ehnvahzzeóhn*) Onset of a disease Attack Invasion
Invention (*Ehrvahssión*) Invention
Inversion (*Ehnvehrssion*) Inversion
Invertébré,-e (*Ehnvehrtehbrá*) Invertebrate
Investigateur,-trice (*Ehnvehsteegahtéhr*) Investigator Explorer
Invétéré,-e (*Ehnvehtehrá*) Inveterate
Invigoration (*Ehnveegohrahssión*) Bodily development
Involontaire (*Ehnvohlohntehr*) Which is independent of will Involuntary
Involution (*Ehnvohlussión*) Involution (of organs and tissues) Retrograde development (shriveling of an organ)
Iodate (*Eeohdaht*) Salts of iodic acid
Iode (*Eeóhd*) Iodine
Iode,-e (*Eeohdá*) Iodated Iodized
Iodide (*Eeohdéed*) Iodid Combinations of iodine
Iodique (*Eeohdeek*) Iodic
Iodisme (*Eeohdeezm*) Effect of iodine in excess Iodism
Iodoforme (*Eeohdohfohrm*) Iodoform
Iodol (*Eeohdóhl*) Antiseptic inodorous substance which is used instead of iodoform
Iodure (*Eeohdúr*) Iodide
I de fer (*Ee deh fehr*) Iodide of iron
I de potassium (*Ee deh pohtahsseeohm*) Iodide of potassium
Ioduré,-e (*Eeohdurá*) Containing iodide
Ions (*Eeóhn*) Ions
Ipécacuanha (*Eepehkahkuahnáh*) Ipecacuanha
Iridectomie (*Eereedehktohmée*) Excision of a part of the iris Iridectomy
Iridescent,-e (*Eereedehssáhn*) Glittering with a variety of colors which change
Iridésis (*Eereedehszées*) Inserting a part of the iris into the cornea (in operating for an artificial pupil)
Iridite (*Leereedeet*) See Iritis
Irido-choroïdite (*Eereedoh-kohroheedéet*) Iridochoroiditis
Iridodialyze (*Eereedohdeeahlees*) Detachment of the circumference of the iris
Iridoptose (*Eereedohptohz*) Iridoptosis
Iridotomie (*Eereedohtohmee*) Incision of the iris
Irien,-ne (*Eereeehn*) Pertaining to the iris
Iris (*Eerées*) Iris (eye)
Irisopsie (*Eereessohpsée*) Defect of vision

73

in which a colored ring is seen around objects
Iritis (*Eereetées*). Inflammation of the iris. Iritis
Irradiation (*Eerahdeeahssión*) Irradiation Movement from the center to the periphery
Irréductible (*Eerehduktéeble*) What cannot be put back in its former place (Surgery) Metallic oxide which cannot be transformed in the state of pure metal (Chemistry)
Irrégulier,-ère (*Eerehguleeá*) Irregular
Irrésistible (*Eerehzeestéebl*) Irresistible.
Irrigateur (*Eereegahtéhr*) Apparatus to make injections Irrigator
Irrigation (*Eereegahssión*) Irrigation
Irritabilité (*Eereetahbeeleetá*) Irritability
Irritable (*Eereetáhbl*) Irritable
Irritant,-e (*Eereetáhn*) Irritating Irritant
Ischémie (*Eeskehmée*) Local anemia Ischemia.
Ischémique (*Eeskehméek*) Ischemic
Ischiatique (*Eeskeeahtíek*) Having relation to the hip Ischiatic Sciatic
Ischio-anal, muscle (*Eeskeeoh-ahnáhl, muskl*). Levator ani
I.-bulbaire, m. (*E-bulbéhr, m*) Deep transverse perinei muscle Bulbocavernous Ejaculator urinae
I.-caverneux, m (*E-kahvehrneh, m*) Erector penis m
I -clitoridien, m (*E-kleetohreedeeéhn*) Erector clitoridis
I.-coccygien, m. (*E.-kokseezsheethn, m*) Coccygeus m
I.-créti-tibial, m (*E-krehtee-teebeedhl*). Semitendinosus m
I.-fémoral, m (*E-fehmohráhl, m*) Adductor magnus muscle
I.-fémoro-péronien, m. (*E-fehmohrohpehrohneeéhn*) Biceps of the thigh
Ischion (*Feskeeóhn*) The inferior portion of the iliac bone Ischium
Ischio-pénien, m (*Eeskeeoh-pehneeéhn, m*). Erector penis
I.-p , nerf (*E-p, nehr*). Pudic nerve in male

I.-périnéal m (*E-pehreenehdhl*) Superficial transverse perineal m
I.-popliti-tibial, m (*E-pohpleetee-teebeedhl, m*) Semimembranosus muscle
I.-prétibial, m (*E.-prehteebeedhl, m*) Semitendinosus muscle
I -prostatique (*E -prohstahtéek*) Ischioprostatic
I.-rectale, fosse (*E -rehktáhl, fohss*) Pelvirectal space
I.-trochanténen, m. (*E -trohkahntehreeéhn, m.*) Gemelli m
I -uréthral, m. (*E -urehtráhl, m*) Transverse perinaei muscle
Ischium (*Eeskeeúm*) Ischium.
Ischurie (*Eeskurée*) Suppression or retention of urine
Isochrone (*Eezohkrohn*) Occurring at equal periods of time Isochronous
Isodique (*Eezohdéek*) Directed from without towards the center Centripetal
Isodynamique (*Eezohdeenahméek*) Equivalent from the standpoint of heat production Isodynamic
Isolateur (*Eezohlahtéhr*) Insulator (in electricity)
Isolé,-e (*Eezohlá*) Isolated Insulated
Isolement (*Eezohlmáhn*) Isolation
Isomérie (*Eezohmehrée*) Isomerism (in Chemistry)
Isométrique (*Eezohmehtréek*) Having the same dimensions Isometric
Isomorphe (*Eezohmŕohrf*) Having the same form Isomorphous
Isophorie (*Eezohfohree*) Condition of the eyes when the tension of the vertical muscles is equal, so that visual lines lie in the same plane
Isotherme (*Eezohtérm*) Having equal degree of heat Isothermal
Isthme (*Eestm*) Narrow portion uniting other portions Isthmus
I du gosier (*E du gohzeeéh*) Isthmus of the fauces
Ivoire (*Eevoodhr*) Ivory
Ivresse (*Eevréhss*) Drunkenness Acute alcoholism.
Ivrognerie (*Eevrohnnree*) Habitual drunkenness Chronic alcoholism

J

Jaborandi (*Zshahbohrahndée*) Jaborandi Plant which has sudorific and sialagogue properties
Jacinthe (*Zshahsséhnt*) Hyacinth
Jacob, membrane de (*Zshahkóhb, mahmbráhnn deh*) Layer of rods and cones (eye)
Jacobson, rameau de (*Zshahkohbsóhn, rahmóh deh*) Tympanic branch of the glosso-pharyngeal nerve. Jacobson's nerve.
Jactation (*Zshahktahssión*). Agitation with projection of the lines in various directions Jactitation
Jalap (*Zshahláhp*) Jalap
Jambe (*Zshahmb*) Leg.
J. des Barbades (*Z deh Bahrbáhd*) Elephantiasis of the Arabs
J. du diaphragme (*Z du deeahfráhgm*) Pillar of the diaphragm.
Jambier antérieur (*Z ahntehreeéhr*) Tibialis anticus muscle
J. postérieur (*Z pohstehreeéhr*) Tibialis posticus muscle
Jambon (*Zshahmbóhn*) Ham
Jardin (*Zshahrdéhn*) Garden
Jargonaphasie (*Zshahrgohnahfahzée*) A form of aphasia in which combinations of words make no sense in the sentence spoken by the patient
Jarre (*Zshahr*) Jar
J électrique (*Z éhlehktréek*) Leyden jar
Jarret (*Zshahréh*) Hamstring
Jarreuer, muscle (*Zshartéeeh, muskl*) Popliteus muscle
Jarretière (*Zshahrteeéhr*) Garter
Jasmin (*Zshahsméhn*) Jasmine
Jaune (*Zshohn*) Yellow
J., fièvre (*Z, feeéhvr*) Yellow fever
J., tache (*Z, tahsh*) Yellow spot Depression in the center of the retina Macula lutea.
Jaunisse (*Zshohneéss*) Jaundice Icterus
Jécoral,-e (*Zshehkohráhl*) Pertaining to liver. Hepatic.

Jéjunum (*Zshehzshunóhm*) Jejunum
Jetage (*Zshehtahzsh*) Running of mucus from the nostrils of animals.
Jeu des articulations (*Zsheh dehz ahrteekulahssion*) Mechanism or display of the joints
Jeune (*Zshehn*) Young
Jeune (*Zshehn*) Fasting
Jeunesse (*Zshehnéhss*) Youth
Jointé,-e (*Zshooehntá*) Jointed.
Jointure (*Zshooehntur*) Joint Articulation
Jonction (*Zshohnkssión*). Junction. Suture
Joue (*Zshoo*) Cheek
Jour (*Zshoor*) Day.
Jugement (*Zshuzshmáhn*). Judgment. Opinion Termination of a disease
Jugulaire, veine (*Zshuguléhr, vehn*). Jugular vein
Juguler (*Zshugulá*) Check or cut short a disease
Jujube (*Zshuzshúb*) Jujube Pectoral berry.
Julep (*Zshuléhp*) Soothing potion Julep
Jumeau,-elle (*Zshumóh*) Twin
J. x de la cuisse (*Z deh lah kuéess*) Gemelli muscles
J. x de la jambe (*Z deh lah zshahmb*). Gastrocnemius muscle
Jumelles, veines (*Zshuméhl, vehn*) Two veins opening into the popliteal vein
Jument (*Zshumáhn*) Mare
Jumenteux,-euse (*Zshumahntéh*) Urine having a thick colored deposit
Jurisprudence (*Zshureesprudahns*) Jurisprudence
Jury médical (*Zshurée mehdeekáhl*) Board of medical examiners
Jus (*Zshu*) Juice Gravy.
Jusquiame (*Zshuskeeáhm*) Hyoscyamus Henbane
Juxtaposition (*Zshukstahpohzeessión*) Juxtaposition

K

K Symbol of potassium
Kakodyl (*Kahkohdéel*) Cacodyl
Kakodylique (*Kahkohdeeléek*) Cacodylic
Kalium (*Kahhohm*) Potassium
Kaolin (*Kahohlchn*) Kaolin
Karyokinèse (*Kahreeohkeenēhz*) Karyokinesis
Karyokinésie (*Kahreeohkeenehzée*) Karyokinesis
Kef (*Kehf*) Cannabis indica
Kéfir (*Kehfeer*) Kefir A drink made by fermenting milk and buttermilk
Kélotomie (*Kehlohtohmee*) Operation of a strangulated hernia Herniotomy
Kératectomie (*Kehrahtehktohmee*) Excision of a portion of the cornea Incision into the anterior chamber Extraction of a cataract Keratectomy
Kératine (*Kehrahtēen*) Substance of nails, hair Keratine
Kératite (*Kehrahtéet*) Inflammation of the cornea Keratitis
Kératocèle (*Kehrahtohsséhl*) Hernia of the cornea
Kérato-glosse (*Kehrahtoh-glōhss*) Part of the hyoglossus
Kératoïde (*Kehrahtohéed*) Hornlike Keratoid
Kératomalacie (*Kehrahtohmahlahssée*) Softening of the cornea Keratomalacia
Kérato-pharyngien, muscle (*Kehrahtoh-fahreenzsheeēhn*) Part of the middle constrictor of the pharynx
K -staphylin, m (*K -stahfeelehn*) Muscle which extends from the hyoid bone to the uvula
Kératotomie (*Kehrahtohtohmee*) Incision of the cornea during the operation for cataract Keratotomy
Kérosène (*Kehrohssehn*) Kerosene
Kilogramme (*Keelohgrahm*) 1000 grammes = 35 oz Kilogram

Kinésie (*Keenehzee*) Kinesia Movements of the body
Kinésithérapie (*Keenehzeetehrahpee*). Kinesitherapy
Kino (*Keenoh*) Dried juice of Pterocarpus marsupium
Kleptomanie (*Klehptohmahnée*) Kleptomania Affection characterized by an irresistible desire to steal (Due to deficient inhibition)
Koumis (*Koomées*) Beverage prepared by fermenting milk with sugar and yeast
Kousso (*Koossōh*) Flowers of Hagenia Abyssinica Brayera Kousso is anthelmintic
Kramérie (*Krahmehrée*) Root of Krameria triandra Rhatany Krameria
Kréosote (*Krehohzōht*) Creosote
Krystalline (*Kreestahlēen*) Crystalline
Kutera (*Kutehráh*) Bassora gum
Kwas (*Kvahss*) Russian beverage prepared by fermentation of rye flower in water
Kyestéine (*Keeehstehéen*) Nitrous substance found in the urine of pregnant women
Kymographion (*Keemohgrahfeeōhn*) Apparatus used for measuring the blood pressure and oscillations of the pulse Hemodynamometer Kymograph
Kyste (*Keest*) Cyst
K dermoïde (*K dehrmohéed*) Dermoid cyst
K sébacé (*K ssehbahssá*) Sebaceous-cyst
Kysteux,-euse (*Keestēh*) Cystic
Kystitome (*Keesteetōhm*) Instrument for opening the capsule of the lens in keratotomy Capsular knife
Kystitomie (*Keesteetohtohmée*) Opening of the capsule

L

Lab (*Lahb*) Lab-ferment
Labial,-e (*Lahbeeáhl*) Labial
L., muscle (*L muskl*) Orbicularis oris muscle
Labié,-e (*Lahbeeá*) Labiate
Labile,-e (*Lahbéel*) Easily disturbed (in Chemistry)
Labimètre (*Lahbeeméhtr*) Labidometer Instrument for measuring the fœtal head within the forceps
Labio-glosso-laryngé,-e (*Lahbeeóh-glohssoh-lahreenzshu*) Labio-glosso-laryngeal
L.-g.-pharyngé,-e (*L -g -fahrehnzshá*). Labio-glosso-pharyngeal
Labitome (*Lahbeeetóhm*) Cutting forceps
Laboratoire (*Lahbohrahtooáhr*) Laboratory
Labyrinthe (*Lahbeerehnt*) Cavities of the internal ear
Labyrinthien,-ne (*Lahbeerehnteeéhn*) Referable to the labyrinth
Labyrinthique, nerf (*Lahbeerehnteek, nehr*) Auditory or 8th cranial nerve
Lac dérivatif (*Lahk dehreevahtéef*) Venous dilatation in the dura of the brain communicating with the superior longitudinal and lateral sinuses
L lacrymal (*L lahkreemáhl*) Lachrymal space
L sanguin (*L sahngéhn*) Sanguinous space
Lacération (*Lahssehrahssión*) Laceration
Lacéré,-e (*Lahssehra*) Lacerated Torn
Laciniure (*Lahsseeneeur*) Tear Rent
Lacis (*Lahssée*) Network formed by intermingling of blood vessels and nerves Plexus
Lacrymal (*Lahkreemahl*) Lachrymal
L, os (*L , ohss*) Lachrymal bone
Lactaire (*Lahktéhr*) Lacteal Color of milk
Lactate (*Laktáht*) Combinations of lactic acid
L. de fer (*L deh fehr*) Lactate of iron
Lactation (*Lahktahssión*) Lactation
Lacté,-e (*Lahkta*) Lacteous. Color of milk
Lactescent,-e (*Lahktehssáhn*) Resembling milk
Lactifère (*Lahkteeféhr*) Producing or conveying milk Lactiferous
Lactiforme (*Lahkteeföhrm*) Resembling milk Lactiform
Lactifuge (*Lahkteefuzsh*) What diminishes secretion of milk
Lactigène (*Lahkteezshéhn*) Producing milk Lactigenous

Lactine (*Lahkteen*) Lactose
Lactique (*Lahktéek*) Lactic
L , acide (*L , ahsséed*) Lactic acid
Lactocaramel (*Lahktohkahrahméhl*) Substance formed by heating lactose to 180°C
Lactodensimètre (*Lahktohdahnseeméhtr*) See Lactometer
Lactoline (*Lahktohléen*) Condensed milk
Lactomètre (*Lahktohméhtr*) Apparatus for measuring the amount of cream in milk
Lacto-phosphate (*Lahktohfohsfáht*) Phosphate with lactic acid
Lactoprotéine (*Lahktohprohtehéen*) An albuminoid substance extracted from whey
Lactoscope (*Lahktohskóhp*) Apparatus to estimate the quality of milk by its opacity Lactoscope
Lactose (*Lahktóhz*) Milk sugar Lactose
Lactucarium (*Lahktukahreeohm*) Lettuce juice
Lactyle (*Lahktéel*) Base of lactic acid
Lacunaire (*Lahkunéhr*) Lacunar
Lacune (*Lahkun*) Cavity (small) Depression
Lacunosité (*Lahkunohzeetá*) Porosity
Ladrerie (*Lahdrehrée*) Disease of pigs Leprosy
Lagocéphale (*Lahgohssehfáhl*) Having the head of a hare Lagocephalus
Lagophthalmie (*Lahgohftahlmée*) Hare's eye Lagophthalmos
Lagostome (*Lahgohstóhm*) Hair-lip
Laiche (*Lehsh*) Sedge
Laie (*La*) Sow
Laine (*Lehn*) Wool
Laineux,-euse (*Lehnéh*) Woolly
Lait (*Leh*) Milk
L. caillé (*L kahya*) Curdled milk
L coupé (*L koopa*) Diluted milk Milk and water
L de chaux (*L deh shoh*) Whitewash
L. mercuriel (*L mehrkureeéhl*) Ammoniated mercury White precipitate
L., petit (*L , plee*) Whey
L de poule (*L deh pool*) Mulled egg
Laité,-e (*Lehtá*) Having milk
Laiteron (*Lehtróhn*) Sow-thistle Hare's lettuce
Laiteux,-euse (*Lehtéh*) Milky Lacteous
Laitier (*Lehteea*) Dross Slag
Lamboïde, suture (*Lahmbdohéed, sutúr*) Occipito-parietal or lambdoid suture
Lame (*Lahm*) Layer Lamina Blade of knife Plate Film

L. cornée (*L. kohrná*) Tænia semicircularis
L. vitrée (*L. veetrá*) The internal surface of the cranial bones
Lamellé,-e (*Lahmehlá*) Laid out in lamellas
Lamelleux,-euse (*Lahmehléh*) See Lamellé
Laminage (*Lahmeenáhzsh*) Flattening
Laminaire (*Lahmeenéhr*) Seatangle Laminaria Used for dilatation of fistulous passages, etc
Lamineux,-euse (*Lahmeenéh*) Laminated. Formed of layers
L., tissu (*L. teessu*) Cellular or areolar tissue
Lance (*Lahns*) A lance-shaped knife
Lancée (*Lahnssá*) Attack of pain
Lancette (*Lahnsséht*) Lancet Instrument for bleeding, vaccination, etc
Lancettier (*Lahnsehteeá*). Lancet-case
Lancinant,-e (*Lahnsseenáhn*) Lancinating When pain occurs in attacks and is very sharp
Langage (*Lahngahzsh*) Language
Langue (*Lahng*) Tongue
Laniaire, dents (*Lahneeéhr, dahn*). Canine teeth
Lanoline (*Lahnohléen*) Lanolin Ointment base consisting of cholesterin and fatty acids.
Lanugo (*Lahnugóh*) Downy hair (pubis, etc).
Lapactic (*Lahpahktéek*) Evacuant Lapactic
Lapagme (*Lahpáhgm*) Discharge of feces
Laparocèle (*Lahpahrohsséhl*) Lumbar hernia
Laparatomie (*Lahpahrahtohmée*) Laparatomy Operation of opening the abdominal cavity
Lapaxic (*Lahpahksée*) Evacuation
Lapin (*Lahpéhn*) Rabbit
Lard (*Lahr*) Bacon, lard Fat of pork
Lardacé,-e (*Lahrdahssá*) Similar to lard Lardaceous Amyloid
Lardiforme (*Lahrdeefóhrm*) Resembling lard
Large (*Lahrzsh*) Large Broad Wide
L du cou, muscle (*L du koo, muskl*) Platysma myoides
L. du dos, muscle (*L du doh, muskl*) Latissimus dorsi muscle
L s, ligaments (*L leegahmáhn*) Broad ligaments of the uterus
Larme (*Lahrm*) Tear
Larmeux,-euse (*Lahrméh*) Having the form of tears
Larmoiement (*Lahrmooahmáhn*) Lachrymation Epiphora.
Larvaire (*Lahrvéhr*) Referable to larvæ.
Larve (*Lahrv*) Larva First stage in the growth of insects

Larvé,-e (*Lahrvá*) Larvated Masked Disguised (spoken of intermittent fever of the insidious form)
Laryngé,-e (*Lahrehnzshá*) Pertaining to the larynx Laryngeal
L externe, nerf (*L ehkstéhrn, nehr*) External laryngeal nerve
L. inférieur, nerf (*L ehnfehreeéhr, nehr*) Inferior laryngeal nerve Recurrent nerve.
L. supérieur, nerf (*L supehreeéhr, nehr*) Superior laryngeal nerve
Laryngisme (*Lahrehnzshéegm*) Spasmodic contraction of the muscles of the larynx. Laryngismus.
Laryngite (*Lahrehnzshéet*) Inflammation of the larynx Laryngitis
L. striduleuse (*L streeduléhz*). Spasmodic croup Laryngismus stridulus
Laryngologie (*Lahrehngohlohzshée*) Laryngology.
Laryngo-pharyngien, muscle (*Lahrehngohpahrehnzsheeéhn, muskl*) Inferior constrictor
Laryngoscope (*Lahrehngohskóhp*) A mirror with a reflector for the examination of the larynx Laryngoscope
Laryngoscopie (*Lahrehngohskohpée*) The use of the laryngoscope Laryngoscopy
Laryngoscopique (*Lahrehngohskohpéek*). Laryngoscopic
Laryngotomie (*Lahrehngohtohmée*) Laryngotomy
Larynx (*Lahréhnx*) Larynx
Lascif,-ive (*Lahsséef*) Lascivious
Lassitude (*Lahsseetud*) Lassitude Weariness. Weakness
Latent,-e (*Lahtáhn*) Latent Concealed
Latéral,-e (*Lahtehráhl*) Lateral
Latéralisée, méthode (*Lahtehrahleezá, mehtóhd*) Lateral cystotomy or lithotomy.
Latéro-dorsale, (*Lahtehroh-dohrsáhl*) Laterodorsal
Latéroflexion (*Lahtehrohflehxeeóhn*) Latero-flexion
Latéropulsion (*Lahtehrohpulssión*) A tendency to fall to one side (in cerebellar diseases)
Latitude (*Lahteetúd*) Latitude
Latrines (*Lahtréen*) Water-closet. Privy Latrines
Laudanum (*Lohdahnóhm*) Laudanum (Sydenham's) Compound opium wine
L de Rousseau (*L deh Roosssóh*) Fermented tinctura opii Rousseau's drops
Laurier (*Lohreeá*) Laurel Sweet hay
L -cerise (*L -ssreez*) Cherry-laurel
Lavage (*Lahváhssh*) Washing out Irrigation Lavage
Lavande (*Lahváhnd*) Lavender Aromatic plants
Lavement (*Lahvmáhn*) Enema Injection through anus.

L. goutte á goutte (*L goot ah goot*) Murphy drip

Laxatif, -ive (*Lahksahtéef*) Laxative. Mild purgative

Laxité (*Lahkseetá*) Laxity

Lazaret (*Lahzahréh*) Isolated building for infectious disease Field hospital Lazaretto, quarantine establishment

Lécithine (*Lehsseetéen*) Lecithin Fatty substance found in the brain, nerves, bile and from yolk of egg

Légal, -e (*Lehgahl*) Legal

Légitime (*Lehzsheeteém*). Legitimate

Légume (*Lehgum*). Vegetable.

Légumineuses (*Lehgumeenéhz*). Leguminous plants

Légumineux, -euse (*Légumeenéh*) Leguminous

Lénitif, -ive (*Lehneetéef*) Emollient Laxative Lenitive

Lent, -e (*Lahn*). Slow

Lenticulaire (*Lehnteekuléhr*) Having the form of a lens. Lenticular.

L., ganglion (*L*, *gahngleeóhn*). Ophthalmic ganglion

L, noyau (*L*, *nooahyóh*) Nucleus lenticularis Extraventricular portion of corpus striatum

L, os (*L*, *ohss*). Orbicular bone.

Lentigo (*Lahnteegóh*) Freckle Lentigo

Lentille (*Lahntée*). Glass cut in the form of a lens Lens, magnifying glass

Léontiasis (*Lehohnteeahzées*) Symmetrical hypertrophy of the bones of face and skull giving a lion-like expression of the face Leontiasis

Lèpre (*Lehpr*) Leprosy

Lépreux, -euse (*Lehpréh*) Leprous

Leptoméningite (*Lehptohmehnehnzsheet*) Inflammation of the pia-mater Leptomeningitis

Leptothrix (*Lehptohtreeks*) A variety of bacteria of the Trichomycetes family Found in human mouth Leptothrix

Lésion (*Lehzeeóhn*) Lesion Injury Wound

Lessive (*Lehsséev*) Liquid containing in solution potassium or sodium in excess. Lye

Léthalité (*Lehtahleetá*) Lethality Fatality Deadliness Proportion of dead to the number of patients (in Statistics)

Léthargie (*Lehtahrzshée*) Torpor Drowsiness Lethargy

Léthargique (*Lehtharzshéek*) Lethargic

Léthifère (*Lehteeféhr*) Which carries death Lethal Fatal Deadly

Leucémie (*Lehsseemée*) Leukemia. See Leucocythemie

Leucique, acide (*Lehsséek, ahsséed*). An acid homologous with lactic acid

Leucocyte (*Lehkohsséet*) White corpuscle of blood. Leucocyte Applied also to lymphoid cells wherever found (in inflammations, etc)

Leucocythémie (*Lehkohsseetehmée*) A condition in which the leukopoietic constituent of the blood forming tissues are diseased Leucocythemia

Leucocytique (*Lehkohsseetéek*). Leukocytic

Leucocytose (*Lehkohsseetóhz*) A condition with increased number of leucocytes in the blood

Leucomaïne (*Lehkohmahéen*) Decomposition product of proteins It includes uric acid, creatinin, cholin and others Leukomain

Leucoplasie (*Lehkohplahzée*) White spots on the surface of the tongue which may be point of origin of carcinoma Leukoplakia

Leucorrhée (*Lehkohrá*). White discharge from female genitalia Leucorrhea

Leucorrhéique (*Lehkohrehéek*) Leucorrheic

Levain (*Lehvéhn*) Leaven Stale dough used for making bread.

Levée (*Lehva*) Act of lifting up.

Levier (*Lehveea*) Lever

L -clef (*L -kléh*) Apparatus to interrupt or make the electrical current in a circuit.

L des accoucheurs (*L. dehz ahkoosḣéhr*). Vectis Iron bar to raise the head of the fœtus

Levigation (*Lehveegahsssón*) Porphyrisation Trituration Reduction of a substance to minutest particles Levigation

Lévogyre (*Lehvohzshéer*) Turning the plane of polarized light to the left Levogyrous Levorotatory

Lèvre (*Lehvr*) Lip Border Edge Labium (vulva, etc).

Levrier (*Lehoreed*) Greyhound

Lévulose (*Lehvulóhz*) Ferment of fruit sugar

Levûre (*Lehvúr*) Yeast Leaven. Faume formed on the surface of beer in fermentation

Lézard (*Lehzáhr*) Lizard

Lichen (*Leeshéhn*) Papular, dry, eruption of the skin A plant of cryptogam class

L. d'Islande (*L deeslahnd*) Iceland moss

Liège (*Leeéhzsh*) Cork

Lien (*Leeéhn*) Ligature (wire) The ligature.

Lierre (*Leeéhr*) Ivy

Lieu (*Leeéh*) Place Site (of an operation)

Lièvre (*Leeéhvr*) Hare

Ligament (*Leegahmáhn*) Ligament

Ligamenteux, -euse (*Leegahmahntéh*) Ligamentous

Ligature (*Leegatúr*) Ligature

79

L. animale (*L ahreemáhl*) Catgut
Ligne blanche (*Leenu blahnsh*) Linea alba Ligamentum longitudinale abdominis
Ligneux,-euse (*Leennéh*) Woody Ligneous
Ligule (*Leegul*) Ligula A species of flat worms (Cestoidea) Thickening (of epithelial cells) on the side of the lower half of the floor of the 4th ventricle of brain
Lilas (*Leeláh*) Lilac.
Liliacé,-e (*Leeleeahssá*) Pertaining to the lily
Limaçon (*Leemahssóhu*) Snail Cochlea (of the internal ear)
Limaille (*Leemay*) Filings
Limbe (*Leemb*) Border Limb (Biology)
Limbique (*Leembéek*) Marginal Limbic
L, Lobe (*L, Lohb*) Limbic Lobe (Brain) consisting of the superior occipitotemporal convolution, septum lucidum, fornix, cornu ammonis, fascia dentata, median and lateral longitudinal striæ and the peduncles of the corpus callosum
Lime (*Leem*) File
Limitant, e (*Leemeetahn*) Limiting
Limite (*Leeméet*) Limit Boundary
Limon (*Leemohn*) Mud Clay Slime Lemon
Limonade (*Leemohnáhá*) Lemonade
Limosien,-ne (*Leemohzeeéhn*) Pertaining to swamps
Limpide (*Lehnpéed*) Clear Limpid.
Lin (*Lehn*) Flax
L farine de (*L fahreen deh*) Linseed
L graine de (*L grehnu deh*) Linseed
Linacé,-e (*Leenahsá*) Pertaining to flax
Linaire (*Leenehr*) Flax-weed
Linéaire (*Leenehéhr*) Linear.
Lingual,-e (*Lehngváhl*) Lingual Tonguelike
L, nerf (*L nehr*) Lingual or gustatory nerve (branch) of the inferior maxillary nerve
L, os (*L ohss*) Hyoid bone
Linguistique (*Lehngveesteek*) Comparative study of language
Liniment (*Leeneemáhn*) Liniment
L ammoniacal (*L ahmohneeahkáhl*) Liniment of ammonia Volatile liniment
L camphré (*L kahmfrá*) Camphorated oil
L. volatil camphré (*L vohlahteel kahmfra*) Compound liniment of camphor
Lint (*Lehnt*) Lint
Liparolé (*Leepahrohlá*) Preparation consisting of union of fatty and medicinal substances
Lipoïde (*Leepohéed*) Substances of protoplasm such as lecithin, cholesterin, cerebrin, etc They are soluble in solvents of fats Lipoid

Lipomateux,-euse (*Leepohmahteh*) Lipomatous Fatty
Lipomatose (*Leepohmahtóhz*) Abnormal deposits of fat Fatty degeneration
Lipome (*Leepóhm*) Fatty tumor Lipoma
Lippitude (*Leepeetud*) Marginal blepharitis due to hypersecretion of sebaceous glands Blear-eyedness
Liquéfaction (*Leekehfahkssión*) Liquefaction Reduction to a liquid state
Liquéfiable (*Leekehfeeáhbl*). Liquefiable
Liqueur (*Leekéhr*) Solution Liquor
L. d'acétate de potasse (*L dahssehtakt deh pohtáhss*) Solution of potassium acetate
L de carbonate de potasse (*L deh kahrbohnáht deh pohtáhss*). Solution of potassium carbonate
L. de nitrate de mercure (*L deh neetráht deh mehrkúr*) Acid solution of mercury nitrate
L. de potasse caustique (*L deh pohtáhss kohstéek*) Solution of caustic potash
L de Van Swieten (*L deh Van Swieten*) Solution of perchloride of mercury
Liquid (*Leekéed*) Liquid
L. ammiotique (*L ahmneeohtéek*) Amniotic fluid The waters
Liquidité (*Leekeedeetá*) Fluidity
Liquor sanguins (*Leekóhr sahngeenées*) Blood-plasma
Lis (*Lee*) Lily
Liseré,-e (*Leezrá*) Having a border
Liseron (*Leezróhn*) Bindweed Convolvulus
Lister, pansement de (*Lister, pahnsmáhn deh*) Lister's dressing
Lit (*Lee*) Bed
L d'eau (*L doh*) Water bed
L de l'ongle (*L deh lohngl*) Nail bed
L de travail (*L deh trahvahy*) Obstetric bed
Litharge (*Leetáhrzsh*) Oxyde of lead Litharge
Lithiase (*Leeteeáhz*) Formation of calcareous concretions in urinary, biliary passages, etc Lithiasis
Lithiasique (*Leeteeahzéek*) Lithiasic
Lithique, acide (*Leeték, ahsséed*) Uric or lithic acid
Lithium (*Leeteeóhm*) Lithium Metallic alcaline element belonging to the class of sodium and potassium
Lithogenèse (*Leetohzshehnéhz*) Formation of calcareous deposits
Lithogénie (*Leetohzshehnée*) Formation of calcareous deposits
Litholabe (*Leetohláhb*) Instrument to seize a calculus in the bladder
Litholapaxie (*Leetohlahpahksée*) Crushing a calculus in the bladder Bigelow's operation
Lithotome (*Leetohtóhm*) Knife for lithotomy

80

Lit OF MEDICAL TERMS **Lux**

Lithotomie (*Leetohtohmée*) Removal of vesical calculus by cutting into the bladder

Lithotriteur (*Leetohtreetéhr*) Instrument to crush a stone in the bladder

Lithotritie (*Leetotreessée*) The operation of crushing a stone in the bladder

Livide (*Leevéed*) Color of lead Livid

Lixiviation (*Leekseeveeahssión*) Pharmaceutical process of obtaining alkaline salts or lye

Lobaire (*Lohbehr*) Lobar

Lobe (*Lohb*) Lobe A projecting rounded portion of an organ (brain, etc.)

L. anonyme du foie (*L ahnohnéem du foodh*) The quadrate lobe of the liver

L. carré du foie (*L kahra du fooah*) The quadrate lobe of the liver

L de Spiegel (*L deh Spiegel*) The posterior frontal projection of the liver

Lobé,-e (*Lohba*) Lobed

Lobélie (*Lohbehlée*) Lobelia Indian tobacco used in spasmodic asthma

Lobulaire (*Lohbuléhr*) Lobular

Lobule (*Lohbul*) Lobule

Lobulé,-e (*Lohbulá*). Lobulated Which is divided in lobules

Lobulisation (*Lohbuleezahssión*) Lobulization

Local,-e (*Lohkáhl*) Local

L.e, affection (*L e, ahfehkssión*) Disease limited to an organ or to an area

Localisateur (*Lohkahleezahtéhr*) Instrument for locating foreign bodies in tissues

Localisation (*Lohkahleezahssion*) Determination of an anatomical seat whose function corresponds to given clinical manifestations

Lochies (*Lohshée*) Discharge following a confinement

Locomoteur, trice (*Lohkohmohtéhr*) Locomotor

Locomotrice, ataxie (*Lohkohmohtreess, ahtahksée*) Locomotor ataxia Tabes

Locus (*Lohkúss*) Spot Place Locus

Loge (*Lohzsh*) A cell Cavity

Logique (*Lohzshcek*) Logical

Loi (*Looah*) Law

Lombago (*Lohmbahgoh*) Lumbago

Lombaire (*Lohmbehr*) Lumbar

Lombes (*Lohmb*) Region which forms the posterior wall of the abdomen Loins

Lombo-abdominal, muscle (*Lohmboh-ahbdohmeenáhl, muskl*) Transversalis abdominis muscle

L.-costal, m (*L.-kohstohl, m*) Serratus posticus inferior m

L.-costo-trachélien, m (*L.-kohstoh-trahshehleeehn, m*) Sacro-lumbalis m

L.-dorso-t, m (*L.-dohrsoh-t, m*) Longissimus dorsi m

L.-huméral, m (*L.-umehráhl, m*) Longissimus dorsi m

L.-sacré, nerf (*L.-sahkra, nehr*) Lumbosacral n, terminal branch of lumbar plexus

L o m b r i c (*Lohmbrěek*) Earth-worm. Lumbricus

Lombrical,-e (*Lohmbreekahl*) Vermiform Lumbrical

Lombricaux, muscles (*Lohmbreekôh, muskl*) Lumbricales muscles, name of four small muscles of hands and feet

Long du cou, muscle (*Lohn du koo, muskl*) Longus coli muscle

L. dorsal, muscle (*L dohrsáhl, muskl*) Longissimus dorsi muscle

L. du dos, muscle (*L du doh, m*) Longissimus dorsi muscle

Longévité (*Lohnzshehveetá*) Longevity.

Looch (*Lohohsh*) Electuary Liquid drug of the consistency of thick syrup

Loquacité (*Lohkahsseetá*) Loquacity

Lordose (*Lohrdóhz*) Lordosis Curvature of the spinal column with convexity forward

Lotion (*Lohssion*) Lotion Liquid used for washing the body

Louche (*Loosh*) Turbid (liquid) Squinteyed Suspicious

Louchement (*Looshmáhn*) Passage of a clear liquid to a turbid state

Loup (*Loo*) Wolf

Loupe (*Loop*) Lens, magnifying glass Sebaceous tumor

Lubrifaction (*Lubreefahkssión*) Lubrication

Lubrifier (*Lubreefeeá*) To lubricate

Lucide (*Lusseed*) Lucid

Lucidité (*Lusseedeeta*) Lucidity

Lues (*Luéhss*) Syphilis

Luette (*Luéht*) Uvula

Lueur (*Luehr*) Gleam

Luisant,e (*Lueezáhn*) Shining Glistening

Lumbago (*Lohmbahgoh*) Lumbago

Lumière (*Lumeeehr*) Light

Lumineux,-euse (*Lumeench*) Luminous

Lunaire, caustique (*Lunehr, kohstéek*) Lunar caustic, nitrate of silver

Lunatique (*Lunahtéek*) Of unsound mind Lunatic

Lune (*Lun*) Moon

Lunettes (*Luneht*) Spectacles Telescope

Lunule (*Lunul*) Light semilunar portion of the nail Lunula

Lupuline (*Lupuléenn*) Yellowish powder obtained from the fruit of hops Lupuline

Lupus (*Lupuss*) Disease of the skin (tubercular) Lupus

Lutéine (*Luteheen*) Lutein Chief substance of the corpora lutea (in ovaries)

Luxation (*Luksahssion*) Dislocation Luxation

Lycopode (*Leekohpóhd*) Club moss Yellowish powder used to cover pills or as an absorbent application to excoriated surfaces

Lycorexie (*Leekohrehksée*) Excessive appetite

Lymphadenite (*Lehnfahdehnéet*) Inflammation of a lymphatic gland

Lymphadénome (*Lehnfahdehnóhm*) Lymphoma Tumor found in lymphatic glands and generalized in other organs It is multiple and is also called Hodgkin's disease or pseudoleukocythemia

L y m p h a n g i o m e (*Lehnfahnzsheeóhm*) Tumor consisting of lymphatic vessels

Lymphangite (*Lehnfahnzshéet*) Inflammation of lymphatic vessels Lymphangitis

Lymphatiques, vaisseaux (*Lehnfahntéek vessoh*) Lymphatics

Lymphe (*Lehnf*) Lymph

Lymphoïde (*Lehnfohéed*) Pertaining to or resembling lymph or lymphatic vessels

Lymphome (*Lehnfóhm*) Tumor consisting of elements of lymphatic glands

Lypémanie (*Leepehmahnée*) Lypemania Melancholia

Lyre (*Leer*) Triangular space between the posterior pillars of the fornix, filled up by white matter

Lysis (*Leezées*) Gradual decrease of fever in diseases Lysis

Lysol (*Leezóhl*). Lysol An antiseptic, consisting of a brownish syrupy preparation made from coal tar products

M

Macération (*Mahssehrahssión*) Maceration. Soaking of a substance in a liquid in order to separate the soluble elements, or to facilitate separation of some elements from others
Macéré,-e (*Mahssehree*) Macerated
Mâcher (*Mahshá*) To masticate
Machinal,-e (*Mahsheenáhl*) Mechanical Automatic
Machine (*Mahshéen*) Machine
Mâchoire (*Mahshooáhr*) Maxilla Jaw
Mâchonnement (*Mahshohnmáhn*) Mumbling action of the jaws
Mâchure (*Mahshúr*) Shreds in wounds caused by bites or crushing
Macrocéphale (*Mahkrohssehfahl*) Who has a large head
Macrocyte (*Mahkrohsseet*) Abnormally large red blood corpuscle
Macrodactylie (*Mahkrohdahkteelée*) Abnormally large fingers or toes
Macroencéphalie (*Mahkrohahnssehfahlée*) Enlargement or hypertrophy of the brain
Macroglossie (*Mahkrohglohssée*) Hypertrophy of the tongue
Macromélie (*Mahkrohmehlée*) Enlargement or hypertrophy of the spinal cord
Macrophage (*Mahkrohfáhzsh*) Large phagocyte which absorbs other cells
Macropsie (*Mahkrohpsée*) When all objects appear large to the eye
Macroscopique (*Mahkrohskohpéek*) Of gross appearance and when objects can be seen with naked eye
Macrostomie (*Mahkrohstohmée*) A deformity of the mouth in which the angles of the mouth extend far outward A variety of harelip
Macula lutea (*Mahkuláh lutehàh*) Yellow spot of retina
Maculaire (*Mahkuláh*) Macular
Macule (*Mahkúl*) Spot
Maculé,-e (*Mahkulá*) Maculated Spotted
Maculeux,-euse (*Mahkuléh*) Maculous
Magistère (*Mahzeheestéhr*) Any specially important medicinal preparation, possessing extraordinary virtues
Magistral,-e (*Mahzsheestráhl*) Specially prepared medicines (extemporaneous)
Magma (*Mahgmáh*) Sediment Residuum after water has been removed
Magnésie (*Mahgnehzée*). Magnesia
M. calcinée (*M kahlsseená*) Oxyde of magnesia.

Magnésium (*Mahgnehzeeóhm*) Magnesium A white metal easily oxidized in the air and reach in chemical rays It is present, besides the mineral kingdom, also in animal and vegetable organisms
Magnétique (*Mahgnehtéek*) Magnetic Having the properties of a magnet
Magnétiser (*Mahgnehteezá*) To magnetize To hypnotize
Magnétiseur (*Mahgnehteezéhr*) Person who hypnotizes
Magnétisme (*Magnehtéesm*) The power of a magnet Power of attracting Study of magnet
Maigre (*Mehgr*). Deficient in fat Thin Lean
M , faire (*M , fehr*) To fast
Maigreur (*Mehgréhr*) Thinness Leanness
Maille (*Máhee*). Mesh of capillaries or other anatomical elements
Maillot (*Maheeóh*) Swaddling clothes.
M humide (*M uméed*) Wet pack
M. sec (*M ssehk*) Dry pack
Main (*Mehn*). Hand
M. bote (*M boht*) Club-hand
Maïs (*Mahée*). Maize Indian corn.
Maison (*Mehzóhn*) Home
M. d'accouchment (*M dahkooshmáhu*) Lying-in-home
M d'aliénés (*M. dahleeehná*). Lunatic asylum
M de santé (*M. de sahntá*) Lunatic asylum
M mortuaire (*M mohrtuéhr*) Mortuary.
Mal (*Mahl*) Evil Disease Pain
M des Allemands (*M dehzahlmáhn*). Syphilis
M des ardents (*M dehzahrdáhn*) Epidemic gangrenous disease of the Middle Ages
M. d'aventure (*M dahvahutár*). Whitlow
M des Barbades (*M deh Bahrbáhd*) Elephantiasis
M caduc (*M kahdúk*) Epilepsy
M de coeur (*M deh kehr*) Nausea
M. curial (*M kureeáhl*) Syphilis
M. des chrétiens (*M dehkrehteeehn*) Syphilis
M. de dents (*M deh dahn*) Toothache
M. divin (*M deevéhn*) Epilepsy
M. d'enfant (*M dahnfahn*) Labor pain
M. espagnol (*M ehspahnnóhl*) Syphilis
M. d'estomac (*M dehstohmáh*) Stomachache
M. de foie (*M deh fooáh*) Cachexia
M. français (*M. frahnsséh*) Syphilis

83

M de gorge (*M deh gohrzsh*) Sore throat Angina
M. de hanche (*M deh ahnsh*) Coxalgia
M haut (*M oh*) Epilepsy
M. de langue (*M deh lahng*) Anthrax of the tongue
M. de lune (*M deh lunn*) Periodic ophthalmia
M. de mâchoire (*M. deh mahshooáhr*) Trismus
M de Melada (*M deh Mehlahdáh*) Pellagra
M. deli mer (*M deh mehr*) Sea-sickness
M. de montagne (*M deh mohntánn*) Mountain sickness
M. de mort (*M deh mohr*) Leprosy
M de Naples (*M deh Nahpl*) Syphilis
M de neige (*M deh nehzsh*) The irresistible longing for sleep felt by travelers in the snow
M. noir (*M nooáhr*) Anthrax Charbon
M d'oreilles (*M dohráy*) Otitis
M du pays (*M du pchée*) Nostalgia
M, petit (*M ptee*) Minor epilepsy
M de Pott (*M deh Poht*) Pott's disease Tubercular condition of vertebræ
M. de reins (*M deh rehn*) Lumbago
M sacré (*M sahkrá*) Epilepsy
M de sommeil (*M deh ssohmay*) Sleeping sickness
M. St.-Antoine (*M St-Ahntooáhnn*) Erysipelas
M. de Job (*M deh Zshohb*) Syphilis
M de St Lazare (*M deh St-Lahzáhr*) Elephantiasis
M de Siam (*M deh Seeáhm*) Yellow fever
M de tête (*M deh teht*) Headache
M. des Turcs (*M deh Turk*) Syphilis
Malacie (*Mahlahssée*) Malacia Morbid softening of tissues
Malade (*Mahláhd*) Sick Patient Unwell
Maladie (*Mahlahdee*) Disease
M d'Addison (*M dahdeessóhn*) Addison's disease Caused by a tubercular condition of the adrenals Characterized by prostration, anemia and bronzelike pigmentation of the skin
M de Bazedow (*M deh Bazedow*) Exophthalmic goiter
M bleue (*M bleh*) Cyanosis
M bronzée (*M brohnzá*) See M d'-Addison
M de Bright (*M deh Bright*) Bright's disease
M carbonculaire (*M kahrbohnkulehr*) Anthrax
M de Cruveilhier (*M deh Kruveilleeá*) Gastric ulcer
M essentielle (*M essahnsseeéhl*) A disease that does not depend on any other

M. de Kaposi (*M deh Kaposi*) Xeroderma Disease of the skin characterized by extreme dryness
M de Landry (*M deh Lahndrée*) An organic nervous disease characterized by a progressive ascending paralysis of the extremities
M. de Ménière (*M deh Mehneeéhr*) Ménière's disease Characterized by attacks of vertigo, nausea and vomiting Due to a disease of the vestibular pathways
M. de Parkinson (*M deh Parkinson*) Paralysis agitans
M. du pays (*M du pehée*) Nostalgia
M. de poitrine (*M deh pooahtréen*) Phthisis
M sacrée (*M sahkrá*) Epilepsy
M. saturnine (*M sahturneen*) Disease due to lead poisoning
M. de Siam (*M deh Seeáhm*) Yellow fever
M. vénérienne (*M vehnehreeéhnn*) Venereal disease
Maladif,-ive (*Mahlahdéef*) Sickly Unhealthy
Malaire (*Mahléhr*) Relating to the cheek Malar Zygomatic
M., os (*M ohss*) Malar bone Cheek bone
Malaise (*Mahlehz*) Indisposition Malaise
Malaria (*Mahlahreeáh*) Malaria Marsh poison Due to a blood parasite
Malarique (*Mahlahréek*) Malarial
Malaxer (*Mahlahkso*) To kneed To apply massage
Malconformation (*Mahlkohnfohrmahssión*). Malformation
Mâle (*Mahl*) Male
Maléate (*Mahleháht*) Maleate A salt of malic acid
Maléfice (*Mahlehfeess*) Witchcraft
Maléinique (*Mahleheenéek*) Maleic
Malformation (*Mahlfohrmahssión*) Malformation
Malignité (*Mahleegneetá*) Malignancy Grave character of a disease
Malin,-igne (*Mahlehn*) Malignant
Malique (*Mahléek*) Malic (acid, etc)
Malléabilité (*Mahlehahbeeleetá*) Malleability
Malléable (*Mahlehahbl*) Malleable Capacity of being extended by rolling, pulling, etc
Malléaire (*Mahlehéhr*) Pertaining to the malleus
Malléolaire (*Mahlehohléhr*) Malleolar
Malléole (*Mahlehohl*) Ankle Malleolus
Malsain,-e (*Mahlsehn*) Unhealthy
Malt (*Mahlt*) Malt Grain (barley, etc) which became sweet through a process of artificial germination converting

starch into sugar It contains dextrin and maltose
Maltine (*Mahltéen*) Maltine The active substance of malt
Mamelle (*Mahmélt*) Breast
Mamelon (*Mahmlóhn*) Nipple
Mamelonné,-e (*Mahmlohné*) Having elevations
Mamillaire (*Mahmeeléhr*) Having the form of a nipple
Mamillaires, éminences (*M, ehmeenuhns*) Mamillary bodies, which at the base of the brain in front of the crura cerebri appear as two small pea-shaped nodules
Mammaire (*Mahméhr*) Which concerns the breasts
M. externe, artère (*M ehkstéhrn, ahrtehr*) Mammary artery (external)
M. interne, a (*M ehntehrn, a*) Mammary artery (internal)
Mammifères (*Mahmeeféhr*) Mammalia The highest group of vertebrates which suckle their young
Manchette (*Mahnshéht*) Circular skin flap
Manchot (*Mahnshóh*) Who is deprived of a portion or of one arm
Mandibule (*Mahndeebul*) Inferior maxilla
Mandrin (*Mahndréhn*) Stylet of a flexible catheter
Manganèse (*Mahngahnéhz*) Manganese Metallic element
Manganeux,-euse (*Mahngahnéh*) Manganous
Mangeur,-euse (*Mahnsshehr*) Eater
Maniac (*Mahneedhk*) Maniacal
Maniaque (*Mahneedhk*) Maniacal
Manicome (*Mahneekóhm*) Lunatic asylum
Manie (*Mahnée*) Mania Persistent habit
Maniement (*Mahneemáhu*) Handling
Manifestation (*Mahneefehstahssión*) Manifestation
Manipulation (*Mahneepulahssión*) Execution of various manual movements Manipulation
Manipule (*Mahneepúl*) Handful
Manne (*Mahnn*) Manna Concrete exudation of Fraxinus Ornus or F Rotundifolia Mild laxative
Mannequin (*Mahnnkéhn*) Mannikin Phantom
Mannite (*Mahnéet*) An alcohol derived from manna
Manomètre (*Mahnohméhtr*) Apparatus for measuring the density and elastic force of gases or liquids (cerebro-spinal fluid, etc)
Manométrique (*Mahnohmehtreck*) Manometric
Manteau (*Mahntóh*) Mantle Cover
Manubrium (*Mahnubreedhm*) Handle Triangular bony portion of the upper part of sternum.

Manuel,-le (*Mahnuéhl*) Manual
M opératoire (*M ohpehrahtooáhr*) What is performed by the surgeon during an operation
Manuluve (*Mahnulúv*) Hand bath
Maquereau (*Mahkróh*) Mackerel
Marais (*Mahreh*) Marsh Swamp
Maranta (*Mahrahntah*) Arrow-root
Marasme (*Mahráhzm*) Marasmus Extreme emaciation
Marbre (*Mahrbr*) Marble
Marc (*Mahrk*) Residuum left after expression of fruits, of oil from seeds, after extraction of vegetable drugs
Marche (*Mahrsh*) Walk Gait Progress
Marcheur (*Mahrshéhr*) Pedestrian
Mare (*Mahr*) Pond of stagnant water
Marécageux,-euse (*Mahrehkahzshéh*). Swampy Marshy
Marée (*Mahré*) Tide
Margarine (*Mahrgahréen*) A glycerine ester of margaric acid
Marge (*Mahrzsh*) Margin. Border Edge
Marginal,-e (*Mahrzsheenáhl*) Placed on the edge Marginal
Marguerite (*Mahrggehreet*) Daisy
Maringouin (*Mahrehngooéhn*) Mosquito Culex ferox
Mariotte, tache de (*Mahreeóht, tahsh deh*) Blind spot of the retina
Maritime (*Mahreetéem*) Maritime
Marmelade (*Mahrmláhd*) Marmalade
Marmite (*Mahrméet*) Saucepan Pot
Marque (*Mahrk*) Cicatrix Mark
Marrube blanc (*Mahrúb blahn*) Horehound
Mars (*Mahrss*) Mars Iron
Marsupial,-e (*Mahrsupeeáhl*) Pouched
Marsupialisation (*Mahrsupeenhleezahssión*) Production of a cavity or of a pouch (in surgery)
Marteau (*Mahrtóh*) Hammer-bone of the ear Malleu
Martial,-e (*Mahrteeáhl*) Ferruginous
Masque (*Mahsk*) Expression of the face
Massage (*Mahssáhzsh*) Massage
Masse (*Mahss*) Mass Agglomeration of ingredients Paste to be put up in pills
Masser (*Massá*) To practice massage
Masséter, muscle (*Mahssehtéhr muskl*). Masseter muscle
Masseur,-euse (*Mahsséhr*) Who practices massage
Massif,-ive (*Mahsseef*) Massive Bulky
Mastic (*Mahsteek*) Mastic A resinous exudation of Pistacia lentiscus
Masticateur, nerf (*Mahsteekahtéhr nehr*). The motor branch of the trigeminus n
Mastication (*Mahsteekahssión*) Chewing Mastication

Mastite (*Mahstéet*) Inflammation of the breast Mastitis
Mastodynie (*Mahstohdeenée*) Neuralgic pain in the breast Mastodynia
Mastoïde, apophyse (*Mahstohéed ahpohfées*). Mastoid process of the temporal bone
Mastoïdien,-ne (*Mahstoheedeeéhn*) Mastoid
Mastoïdiennes, cellules (*Mahstoheedeeéhnn, ssehltl*). Cells of the mastoid process
M., rainure (*M rehnúr*) Digastric groove
M., trou (*M troo*). Mastoi foramen
Mastoïdite (*Mahstoheedéet*) Inflammation of the mastoid process Mastoiditis
Mastoïdo-auriculaire, muscle (*Mahstoheedoh-ohreekulshr, muskl*) Retrahens aurem muscle
M -génien, m. (*M -zshehneeéhn, m*) Digastric muscle.
Masturbation (*Mahsturbahssión*) Masturbation Self-abuse Onanism
Mat,-e (*Mah*) Dull (sound)
Maté (*Mahté*) Paraguay tea
Matéine (*Mahtehéen*). Caffein extract from maté
Matelat (*Mahtláh*) Mattress
M d'eau (*M doh*) Water-bed
Matérialisme (*Mahtehreeahleezm*) Materialism.
Maternité (*Mahtehrneetá*) Maternity Lying-in-hospital
Matico (*Mahteekóh*). Dried leaves of Piper angustifolium Used in catarrhal conditions
Matière (*Mahteeéhr*) Matter Substance Pus
M , ssalvines (*M ahlvéen*) Excrements
M. brute (*M brut*) Raw material
M. caséeuse (*M. kahzehéhs*) Cheesy matter
M colorante (*M kohlohráhnt*) Coloring matter
M. médicale (*M mehdeekáhl*) Materia medica Pharmacognosis
M organizée (*M ohrgahneezá*). Organized matter
M. sstercorales (*M stehrkohráhl*) Excrements
Matin (*Mahtéhn*) Morning
Matité (*Mahteetá*) Dulness (sound on percussion)
Matras (*Mahtráh*) Matrass Retort, glass recipient (in chemistry)
Matrice (*Mahtréess*) Uterus Womb
M unguéale (*M ungeháhl*) Matrix of the nail
Matrone (*Mahtróhn*) Midwife
Maturation (*Mahturahssión*) Ripening. Maturation
Mauvais,-e (*Mohvéh*) Bad Injurious. Evil
Mauve (*Mohv*) Mallow. Lavender color
Maxillaire (*Mahkseeléhr*) Pertaining to the jaw Maxillary

M externe, artère (*M ehkstéhrn, ahrtéhr*). Facial artery
M. interne, a (*M ehntéhrn, ahrtéhr*). Internal maxillary artery
M. inférieur, os (*M ehnfehreeéhr, ohss*) Inferior maxillary bone Lower jaw
M. supérieur, os (*M supehreeéhr, ohs*). Superior maxillary bone Upper jaw
Méable (*Meháhbl*) Meable
Méat (*Meháh*). Orifice of a canal Meatus
M auditif (*M ohdeetéef*) Auditory meatus
M des fosses nasales (*M deh fohss nahzáhl*) Meatus of the nose
M. de la trompe d'Eustache (*M deh lah trohmp dehstáhsh*) Pharyngeal opening of Eustachian tube
M urinaire (*M ureenéhr*) Urinary meatus
Mécanique (*Mehkahnéek*) Mechanics Mechanical
Mécanisme (*Mehkahnéezm*) Mechanism Combination of the parts of a machine
Mécanothérapie (*Mehkahnotehrahpée*). Treatment of diseases by mechanical means Mechanotherapy
Mèche (*Mehsh*) A drain of lint or cotton to keep wounds open Wick of a lamp
Méconium (*Mehkohneeohm*) Material accumulated in the intestinal canal of the fœtus Meconium
Médecin (*Mehdséhn*) Physician
Médecine (*Mehdséen*). Practice of medicine Drug Medicament
M blanche (*M blahnsh*) Potion with magnesia
M. noire (*M nooáhr*) Purgative potion (senna, sodium sulphate, rhubarb, manna)
M. légale (*M leháhl*) Medical jurisprudence
M. opératoire (*M ohpehrahtooáhr*) Study of operative procedures and technic
Médian,-e (*Mehdeeáhn*) Median, mesial
M , nerf (*M nehr*) Median nerve
Médiastin (*Mehdeeahstéhn*) Mediastinum
Médiat,-e (*Mehdeeáh*) Mediate
Médical,-e (*Mehdeekáhl*) Pertaining to medicine Medical
Médicament (*Mehdeekahmáhn*) Drug Medicament
Médicamentation (*Mehdeekahmahntahssión*) Prescribing remedies Medicamentation
Médicamenté,-e (*Mehdeekahmahntá*). Medicated
Médicamenteux,-euse (*Mehdeekahmahnleh*) Medicamentous
Médicastre (*Mehdeekáhstr*) A quack
Médication (*Mehdeekahssión*) Administration of remedies for a particular case Medication
Médicinal,-e (*Mehdeesseenáhl*) Medicinal

Médico-légal,-e (*Mehdeekóh-lehgáhl*) Medico-legal

M.-psychologique (*M -pseekohlohzshéek*). Medico-psychological

Medio-tarsienne, désarticulation (*Mehdeeóh-tahrseeehm, dehzahrteekulahssion*). Chopart's operation, disarticulation at the midtarsal region, leaving the calcaneum and astragalus

Medius (*Mehdeeúss*) The second finger.

Médullaire (*Mehduléhr*) Referable to bone marrow or to the spinal cord Medullary

Médulle (*Mehdul*) Medulla

Médullocelles, tumeur à (*Mehdulohsséhl, tuméhrah*) Myeloid tumor

Mégacéphale (*Mehgahssehfóhl*) Megacephalous

Mégalocéphale (*Mehgahlohssehfahl*) Megacephalous

Mégalocéphalie (*Mehgahlohssehfahlée*) Megalocephalia An abnormally large head

Mégalodactylie (*Mehgahlohdahkteelée*) Abnormally large fingers or toes

Mégalomanie (*Mehgahlohmahnée*) Megalomania

Mégalopsie (*Mehgahlohpsée*) Condition of the eyes when objects appear unusually large

Mégalosplénie (*Mehgahlohsplehnee*) Unusually large spleen

Mégalote (*Mehgahlóht*). Having large ears

Mégapode (*Mehgahpóhd*) Having large feet

Meibomius, glandes de (*Mabohmeeuss, glahnd deh*) Palpebral follicles Meibomian glands

Meissner, corpuscule de (*Massnéhr, kohrpuskúl deh*) Tactile corpuscles

M., plexus de (*M , plehksúss deh*) Non-medullated fibers with ganglia in the submucous layer of the intestines.

M , ganglion de (*M , gahngleeóhn deh*) Non-medullated fibers with ganglia in the submucous layer of the intestins

Mélaena (*Mehlehnáh*) Bloody feces Melena

Mélancolie (*Mehlahnkohlée*) Melancholia

Mélancolique (*Mehlahnkohléek*) Melancholic Sad

Mélanémie (*Mehlahnehmée*) When the blood contains black pigment Melanemia.

Mélanine (*Mehlahnéen*) Black pigment which is normally present in the skin, hair and retina of some individuals, and pathologically in the blood

Mélanique (*Mehlahnéek*) Referable to black pigment

Mélanodermie (*Mehlahnohdéhrmée*) Black skin

Mélanose (*Mehlahnóhz*) Abnormal deposits of black pigment in the skin Melanosis.

Mélanotique (*Mehlahnohtéek*) Containing dark pigment Melanotic

Mélanurie (*Mehlahnurée*) Excessive excretion of black pigment in the urine Melanuria

Mélasse (*Mehláhss*) Molasses

Méléna (*Mehlehnáh*). See Melæna

Mélilot (*Mehleeloh*) Melilotus Sweet clover

Mélimélum (*Mehleemehlóhm*) Mixture of honey and mucilage of quinces

Mélisse (*Mehléess*) Balm-mint. Lemonbalm Melissa

Mellanurique (*Mehlahnuréek*) Mellanuric

Melléolé (*Mehlehohlá*). Medicine composed of honey and powder Electuary

Mellifère (*Mehleeféhr*) Melliferous

Mellite de scille (*Mehléet deh sseey*). Oxymel of squill

M. simple (*M sehmpl*) Clarified honey

Mellon (*Mehlóhn*) Mellon

Mélopastic (*Mehlohplahstée*) Plastic surgery of the cheek Meloplasty

Membrane (*Mahmbráhnn*) Membrane

M. cérébrales (*M ssehrehbráhl*) Meninges

M. du corps vitré (*M du kohr veetrá*) Hyaloid membrane

M. du tympan (*M. du tehnpáhn*) Membrana tympani

M. de Schneider (*M. deh Schneider*) Olfactory membrane

Membraneux,-euse (*Mahmbrahnéh*) Membranous

Membre (*Mahmbr*) Limb Member

M. viril (*M veeréel*) Penis

Mémoire (*Mehmooáhr*) Memory

Mémorable (*Mehmohráhbl*) Memorable.

Mémoratif,-ive (*Mehmohrahteef*) Recollecting

Mémoration (*Mehmohrahssión*) Memorizing

Ménagogue (*Mehnahgóhg*) Emmenagogue

Méninges (*Mehnehnzsh*) Meninges

Méningé,-e (*Mehnehnzshá*) Meningeal

Méningite (*Mehnehnzshéet*) Meningitis

Méningocèle (*Mehnehngohsséhl*) Hernia of the meninges Meningocele

Méningo-encéphalite (*Mehnehngoh-ahnsehfahléet*) Meningo-encephalitis Inflammation of the brain and its membranes

M -myéite (*M -meeehléet*) Meningo-myelitis Inflammation of the spinal cord and its membranes

M.-myelocèle (*M -meεehlohsséhl*) Hernia of the spinal cord and its membranes

Ménisque (*Mehnéesk*) A lens with a concavity on one side and convexity on the other

87

Ménopause (*Mehnohpohz*) Menopause Climacteric period
Ménorrhagie (*Mehnohrahzshée*) Excessive menstruation Menorrhagia
Ménorrhée (*Mehnohrá*) Profuse menstruation Menorrhea
Menstruation (*Mahnstruahssión*). Menses Menstruation
Menstrue (*Mahnstrú*) Menstruum A solvent
Menstruel,-le (*Mahnstruehl*) Relative to menstruum
Menstrues (*Mahnstrú*) Menses
Mensurateur du bassin (*Mahnsurahtéhr du bahsséhn*) Pelvimeter
Mensuration (*Mahnsurahssión*) Measuring Mensuration
Mentagre (*Mahntáhgr*) Disease of the hair on the chin caused by trichophyton tonsurans Sycosis Mentagra
Mental,-e (*Mahntáhl*) Mental Pertaining to the mind also to the chin
Menthe (*Mahnt*) Mint Genus of labiate herbs
M. poivrée (*M pooahvra*) Peppermint
Menthol (*Mahntóhl*) Menthol Crystalline substance found in peppermint oil Antineuralgic, antiseptic, stimulant
Mento-labial, muscle (*Mahntoh-lahbeeahl, muskl*) Depressor and levator labii inferioris
Menton (*Mahntóhn*) Chin
M, carré du (*M, Kahrá du*) Quadratus or depressor labii inferioris
M, houppe du (*M, hoop du*) Levator menti or labii inferioris
Mentonnier,-e (*Mahntohneeá*) Referable to the chin
M, nerf (*M, nehr*) Branch of the inferior dental nerve
Mentonnière (*Mahntohneeéhr*) Bandage for the chin, Galen's bandage
Ményanthe (*Mehneeáhnt*) Buckbean, genus of Gentianaceæ Emmenagogue
Méphitique (*Mehfeeteék*) Unwholesome (vapor). Mephitic
Mer (*Mehr*) Sea
Méralgie (*Mehrahlzshée*) Neuralgia of the lower extremity
Mératrophie (*Mehrahtrohfée*) Atrophy of the lower extremity
Mercure (*Mehrkúr*) Mercury Quicksilver Hydrargyrum
M. à la craie (*M ah loh kreh*). Hydrargyrum cum creta
M. doux (*M doo*) Calomel
M éteint (*M ehtéhn*) Mercury finely divided
Mercurial,-e (*Mehrkureeáhl*) Mercurial
Mercurialisme (*Mehrkureeahléezm*) Mercurialism
Mercuriaux (*Mehrkureeók*) Mercurial preparations
Mercuriel,-le (*Mehrkureeéhl*) Mercurial

Mère (*Mehr*) Mother
Méridien (*Mehreedeeéhn*) Meridian
Mérisier (*Mehreezeed*) Wild cherry-tree
Mérismatique, reproduction (*Mehreezmahteek, rehprohduksión*) Successive segmentation
Mérocèle (*Mehrohssehl*) Femoral hernia Merocele
Méry, glandes de (*Mery, glahnd deh*) Two small glands behind the membranous portion of the urethra
Mérycisme (*Mehreesseezm*) Rumination. Regurgitation of food Merycism
Mésencéphale (*Mehzahnssehfáhl*) Part of the brain containing the crura cerebri, corpora quadrigemina and aqueduct of Sylvius
Mésentère (*Mehzahntehr*) Mesentery
Mesentérique (*Mehzahntehréek*) Mesenteric
Mesmérisme (*Mehzmehréezm*) Animal magnetism Mesmerism
Mésoblaste (*Mehzohbluhst*) Middle layer of the coverings of the embryo destined to develop skin, connective tissue, bone, muscles, organs of excretion and internal genitalia Mesoblast
Mésochondre (*Mehzohkóhndr*) Hyaline substance between cartilage cells
Mésocolon (*Mehzohkohlohn*) Folds of the peritoneum between which is placed the colon
Mésocrâne (*Mehzohkráhnn*) Vertex Crown of the head
Mésoglosse, muscle (*Mehzohglóhss muskl*) Glosso-hyogenio muscle
Mésolobe (*Mehzohlóhb*) Corpus callosum
Mésomérie (*Mehzohmehrée*) Perineum
Mésomphale (*Mehzohmfáhl*) Umbilicus
Mésorectum (*Mehzohrehktóhm*) Folds of the peritoneum applied to the rectum Mesorectum
Métabolique (*Mehtahbohléek*) Metabolic
Métabolisme (*Mehtahbohléezm*) Metabolism Chemical changes taking place in the organism from introduction of nutritive substances Chemical changes taking place in living cells
Métacarpe (*Mehtahkáhrp*) Metacarpus
Métacarpien,-ne (*Mehtahkahrpeeéhn*) Metacarpal
Métacarpo-phalangien, muscle (*Mehtahkahrpoh-fahlahnzsheeehn, muskl*) Adductor pollicis muscle
Métachromatisme (*Mehtahkrohmahtíesm*) Different staining reaction Metachromatism
Métagenèse (*Mehtahzshehnéhz*) Alternation of generations Metagenesis
Métal (*Mehtahl*) Metal
Métalbumine (*Mehtahlbumíen*) Protein substance in ovarian cysts Used as a hygroscopic powder (Hammerstein)
Métallique (*Mehtahléek*) Metallic.

Métallisation (*Mehtahleezahsstón*) Extraction of a metal from its oxyde Metallization

Métalloïde (*Mehtahlohéed*) A body which has not the characteristics of a metal, it is an intermediate element between metallic and non-metallic elements

Métallothérapie (*Mehtahlohtehrahpée*) Treatment with application of metals to the diseased area (in functional nervous diseases) Metallotherapy

Métamère (*Mehtahméhr*) One of the similar segments of an organ (such as spinal cord, etc)

Métamérique (*Mehtahmehreek*). Metameric

Métamorphose (*Mehtahmohrfóhz*). Transformation Metamorphosis

Métaphysique (*Mehtahfeezéck*) Metaphysics

Métastase (*Mehtahstáhz*) Metastasis Secondary development of the original disease in another part of the body thransmitted through well defined channels or pathways (cancer, etc)

Métastatique (*Mehtahstahtéek*) Metastatic

Métatarse (*Mehtahtáhrss*) Metatarsus Part of the foot between the tarsus and toes

Métatarsien,-ne (*Mehtahtahrseeéhn*) Metatarsal

Métatarso-phalangien du petit orteil (*Mehtahtahrsoh-fahlahnzsheeéhn du ptee ohrtáy*) Flexor brevis minimi digiti (foot)

M.-sousphalangien du premier orteil (*M soofahlahnzsheeéhn du prehmeeéh ohrtáy*) Abductor pollicis

M -phalangiens latéraux (*M -fahlahnzsheeéhn lahtehroh*) The interossei muscles (foot)

Météorisme (*Mehtehohréezm*) Meteorism Tympanitis

Méthémoglobine (*Mehtehmohglohbeen*) Methemoglobin, substance from oxyhemoglobin by decomposition of the blood

Méthode (*Mehtóhd*) Method

Méthodique (*Mehtohdéek*) Methodical

Méthylamine (*Mehteelahméen*) Methylamin Alkaline body obtained during the process of distillation of caffein or morphin

Métrite (*Mehtreet*) Inflammation of the womb Metritis

Métroptose (*Mehtrohptohz*) Prolapse of the uterus

Métrorrhagie (*Mehtrohrahzshée*) Hemorrhage of the uterus Metrorrhagia

Métrorrhée (*Mehtrohra*) Free discharge from the womb

Métrorrhexie (*Mehtrohrehksée*) Rupture of the womb.

Métroscope (*Mehtrohskóhp*) Instrument for examination (inspection) of the uterine cavity

Meulière (*Mehleeéhr*) Molar tooth

Meurtre (*Mehrtr*) Murder

Meurtrissure (*Mehrtreessúr*) Bruise Contusion

Miasme (*Meeahzm*) Morbid microorganism Foul emanations

Mica (*Meekah*) Mica Albuminum silicate found in thin sheets

Microbe (*Meekróhle*) Microbe.

Microbien,-ne (*Meekrohbeeéhn*) Microbian

Microbiologie (*Meekrohbeeohlohzshée*) Microbiology Biology of minute organisms

Microcéphale (*Meekrohssehfáhl*) Having a very small head

Microchimie (*Meekrohsheemée*) Microchemistry Chemical researches carried on with a microscope to determine characteristic color reactions

Microcoque (*Meekrohkóhk*) Minute coccus

Microdactylie (*Meekrohdahkleelée*) Abnormal shortness of fingers

Microglossie (*Meekrohglohssée*) Abnormal shortness of tongue

Micrographie (*Meekrohgrahfée*) Description of bodies which can be seen only with a microscope

Micromètre (*Meekrohméhtr*) Instrument for measuring of very small dimensions

Micromillimètre (*Meekrohmeelemehtr*) One millionth part of a meter

Micron (*Meekrohn*) One million part of a meter represented by Greek letter μ

Microrganisme (*Meekrohrgahneézm*) Microorganism Animal or vegetable minute organisms

Microscope (*Meekrohskohp*) Microscope

Microscopique (*Meekrohskohpéek*) Microscopic

Microspore (*Meekrohspohr*) A genus of Fungi, being parasitic

Microsporon (*Meekrohspohrohn*) A genus of Fungi, being parasitic

M. furfur (*M farfur*) A species of fungus of pityriasis versicolor

Microtome (*Meekrohtóhm*) Microtome Apparatus for cutting very thin sections of tissue

Miction (*Meekssión*) Urination Micturition

Micturition (*Meektureesión*) Urination Micturition

Midi (*Meedee*) Noon Mid-day

Miel (*Meeehl*) Honey

Miellé,-e (*Meeehlá*) Containing honey

Migraine (*Meegrehn*) Migraine Periodic headache accompanied by nausea and vomiting

89

Migration (*Meegrahssión*) Migration Change of place of organs, cells etc (leucocytes from blood into tissues, etc.)

Miliaire (*Meeleeéhr*) Miliary Spoken of nodules of the size of a millet seed (in tubercular conditions of tissues etc.) Miliary fever

Milieu (*Meeleeéh*) Center Middle Medium.

Mille-feuille (*Meel-fehy*) Milfoil Herb of Achillea

Millet (*Meeléh*) Millet Thrush

Milliampère (*Meelzeahmpéhr*) One thousandth part of an ampere Unit of intensity of an electric current It corresponds to an electromotor force of one volt developed in a circuit which has 1000 Ohms of resistance

Mimique (*Meemeek*) Mimicry Mimical

Mine (*Meen*) Aspect. Look Appearance

Minérai (*Meenehréh*) Ore

Minéral,-e (*Meenehráhl*) Mineral

Minéralisation (*Meenehrahleezahssión*) Mineralization

Mineralizé,-e (*Meenehrahleezá*) Mineralized

Mineralité (*Meenehrahleetá*) Quality of water that contains mineral salts

Minéralogie (*Meenehrahlohzshee*) Mineralogy

Minière (*Meeneeéhr*) Place in which mineral is found

Minimum (*Meeneemóhm*) Minimum.

Minium (*Meeneeóhm*) Red oxide of lead

Minuit (*Meenuée*) Midnight

Miroir (*Meerooahr*) Mirror

Miroitant,-e (*Meerooahtáhn*) Reflecting like a mirror

Misanthrope (*Meesahntróhp*) Hater of mankind

Miscibilité (*Meesseebeeleetá*) Faculty which one body possess to mix with another

Miscible (*Meesséeble*) Miscible

Misère (*Meezéhr*) Misery Distress

Misogynie (*Meezohzsheenée*) Hatred of sexual intercourse Hatred for women

Mitigation (*Meeteegahssión*) Mitigation

Mitigeant,-e (*Meeleezshaha*) Mitigating

Mitose (*Meetohz*) Mitosis Cell division

Mitrale, valvule (*Meetráhl, vahlvúl*) Mitral valves

Mixte (*Meeksi*) Mixed

Mixtion (*Meekssión*) Mixing

Mixture (*Meekstúr*) Mixture Liquid preparation containing drugs in suspension

Mnémonique (*Mnehmohnćek*) Mnemonics Systems to aid memory

Mobile (*Mohbeel*) Mobile Motive power

Mobilité (*Mohbeeleetá*) Mobility

Modérateur, trice (*Mohdehrahtéhr*) Moderator That what lessens

M s, nerfs (*M, nehr*) Vaso-motor nerves.

Modificateur, trice (*Mohdeefeekahtéhr*). Modifying

Moelle (*Mooáhl*) Marrow Medulla

M. allongée (*M. ahlohnzshá*) Medulla oblongata

M épinière (*M ehpeeneeéhr*) Spinal cord

Mofette (*Mohfeht*) Non-respirable gas or vapor

Mogigraphie (*Mohzsheegrahfée*) Writer's cramp

Mogilalism (*Mohzsheelahléezm*) Stuttering

Moignon (*Mooahneeóhn*) Stump Amputated end of a limb.

Mois (*Mooáh*). Month Menses

Moisi-e (*Mooahzée*) Mouldy Musty

Moisissure (*Mooahzeessúr*) Mouldiness. Mustiness

Moiteur (*Mooahtehr*) Moisture (sweat of skin)

Molaire (*Mohléhr*) Molar tooth

Môle (*Mohl*) Raised and pigmented area of the skin Also mass in the uterus due to degeneration of an ovum Mole

Moléculaire (*Mohlehkuléhr*) Molecular

Molécule (*Mohlehkul*) Molecule The smallest particle of a body

Molette (*Mohleht*) Polished stone for breaking up medicinal substances

Mollet (*Mohleh*) Calf of the leg

Molluscum (*Mohluskóhm*) Soft tumor of the skin (epithelial in nature)

Molybdène (*Mohleebdéhn*) Molybdenum A metallic element used in preparation of steel

Molybdique (*Mohleebdéek*) Used instead of Saturnine

Molybdocolique (*Mohleebdohkohléek*) Lead colic

Moment (*Mohmáhn*). Momentum

Momie (*Mohmée*). Mummy Dried up and embaumed cadaver

Momification (*Mohmeefeekahssión*) Desiccation of tissues

Monade (*Mohnáhd*) Monad Animal parasite of the class Mastigophera Found sometimes in bronchitis, also in the muscles and liver

Mondation (*Mohndahssión*) Decortication Cleansing

Monder (*Mohndá*) To cleanse To decorticate

Mongoloïde (*Mohngohloheéd*) Mongolian (type of individuals)

Moniliforme (*Mohnoolecfóhrm*) Moniliform Used to designate parts divided by constrictions into smaller portions following one another thus resembling a string of beads Term used in bacteriology

Monobase (*Mohnohbáhz*) An acid in which one atom of hydrogen can be replaced by a base
Monobasique (*Mohnohbahzéek*) An acid in which one atom of hydrogen can be replaced by a base
Monobromure (*Mohnohbrohmúr*) Monobromated compound
Monocéphale (*Mohnohssehfáhl*) Monster having one head and two bodies
Monocle (*Mohnóhkl*). Monocle (eye glass) Bandage covering one eye
Monoculaire (*Mohnohkuléhr*) Uniocular
Monogame (*Mohnohgáhm*) Who cohabitates with only one woman
Monogenèse (*Mohnohzshehnéhz*) Oneness of origin Of one sex without sex differentiation Of a single race
Monographie (*Mohnohgrahfée*) Writing devoted to one subject
Monomanie (*Mohnohmahnée*) Monomania Persisted morbid idea (delusion) on one subject (term not used in modern psychiatry)
Monoplégie (*Mohnohplehzshée*) Monoplegia Paralysis of one limb
Monopse (*Mohnóhps*) Monops Cyclops. Monster with one eye in the middle of the forehead.
Monorchide (*Mohnohrkéed*). Having one testicle
Monovarien,-ne (*Mohnohvahreeéhn*) Having one testicle
Monro, trou de (*Mohnróh, troo deh*) Foramen of Monro, it forms a passage between the third and lateral ventricles of the brain
Monstre (*Mohnstr*) Monster. Congenitally malformed body
Monstruosité (*Mohnstruohzeetá*) Monstrosity Malformation
Mont de Vénus (*Mohn deh Vehnús*) Mons Veneris
Montagne (*Mohntáhnn*) Mountain
Monticule (*Mohnteekul*) Monticulus cerebelli, the middle lobe of the superior vermiform process
Morbide (*Mohrbéed*) Morbid Pathological
Morbidité (*Mohrbeedeetá*) Morbidity Proportion of diseased individuals in a population
Morbifique (*Mohrbeeféek*) Pathogenic What causes the disease
Morbilleux,-euse (*Mohrbeeleh*) Pertaining to measles
Morbilliforme (*Mohrbeeleeföhrm*) Resembling measles
Morcellement (*Mohrssehlmáhn*) Reducing to pieces (fœtus, tumors, etc)
Mordant,-e (*Mohrdáhn*) Mordant Corrosive A chemical used to fix a stain of tissues

Morelle (*Mohréhl*) A solanum Nightshade
Morgagni, humeur de (*Mohrgahnnee, uméhr deh*) Fluid which is present between the lens and its capsule
M , glandes de (*M , glahnd deh*) Depressions in the mucous membrane of the urethra
M., nodules de (*M nohdúl deh*) Thickened portions of the sigmoid valves in the aorta
Morgue (*Mohrg*) Morgue Mortuary
Morosité (*Mohrohzeetá*). Morosity Sadness
Morphée (*Mohrfá*) Morphea characterized by the presence of yellow area of infiltrated skin
M. brune (*M brunn*) Vitiligo
M. de Wilson (*M deh Wilson*) White variety of keloid
Morphine (*Mohrféen*) Morphine, an active principle of opium
Morphinomanie (*Mohrfeenohmahnée*) Morphinomania
Morphologie (*Mohrfohlohzshée*) Science of biological forms
Morpion (*Mohrpeeóhn*) Pediculus pubis Crab-louse
Morrhuol (*Mohruóhl*) Alcoholic extract of cod liver oil
Morsure (*Mohrssur*) Bite
Mort (*Mohr*) Death
M. aux mouches (*M oh moosh*) Arsenic
M aux rats (*M oh rah*) Arsenious acid
M. aux chiens (*M oh sheeéhn*) Colchicum
Mort,-e (*Mohr*) Dead
Mortalité (*Mohrtahleetá*) Mortalité Proportion of deaths to the total population
Mortier (*Mohrteed*) Mortar
Mortification (*Mohrteefeekahssión*) Mortification Gangrene
Mort-né (*Mohrna*) Stillborn
Mortuaire (*Mohrtuéhr*) Mortuary Pertaining to burial Dead-house
Morue (*Mohrü*) Codfish
M , huile de foie de (*M néel deh fooáh deh*) Cod liver oil
Morula (*Mohruláh*) Mass of cells resembling mulberry and formed after segmentation of the ovum
Morvan, maladie de (*Mohrváhn, mahlahdee deh*) See Syringomyelie
Morve (*Mohr*) Glanders (horses)
Moteur,-trice (*Mohtéhr*) Motor
M , centre (*M , ssahntr*) The motor center in the brain
M oculaire commun, nerf (*M ohkuléhr kohméhn, nehr*) Third cranial nerve
M oculaire externe, nerf (*M ohkuléhr ehkstéhrn, nehr*) Sixth cranial nerve or abducens
Motif (*Mohteef*) Motive Incentive.

Motile (*Mohtēel*) Motile Capable of motion
Motilité (*Mohteeleetá*) Motility
Motion (*Mohssión*) Mouvement
Mou, molle (*Moo, mohl*). Soft Sluggish. Inactive
Mouche (*Moosh*) Fly
Mouches (*Moosh*) Pain which announces the onset of labor in confinements
M. volantes (*M tohláhnt*) Muscæ volitantes
Mouchoir (*Mooshooáhr*) Handkerchief
Mouffe (*Moofl*) System of pulhes
Moule (*Mool*) Mould Matrix
Mousse (*Moos*) Moss Plant of the cryptogamic species, Musci Froth
M. perlée (*M pehrlá*) Irish moss Pearl moss
M terrestre (*M tehrēhstr*) Lycopodium.
Moustique (*Moostéek*) Mosquito
Mout (*Moo*) Must
Moutarde (*Mootahrd*) Mustard
Mouton (*Mootóhn*) Sheep-mutton
Mouvement (*Moovmáhn*) Movement Motion
Moyen (*Mooaheeehn*) What is utilized Means Remedy Way Expedience
Moyen,-ne (*Mooaheeéhn*) Middle
Moyenne (*Mooahyéhnn*) Average Mean Medium
Mucédinées (*Musseedeená*) Moulds Mould-fungi
Mucilage (*Musseelahszh*) Mucilage, consists of a solution of gum
Mucilagineux,-euse (*Musseelahzsheenéh*) Mucilagenous
Mucipore (*Musseepohr*) Secreting mucus Muciporous
Mucocèle (*Mukohsséhl*) Tumor containing mucus
Mucopurulent,-e (*Mukohpuruláha*) Mucopurulent Containing mucus and pus
Mucosité (*Mukohzeetá*) Mucosity Mucus like fluid
Mucus (*Mukúss*) Mucus, contains water, mucin and salts Serves for lubricating mucous membranes
Mue de la voix (*Mu deh lah voodh*) Change of voice at puberty
Muet,-te (*Muéh*) Mute
Muguet (*Muggéh*) Lily of the valley
M. parasitaire (*M pahrahzeetéhr*) Thrush Parasite stomatitis (due to oidium albicans)
Mulâtre (*Muláhtr*) Mulatto
Multicapsulaire (*Multeekalyosulehr*). Multicapsular
Multiloculaire (*Multeelohkuléhr*) Multilocular A cavity divided into several smaller cavities
Multinucléé,-e (*Multeenuklehá*) Containing several nuclei

Multipare (*Multeepáhr*) Multipara Woman who gave birth to several children
Multiple (*Multéepi*) Multiple
Multiplication (*Multeepleekahssión*) Multiplication
Multiplié,-e (*Multeepleeá*) Multiplied
Multipolaire (*Multeepohlehr*) A cell which possesses several prolongations or processes (nerve-cells etc) Multipolar
Multivalve (*Multeeváhlo*) Having several valves
Muqueuse (*Mukéhz*) Mucous membrane
Muqueux,-euse (*Mukehz*) Mucous
Mur gingival (*Murzshehnzsheeváhl*) Thickening of the gum in an embryo from which dental follicles originate
Mûr,-e (*Mur*) Ripe Mature
Mural,-e (*Muráhl*) Like a mulberry
Mûre (*Mur*) Mulberry
Muriate (*Mureeáht*) A salt of muriatic or hydrochloric acid
Muriatique (*Mureeahtéek*) Muriatic
Muriforme (*Mureefóhrm*) What has a surface covered with elevations Mulberry
Murmure (*Murmur*) Murmur
Musc (Musk). Musk
Muscade (*Muskahd*) Nutmeg
Muscarine (*Muskahréeun*) Muscarin, poisonous principle present in certain mushrooms
Musciforme (*Musseefohrm*) Resembling moss
Muscle (*Muskl*) Muscle
M. aponévrotique (*M ahpohnehvrohseek*) The tensor vaginæ femoris
M de Guthrie (*M deh Gutrée*) Transversus perinei profondus
M. fessiers (*M fehsseea*) Glutei muscles
M. lisses (*M leess*) Unstriped or involuntary muscles
M striés (*M streeá*) Striped or voluntary muscle
Musculaire (*Muskulehr*) Muscular
M , conscience (*M , kohnsseeahns*) Muscular sense
Musculature (*Muskulahtúr*) Muscular system Musculature
Musculeux,-euse (*Muskuleh*). Musculous
Musculo-cutané du bras, nerf (*Muskulohkutáhná du brah, nehr*) Musculocutaneous nerve of the arm
M -C de la cuisse, nerf (*M -K deh lah kuéess nehr*) Middle cutaneous nerve of the thigh
M.-C. externe de la cuisse, nerf (*M -K ehhstéhrn deh lah kuéess, nehr*) External cutaneous nerve of the thigh
M.-C. interne d l. c.,n. (*M K d l k ,n*) Internal cutaneous nerve of the thigh

M.-C. de la jambe, nerf (*M.-K. deh lah zshahmb, nehr*) Musculo-cutaneous nerve of the leg
Museau (*Muzóh*) Muzzle of an animal
M. de tanche (*M. deh tahnsh*) Vaginal orifice of the uterus
Musical,-e (*Muzeekáhl*) Musical
M., bruit (*M., bruée*) Musical sound of the heart
Mussitation (*Musseetahssion*) Movement of lips without emission of sounds Muttering
Mutabilité (*Mutahbeeleetá*) Mutability
Mutilation (*Muteelahssión*). Mutilation Maiming
Mutisme (*Muteêzm*) Mutism Dumbness
Myalgie (*Meeahlzshée*) Myalgia Tenderness or pain in the muscles
Mycélium (*Meessehleeóhm*) Mycelium Vegetative part of a fungus consisting of distinct threads
Mycoderme (*Meekohdèhrm*) A genus of fungi, found on the surface of fermented liquids in the form of a membrane
Mycologie (*Meekohlohzshée*) Study of fungi
Mycosis (*Meekosées*) Granuloma fungoides Fungoid growth
Mydriase (*Meedreeahz*) Mydriasis Dilatation of the pupil
Mydriatique (*Meedreeahtéek*) Mydriatic Drug producing dilatation of pupils
Myélencéphale (*Meeehluhnssehfahl*) Cerebrospinal axis
Myéline (*Meeehleen*) Myelin Substance of the sheath of nerve fibers
Myénnique (*Meeehleenéek*) Medullated Referable to myelin
Myélite (*Meeehléet*) Myelitis Inflammation of the spinal cord
Myélo-encéphalopathie (*Meeehloh-aknssh-fahlohpahtée*) Simultaneous involvement of the cord and brain
Myelogène (*Meeehlokzshehn*) Myelogenic Originating in the spinal cord Producing marrow
Myéloïde, tumeur (*Meeehlohéed, tumêhr*) Tumor formed of elements of bone marrow Myeloid or giant-cell sarcoma
Myélomalacie (*Meeehlohmohlahssée*) Softening of the spinal cord Myelomalacia
Myélome (*Meeehlóhm*) Myeloma See myeloid tumeur
Myéloméningite (*Meeehlohmehnehnzshéet*) Inflammation of the spinal cord and its meninges
Myélopathie (*Meeehlohpahtée*) Myclopathy Diseases of the spinal cord
Myéloplaxe (*Meeehlohpláhks*) A special anatomical element of the bone marrow arranged in plaques, with multiple nuclei

Myéleplaxome (*Meeehlohplahksohm*) A tumor composed of myeloplaxes
Myélosarcome (*Meeehlohsahrkohm*) Osteo-sarcoma
Mylo-hyoidien, muscle (*Meeloh-heeoheedeeehn, muskl*) Mylo-hyoid muscle
Myloid (*Meeloheed*) Referable to molar teeth
Myloidien (*Meeloheedeeehn*) Referable to molar teeth
Mylo-pharyngien, muscle (*Meeloh-fahrehnzsheeehn, muskl*) Myloglossus
Myocarde (*Meeohkahrd*) Myocardium Muscle of the heart
Myocardite (*Meeohkahrdéet*) Myocarditis Inflammation of the myocard
Myocèle (*Meeohssehl*) Muscular hernia
Myoclonie (*Meeohklohnée*) Myoclonia Clonic contractions of muscles occurring suddenly and involuntarily
Myodémie (*Meeohdehmie*) Fatty degeneration of a muscle
Myodynamie (*Meehdeenahmée*) Muscular force
Myodynie (*Meeohdeenée*) See Myalgic
Myogénie (*Meeohzsheenée*) Production of muscular tissue Myogenesis
Myographe (*Meeohgrahf*) Apparatus for studying muscular contractions
Myoide (*Meeoheed*) Resembling muscle
Myologie (*Meeohlohzshée*) Study of muscles
Myomalacie (*Meeohmahlahssée*) Morbid softening of muscular tissue
Myome (*Meeóhm*) Myoma Tumor containing muscular tissue
Myomectomie (*Meeohmehktohmee*) Removal of a myoma from the uterus
Myopathie (*Meeohpahtie*) Myopathy Progressive muscular atrophy of muscular origin
Myope (*Meeóhp*) Near-sighted Myope
Myopie (*Meeohpie*) Myopia Near-sightedness
Myopique (*Meeohpiek*) Myopic Near-sighted
Myose (*Meeohz*) Permanent contraction of the pupil
Myosite (*Meeohzéet*) Inflammation of muscles
M. ossificans (*M. ohsseefeekáha*) Ossifying myositis
Myotomie (*Meeohtohmée*) Section or dissection of muscles
Myotonie (*Meeohtohnee*) Myotonia Tonic contraction of muscles
Myrica (*Meereekah*) Candleberry myrtle
Myricine (*Meereesséenn*) Alcoholic extract of the bark myrica cerifera Used in diarrhœa and jaundice Also substance derived from beeswax
Myringite (*Meerehnzshéet*) Inflammation of tympanic membrane
Myringodectomie (*Meerehngohdehktohmée*)

Remmoval or puncture of the tympanic embrane

Myriope (*Meereeóhp*) Having many eyes

Myriospermine (*Meerecohspehrméen*) Essence extracted from balsam of Peru

Myristica (*Meereesteekáh*) Nutmeg

Myristicine (*Meereesteesséen*). A hydrocarbon extracted from oil of nutmeg

Myristicol (*Meereesteekóhl*) A phenol extracted from oil of nutmeg

Myrosine (*Meerohzéen*) Ferment of mustard seed

Myrrhe (*Meer*) Gum resin extracted from Cammiphora myrrha Has special action on mucous membranes Used as expectorant

Myrrhine (*Meeréenn*) Resin from myrrh

Myrrhol (*Meerohl*). Oil from myrrh

Myrte (*Meert*) Myrtle Oil from the leaves of myrtus communis

Myrtiforme (*Meerseefóhrm*) Which has the form of a leaf of myrtle

M , muscle (*M muskl*) Depressor alæ nasi

Mysticisme (*Meesteesséezm*) Mysticism

Mystique (*Meestéek*) Mystic Unknown

Mythomanie (*Meetohmahnée*). Mythomania Tendency to exaggerate, to lie, etc (Term proposed by Dupré)

Myure (*Meeur*) Myurous (tapering like the tail of a mouse) Applied to the pulse when the second sound is weaker than the first

Myxœdeme (*Meeksehdehm*) Myxœdema It is characterized by swelling of the skin (due to mucoid infiltration), atrophy of the thyroid gland and mental deficiency

Myxome (*Meeksóhm*) Myxoma Tumor formed chiefly of mucin-like substance

Myxomycète (*Meeksohmessêht*) Myxomycetes Slime molds of the order of fungi

Myxosarcome (*Meeksohsahrkóhm*) Tumor composed of myxomatous and sarcomatous elements

Myxosporidie (*Meeksohspohreedee*) Myxosporidia Endoparasitic amœboid sporozoans

N

N. Symbol of Nitrogen
Na. Symbol of sodium
Nacre (*Nahkr*) Nacre-pearl
Nævus (*Nehvús*) Mark on the skin, erectile tumor It may be pigmented or vascular It is due either to excessive deposit of pigment, or to overgrowth of vascular tissue
Nageoire (*Nahzshooahr*) Fin of a fish
Nager (*Nahzsh*) To swim
Nain (*Nehn*) Dwarf.
Naissance (*Nehssáhns*) Birth Origin Root
Naissant,-e (*Nehssáhn*) Nascent Newly-born
Nanisme (*Nahnéezm*) Dwarfishness
Naphtaline (*Nahftahléen*) Naphthalene Crystalline substance obtained from coal-tar Used as antiseptic and anthelminthic
Naphte (*Nahft*) Petroleum Oil of tar Contains benzin
Napiforme (*Nahpeefohrm*) Turnip-shaped (in bacteriology) Napiform
Nareé (*Nahrssá*) Drowsiness Dullness
Narcéine (*Nahrsseéen*) Narcein An alkaloid of opium
Narcisse (*Nahrseéss*) Narcissus Bulb of the daffodil used as an emetic
Narcolepsie (*Nahrkohlehpsée*) Narcolepsy Attacks of irresistible sleep
Narcose (*Nahrkohz*) Narcosis
Narcotique (*Nahrkohtéek*) Narcotic
Narcotisme (*Nahrkohteezm*) See Narcose
Nar (*Nahr*) Spikenard (aromatic root)
Narine (*Nahréen*) Nostril
Nasal,-e (*Nahzáhl*) Nasal
Naseau (*Nahzóh*) Nostril of an animal
Nasillement (*Nahzeeymáhn*) Nasal tone of the voice
Nasonnement (*Nahzohnmáhn*) Snuffling Speaking through the nose
Naso-palpébral, muscle (*Nahzoh-pahlpehbráhl muskl*) Orbicularis palpebrarum
Naso-sourcilier, muscle (*Nahzoh-ssoorsecleeá*), *muskl*) Corrugator supercilii muscle
Natalité (*Nahtahleetá*) Natality
Natation (*Nahtahssión*) Swimming
Natatoire (*Nahtahtooáhr*) Swimming
Nates (*Naht*) Buttocks Anterior pair of corpora quadrigemina
Natif,-ive (*Nahtéef*) Native Natural
Natrium (*Nahtreeóhm*) Natrium Sodium
Natron (*Nahtróhn*) Sodium carbonate

Naturalisation (*Nahturahleezahssion*) Naturalization
Naturaliste (*Nahturahléest*) Naturalist
Nature (*Nahtúr*) Nature
Naturel (*Nahturehl*) Constitution Temper Nature
Naturel,-le (*Nahturéhl*) Natural
Nauséabond,-e (*Nahzeahbohn*) Nauseating
Nausée (*Nohzá*) Nausea
Nauséeux,-euse (*Nohzeúeh*) Nauseous
Navet (*Nahvéh*) Turnip
Navette (*Nahveht*) Rape-seed
Naviculaire (*Nahveekuléhr*). Navicular Scaphoid
N., os (*N, ohss*) Scaphoid bone
Naviforme (*Nahveefóhrm*) Naviform Scaphoid
Navigation (*Nahveegahssión*). Navigation
Néarthrose (*Nehahrtróhz*) New articulation formed in case of resection or non-reduced luxation
Nécessité (*Nehssehsseetá*) Necessity
Nécrobiose (*Nehkrohbeeóhz*) Necrobiosis Slow death of anatomical elements in a morbid body, such as caries, etc
Nécrobiotique (*Nehkrohbeeohtéek*) Necrobiotic.
Nécrophage (*Nehkrohfáhzsh*) Necrophagus Living on dead tissues
Nécrophilie (*Nehkrohfeelée*) Sexual perversion consisting of gratification on a corpse
Nécrophobie (*Nehkrohfohbée*) Fear of dead bodies
Nécropsie (*Nehkrohpsée*) Post-mortem examination
Nécrose (*Nehkróhz*) Necrosis Death of tissues, especially of bones
Nécrosé,-e (*Nehkrohzá*) Necrosed
Nectar (*Nehktáhr*) Nectar
Nèfle (*Nehfl*) Medlar
Néflier (*Nehfieeá*) Medlar-tree
Négatif,-ive (*Nehgahtéef*) Negative
Négativité (*Nehgahteeveetá*) Negativism
Nègre (*Nehgr*) Negro
Neige (*Nehzsh*) Snow
Némathelminthe (*Nehmahtehlméhnt*) Wormlike parasites found in the intestines
Nématoïdes (*Nehmahtohéed*) Nematodes Round filiform worms
Nénuphar (*Nehnufáhr*) Water lily
Néomembrane (*Nehohmahmbráhnn*). False membrane

95

Néoplasie (*Nehohplahzée*) Neoplasia Formation of new tissue or tumors
Néoplasme (*Nehohpláhzm*) Neoplasm New growth
Néoplastie (*Nehohplahstee*) Restoration of parts
Néosalvarsan (*Nehohsahlvahrsáhn*) A soluble compound of salvarsan
Néphélion (*Nehfehleeóhn*) Nebula Small spot on the cornea
Nephogène, Appareil (*Nehpohzshéha, Ahpahráy*) Spray-producer Atomizer
Néphralgie (*Nehfrahlzshée*) Pain in the kidney
Néphrectomie (*Nehfrehktohmée*) Removal of the kidney
Néphrétique (*Nehfrehtéek*) Nephritic Relating to kidney
Néphrite (*Nehfreet*) Nephritis Inflammation of the kidneys Bright's disease
Néphritique (*Nehfreetéek*) Relating to nephritis
Néphrocèle (*Nehfrohssèhl*) Hernia of the kidney
Néphrolithe (*Nehfrohléet*) Renal calculus
Néphrolithiase (*Nehfrohleeleeáhs*) Nephrolithiasis Formation of renal calculi
Néphro-lithotomie (*Nehfrohleetohtohmée*) Incision into the kidney for removal of calculi
Néphrorrhaphie (*Nehfrohrahfee*) Fixation of a floating kidney to the abdominal wall
Néphrosomes (*Nefrohssohm*) Orifices communicating the tubes of Wolffian bodies with the peritoneal cavity of the embryo
Néphrotomie (*Nehfrohtohmée*) Incision of the kidney Nephrototomy
Néphrozymase (*Néfrohzeemáhz*) An albuminoid substance obtained from urine, acts as a) diastase
Nerf (*Nehr*) Nerve
N d'Arnold (*N dahrnohld*) Auricular branch of the vagus nerve
N. de Bock (*N deh Bohk*) Branch of the sphenopalatin ganglion distributed in the mucous membrane of the pharynx
N de Jacobson (*N deh Zshahkohbsohn*) Branch of the ganglion petrosum distributed in the tympanic cavity
N. de Lancisi (*N deh Lahnsseezée*) Median longitudinal striæ of the upper surface of corpus callosum
N. intermédiaire de Wrisberg (*N ehntehrmehdeeéhr deh Wrisberg*) Accessory of the facial nerve
Nérion (*Nehreeóhn*) Nerium Oleander, genus of shrubs
Néroli (*Nehrohléc*) Essence of orange-flower
Nerprun (*Nehrprêhn*) Buckthorn
Nerveux,-euse (*Nehrvêh*) Nervous

Nervin,-ine (*Nehrvehn*) Nervine Remedy for nervous diseases
Nervosisme (*Nehrvohzeêzm*) Nervousness
Nervosité (*Nehrvohzeeta*) Nervousness
Neural,-e (*Nehráhl*) Neural Referable to a nerve
Neurasthénie (*Nehrahstehnée*) Neurasthenia
Neurine (*Nehréen*) Neurin Poisonous alkaloid occurring in putrefying meat
Neuroblaste (*Nehrohblahst*) Elements forming the nervous system
Neurologie (*Nehrohlokzshée*) Neurology
Neurolysie (*Nehrohleezee*) Neurolysis Exhaustion of a nerve by constant overstimulation
Neurolytique (*Nehrohleetéek*) Neurolytic
Neurone (*Nehrohnn*) Neuron A unit of the nervous system consisting of a cell and its branches
Neuropathologie (*Nehrohpatohlohzshée*) Neuropathology
Neurotique (*Nehrohtíek*) Neurotic Having a tendency to nervous diseases
Neutralizant (*Nehtrahleezáhn*) Neutralizing
Neutralité (*Nehtrahleetá*) Neutrality
Neutre (*Nehtr*) Neutral
Névralgie (*Nehvrahlzshée*) Neuralgia
Névralgique (*Nehvrahlzshéek*) Neuralgic
Névrasthenic (*Nehvrahstehnee*) Neurasthenia
Névraxe (*Nehvráhks*). Neuraxis Brain and spinal cord
Névrectomie (*Nehvrehktohmée*) Neurectomy Excision of a part of a nerve
Névrilème (*Nehvreeléhnm*) Neurilemma. The sheath inclosing the nerve fiber
Névrite (*Nehvreet*) Neuritis Inflammation of a nerve
Névritique (*Nehvreetéek*) Neuritic
Névroglie (*Nehvrohglée*) Neuroglia Supporting framework of brain and spinal cord It consists of cells having numberless processes which do not anastomose Its function is to support and protect nervous tissues In inflammatory process it proliferates
Névrologie (*Nehvrohlohzshée*) Neurology Study of the nervous system
Névrologiste (*Nehvrohlohzshéest*) Neurologist
Névrome (*Nehvróhmm*) Neuroma Tumor developed on a nerve, it contains nerve cells and fibers
Névropathie (*Nehvrohpahtee*) Neuropathy
Névropathique (*Nehvrohpahtéek*) Neuropathic
Névrose (*Nehvróhz*) Neurosis Functional disease of the nervous system
Névrotomie (*Nehvrohtohmée*) Neurotomy. Section of a nerve
Nez (*Na*) Nose

Nickel (*Neekĕhl*) Nickel A metallic element
Nicol (*Neekôhl*) Nicol's prism Used for polarization of light
Nicotine (*Neekohtēen*) Nicotin Alkaloid of tobacco
Nictation (*Neetahssion*) Winking
Nictitation (*Neeteetahssión*) Winking
Nid (*Nee*) Nest
Nidiforme (*Needeefóhrm*) Shaped like a nest
Nidoreux,-euse (*Needohrĕh*) Having the odor of putrid or decomposed eggs
Nitrate (*Neetráht*) Nitrate
N. d'argent fondu (*N dahrzsháhn fohndü*) Nitrate of silver in sticks Lunar caustic
N de potasse (*N deh pohtáhss*) Nitrate of potash Saltpetre Nitre
Nitraté-e (*Neetrahta*) Nitrated
Nitre (*Neetr*) Nitre Saltpeter
Nitreux,-euse (*Neetrĕh*) Nitrous
Nitrification (*Neetreefeekahssión*) Conversion into nitrites and nitrates
Nitrique (*Neetreek*) Nitric
Nitrite (*Neetrēet*) Nitrite
Nitrobenzide (*Neetrohbehnzēed*) Nitrobenzol, oil of myrbane
Nitrogène (*Neetrohzshĕhn*) Nitrogen Non-metallic element Gas present in the atmosphere
Nitroglycérine (*Neetrohgleessehrēen*) Nitroglycerin Trinitrin Glonoin
Nitrure (*Neetrúr*) Nitride
Nocif,-ive (*Nohsséef*) Pathogenic
Noctambule (*Nohktahmbul*) Somnambulist
Nocturne (*Nohkturn*) Nocturnal
Nocuité (*Nohkueetá*) Injuriousness Nocuity
Node (*Nohd*) A knob A swelling
Nodosité (*Nohdohzeetá*) A knob, a nodule
Nodulaire (*Nohdulehr*) Nodular
Nodule (*Nohdúl*) Nodule Small node
Nodus (*Nohduss*) Node Circumscribed induration
Nœud (*Neh*). Knot
N de l'encéphale (*N deh lahnssehfáhl*) Mid-brain
N vital (*N vretáhl*) Respiratory center in the medulla
Noir,-e (*Nooahr*) Black
Noir animal (*Nooáhr ahneemáhl*) Animal charcoal
Noire, maladie (*Nooahr, mahlahdée*) Melena
Noircissement (*Nooahrseessmáhn*) Blackening
Noisette (*Nooahzĕht*) Nuts Hazel nut
Noix (*Nooáh*) Nut-walnut
N. muscade (*N muskáhd*) Nutmeg
N. vomique (*N vohmēek*) Nux vomica
Noma (*Nohmáh*) Noma Gangrenous stomatitis Also gangrenous inflammation of the vulva
Nombril (*Nohnbrēel*) Navel Umbilicus
Nomenclature (*Nohmahnklahtúr*). Nomenclature
Non-viabilité (*Nohn-veeahbeeleetá*) State of an infant born incompletely developed so that it cannot live Non-viability
Normal,-e (*Nohrmahl*). Normal
Nosencéphale (*Nohzahnssehfáhl*) Nosencephalus A monster in which a vascular tumor takes the place of the brain and the skull is open at the level of the frontal sinuses and in the occipital region
Nosocomial,-e (*Nohzohkohmeeáhl*) Pertaining to hospital
Nosologie (*Nohzohlohzshée*) Classification of diseases Nosology
Nosologique (*Nohzohlohzshéek*) Nosologic
Nosomanie (*Nohzohmahnée*) Nosomania Hypochondria
Nosophobie (*Nohzohfohbée*) Fear of disease
Nostalgie (*Nohstahlzshee*) Nostalgia. Homesickness
Notalgie (*Nohtahlzshée*) Pain in the back
Note (*Noht*) Sound Note (musical)
Notochorde (*Nohtohkohrd*). Chorda dorsalis
Noué,-e (*Nooa*). Rachitic
Noueux,-euse (*Nooeh*) Knotted
Nourrice (*Nooreess*) Wet-nurse
Nourricier,-ère (*Nooreesseea*) Nutritive
Nourrissement (*Nooreessmáhn*) Feeding
Nourrisson (*Nooreessohn*) Nursling
Nourriture (*Nooreetur*) Nourishment Food
Nouure (*Noour*) Rickets
Nouveau-né (*Noovoh-ná*) New-born
Novaculaire (*Nohvahkuléhr*) Shaped like a razor
Noyau (*Nooahyŏh*) Nucleus Stone of fruit
N rouge (*N roozsh*) Red nucleus (beneath the anterior corpora quadrigemina)
Noyé,-e (*Nooahyá*) Drowned
Noyer (*Nooahya*) To drown
Noyer (*Nooahyá*) Walnut-tree
Nu,-e (*Nu*) Naked Nude
Nuage (*Nuáhzsh*) Cloud Nebula
Nuance (*Nuáhnss*) Shade Tint Blue
Nubécule (*Nubehkúl*) See Nuage
Nubilité (*Nubeeleetá*) Fitness for marriage
Nuchal,-e (*Nukáhl*) Pertaining to the nape of the neck Nuchal
Nucléaire (*Nuklehéhr*) Nuclear
Nuclée,-éée (*Nuklá*) Nucleated
Nucléiforme (*Nukleheefohrm*) Nucleiform

Nucléin (*Nuklehéen*) Nuclein A nucleo-protein. It increases the number of white blood corpuscles
Nucléole (*Nukehóhl*) Nucleolus
Nucleus (*Nuklehúss*) Nucleus
Nuit (*Nuée*) Night
N u l l i p a r e (*Nuleepóhr*) Nulliparous Who never had children
Numérique (*Numehreek*) Numerical
Nummulaire (*Numuléhr*). Of the form of coin (used to describe sputum)
Nuque (*Núk*) Nape of the neck
Nutant,-e (*Nutáhn*) Drooping
Nutation (*Nutahsstón*) Oscillating or nodding movement

Nutritif,-ive (*Nutreetéef*) Nutritive
Nutrition (*Nutreesstón*) Nutrition
Nyctalopie (*Neektahlohpée*) Disease characterized by an ability to distinguish objects in an obscure light, but an inability to stand bright light
Nyctère (*Neektéhr*). Bat
Nymphes (*Neemf*) Labia minora (of the vulva)
Nymphite (*Neemfeet*) Inflammation of the labia minora
Nymphomanie (*Neemfohmahnée*). Nymphomania Irresistible desire for sexual intercourse in the female
Nystagme (*Neestáhgm*) Nystagmus Incessant oscillation of the eyeballs

O

O Symbol of oxygen
Oariule (*Ohahreeúl*) Corpus luteum
Obduction (*Ohbdukssión*) Postmortem examination
Obélion (*Ohbehleeóhn*) Point of intersection of the sagittal suture of the skull with the line running between the two parietal foramina
Obésité (*Ohbehzeetá*) Obesity
Obitoire (*Ohbeetoodhr*) Obituary
Objectif,-ive (*Ohbzshehkteef*) Objective Object-glass
Oblique (*Ohleek*) Oblique
O. externe, muscle (*O ehkstéhrn, muskl*). External oblique muscle
O. inférieur de l'oeil (*O ehnfehreeéhr deh lehy*) Inferior oblique muscle of the eye
O. i. de la tête (*O eh deh lah teht*) Obliquus inferior capitis m
O. interne, muscle (*O ehntéhrn, muskl*). Internal oblique muscle of the abdomen
O. Supérieur de l'oeil (*O superhreeéhr deh lehy*) Superior oblique m of the eye
O. s. de la tête (*O s deh lah teht*) Superior oblique m of the head
Oblitération (*Ohbleeiehrahssión*) Obliteration
Oblitéré,-e (*Ohbleetehá*) Obliterated
Oblong,-gue (*Ohbláhn*) Oblong
Obnubilation (*Ohbnubeelahssián*) Obnubilation Vertigo Blinding
Obscur,-e (*Ohbskúr*) Obscure Dark
Obscuration (*Ohbskurahssión*) Condition of the retina when placed in darkness
Observation (*Ohbsehrvahssión*) Observation.
O b s e s s i o n (*Ohbeehssión*). Obsession Fixed idea
Obsolescence (*Ohbsohlehssáhns*) Condition from disuse Atrophy
Obsolète (*Ohbsohléhl*) Out of use
Obstétrical,-e (*Ohbstehtreekáhl*) Pertaining to obstetrics, to midwifery
Obstipation (*Ohbsteepahssión*) Constipation
Obstruant,-e (*Ohbstruáhn*) Obstruent A remedy which closes up the orifices of bloodvessels or ducts An astringent
Obstruction (*Ohbstrukssión*) Obstruction Blocking
Obtondant,-e (*Ohbtohndáhn*) What reduces sensibility Blunting
Obturateur,-trice (*Ohbturahtéhr*) Instrument to remedy loss of substance in the palate

O. externe, muscle (*O ehkstéhrn, muskl*). Obturator externe muscle.
O. interne, muscle (*O ehntéhrn, muskl*) Musculus bursalis
O, nerf (*O, nehr*) Obturator nerve
O, trou (*O troo*) Obturator foramen Thyroid foramen
Obturation (*Ohbturahssión*) Obliteration Occlusion Stopping up
O des dents (*O deh dahn*) Filling the cavities of teeth
Obturatrice, artère (*Ohóturahtréess, ahrtéhr*) Obturator artery
O. hernie (*O ehrnée*) Sub-pubien hernia
Obtusion (*Ohbtuzeeohn*) Blunting (of sensation)
Occasion (*Ohkahzeeóhn*) Occasion
Occasionel,-le (*Ohkahzeeohnéhl*) Occasional
Occipital,-e (*Ohkseepeetáhl*) Occipital
O. grand, nerf (*O grahn, nehr*) Occipitalis major nerve
O., os (*O ohss*) Occipital bone
O, eartère (*O, ahrtéhr*) Occipital artery
Occiput (*Ohkseepút*). Occiput Posterior portion of the head
Occlure (*Ohklúr*) Occlude (eyelids etc)
Occlusion (*Okkluzeeóhn*) Occlusion
O intestinale (*O ehntehsteenáhl*) Occlusion of the intestine
Occulte (*Ohkúlt*) Occult Hidden
Oculaire (*Ohkuléhr*) Ocular
O., verre (*O vehr*) Eyepiece (of microscope
Oculiste (*Ohkuleesi*) Oculist. Ophthalmologist
Oculo-moteur commun, nerf (*Ohkulohmohtéhr kohmehn, nehr*) Oculo-motor nerve (3rd cranial n)
O.-m. externe, n (*O-m ehkstéhrn*), n ,) Abducens (6th n)
O.-musculaire supérieur, n (*O muskuléhr supehreeéhr, n*) Pathetic nerve (4th cranial *n*)
Odeur (*Ohdéhr*) Odor Smell
Odontagre (*Ohdohntáhgr*) Toothache (rheumatic)
Odontalgie (*Ohdohntahizshée*) Toothache
Odontogénie (*Ohdohntohzshehnée*) Embryology of teeth
Odontoide, apophyse (*Ohdohntohéed, ahpohféez*) Odontoid process (above the body of the axis)
Odontolith (*Ohdohntohléet*) Salivary calculus Odontolith
Odontologie (*Ohdohntohlohzshée*) Treatise of teeth

99

Odontome (*Ohdohntohm*) Tumor composed of dentin
Odontose (*Ohdohntohz*) Odontosis Dentition
Odorant,-e (*Ohdohráhn*) Odorous Fragrant
Odorat (*Ohdohráh*) Sense of smell
Odoratif,-ive (*Ohdohrahtéef*) Pertaining to smell
Odoration (*Ohdohrahssion*) Odoration
Odoriférant,-e (*Ohdohreefehráhn*) Odoriferous Fragrant
Œdemateux,-euse (*Ehdehmahtih*) Œdematous
Œdème (*Ehdehm*) Œdema
Œiller (*Ehyá*) Pertaining to the eye Eye-douche
Œil (*Ehy*) Eye
Œiller (*Ehyá*) Pertaining to the eye Eye-douche
Œillet (*Ehyéh*) Carnation
Œillette (*Ehyéht*) Field poppy
Œnolature (*Ehnohlahtúr*) Roots, leaves, bark, macerated in a wine Medicated wine
Œnolique (*Ehnohléek*) Medicine that has wine as an excipient
Œnomanie (*Ehnohmahnée*) Delirium tremens
Œsophage (*Ehzohfahzsh*) Œsophagus
Œsophagotomie (*Ehzohfahgohtohmée*) Incision of the œsophagus
Œuf (*Ehf*) Egg
O. de Graaf (*O deh Grahf*) Graafian follicle
Offensif,-ive (*Ohfahnséef*) Offensive Pathogenic
Officier de Santé (*Ohfeesseeéh deh Sahntá*) An inferior class of medical men in France who are not required to take the degree of M D
Officinal,-e (*Ohfeesseenahl*) Pertaining to a drug store
Officine (*Ohfeesséen*) Apothecary's laboratory
Oignon (*Ohnyóhn*) Onion Bulb Bunion (hard tumor in the vicinity of the joints of the foot)
Ohm (*Ohm*) Unit of resistance in electricity
Oïdium (*Oheedeeóhm*) A genus of Ascomycetes (fungi)
Oie (*Oaah*) Goose
Oiseau (*Ovohzoh*) Bird
Oléa (*Ohlehdh*) Genus of oleaceous trees
Oléagineux,-euse (*Ohlehahzsheeneh*) Oleaginous Oily
Oléate (*Ohlehaht*) Salt of oleic acid
Olécrâne (*Ohlehkráhn*) Olecranon
Oléiforme (*Ohleheefohrm*) Having the consistence of oil
Oléine (*Ohleheen*) Olein A glycerin ester of oleic acid
Oléo-cérolé *Ohlehoh-ssehrohlá*) Cerate

Oléomargarine (*Ohleohmahrgahréen*) Oleomargarin, prepared from animal fat by adding milk and other substances
Oléule (*Ohlehúl*) Essence
Oléulé (*Ohlehulá*) Solution of substances in essences
Oléulique (*Ohléuléek*) A medicine composed of active principles and essences
Olfactif,-ive (*Ohlfahktéef*) Olfactory
Olfaction (*Ohlfahkssión*) Smelling Olfaction
Olfactoire (*Ohlfahktooahr*) Olfactory
Olighémie (*Ohleeghehmée*) Diminution of the volume of the blood
Oligocythémie (*Ohleegohsseetehmée*) Diminution of the quantity of red corpuscles in the blood
Oligospermie (*Ohleegohspehrmée*) Deficiency of seminal fluid
Oligotrichie (*Ohleegohtreeshee*) Rarity of hair
Oligotrophie (*Ohleegohtrohfée*) Diminished nutrition
Oline (*Ohlíen*) Oline See Oléine
Olivaire (*Ohleevehr*) Olive-shaped
Olive (*Ohléev*) Olive Olivary body in the medulla
O cérébelleuse (*O ssehrehbehléhz*) Corpus dentatum of the cerebellum
O. inférieure (*O ehnfehreeéhr*) Corpus dentatm of the olive (medulla)
O supérieure (*O ssupehreeéhr*) Nucleus situated in the pons at the level of the nucleus of the facial (7th) nerve
Olivier (*Ohleeveea*) Olive-tree
Omacéphale (*Ohmahssehfahl*) A monster with a large head and face but without thoracic members
Omalgie (*Ohmahlzshée*) Pain at the shoulder
Omarthrocace (*Ohmahrtrohkáhss*) White tumor of the shoulder
Ombellifères (*Ohmbehleeféhr*) Family of plants Umbelliferæ
Ombilic (*Ohmbeeléek*) Umbilicus Navel.
Ombilical, cordon (*Ohmbeeleekáhl, kohrdóhn*) Organ which unites the fœtus with the placenta
O.e, hernie (*O, ehrnée*) Umbilical hernia
Ombiliqué,-e (*Ohmbeeleeká*) Umbilicated. Which presents a central depression
Ombrage (*Ohmbrahzsh*) Speck Leucoma Nebula
Ombre (*Ohmbr*) Shade
Omentum (*Ohmehntohm*) Epiploon Omentum
Omnivore (*Ohmneevóhr*) Omnivorous Consuming all kinds of food
Omocotyle (*Ohmohkohtéel*) Glenoid cavity of the scapula
Omo-hyoïdien muscle (*Ohmoh-eeoheedeeéhn, muskl*) Omohyoid muscle
Omoplate (*Ohmohplahi*) Scapula
Omphalique (*Ohmfahléek*) Umbilical

100

Omphalocèle (*Ohmfahlohssêhl*) Umbilical hernia
Omphalopage (*Ohmfahlohpáhzsh*) Omphalopagus Double monstrosity with the bodies united at the umbilicus
Omphalotomie (*Ohmfahlohtohmée*) Section of the umbilical cord
Onanisme (*Ohnahnéezm*) Onanism Masturbation
Oncologie (*Ohnkohlohzshée*) Description of tumors
Oncome (*Ohnkôhm*) Tumor (old term)
Oncotomie (*Ohnkohtohmée*) Incision or excision of a tumor
Onction (*Ohnkssion*) Unction Inunction
Onctueux-euse (*Ohnktuêh*) Which resembles a fatty substance Unctuous
Onde (*Ohnd*) Wave
O musculaire (*O muskulehr*) Undulating contraction of a muscle
Ondé,-e (*Ohndá*) Undulate
Ondée (*Ohndá*) A shower of rain
Ondulant,-e (*Ohnduláhn*) Undulating
Ondulation (*Ohndulahssion*) Undulation
Ondulé,-e (*Ohndulá*) See Ondé
Onduleux,-euse (*Ohndulêh*) Undulating
Onglade (*Ohngláhd*) Ingrowing nail Onychia
Ongle (*Ohngl*) Nail
Onglée (*Ohnglá*) Numbness of the fingers caused by cold
Onglet (*Ohnglêh*) Small nail Distal opening of a cystoscope
Onguéal (*Ohnguehahl*) Ungueal
Onguent (*Ohngáhn*) Ointment
O digestif simple (*O deezshehstéef sehmpl*) Unguentum terebinthinæ
O égyptiac (*O ehzsheepsseeáhk*) Ointment of acetate of copper
O gris (*O gree*) Unguentum hydrargyri compositum
O. mercuriel (*O mehrkureeéhl*) Unguentum hydrargyri
O napolitain (*O nahpohleetéhn*) Blue ointment
O. royal (*O rooahyahl*) Resin ointment. Yellow basilicon ointment
O de résine (*O deh rehzéen*) Resin ointment Yellow basilicon ointment
Onirique (*Ohneeréek*) Pertaining to dreams
Onomatomanie (*Ohnohmahtohmahnée*). Irresistible desire to repeat or recall a certain word (obsession)
Ontogénie (*Ohntohzshehnée*) Ontogeny History of evolution of individuals. Production of species by special creation as opposed to phylogeny
Ontologie (*Ohntohlohzshée*) Doctrine opposed to the physiological doctrine
Onychie (*Ohneekee*) Onychia Inflammation of the matrix of the nail

Onychogryphosis (*Ohneekohgreefohzées*) Curvature of the nails
Onychomycosis (*Ohneekohmeekohzées*) Parasitic disease of the nails (due to Achorionkeratophagus)
Onychoptose (*Ohneekohptôhz*) Falling of the nails
Onychose (*Ohneekohy*) Onychosis Callosity of nails
Onyx (*Ohnéeks*) Nail (of finger or toe)
Ooblaste (*Ohohbláhst*) A cell developed into a ovum
Oogenèse (*Ohohzshehnêhz*) Oögenesis Origin and development of ova
Oogone (*Ohohgôhn*) Oögonium The cell giving origin to the ovum
Oophore (*Ohohfôhr*) Ovary
Oophorectomie (*Ohohfohrehktohmée*) Excision of the ovary
Oophorite (*Ohohfohréet*) Inflammation of the ovary
Ooscopie (*Ohohskohpée*) Examination of the egg
Oospore (*Ohohspohr*) Oöspora Actinomycetes
Opacité (*Ohpahsseetá*) Opacity
O. de la cornée (*O deh lah kohrná*) A spot of the cornea
Opalescent-e (*Ohpahlehssahn*) Opalescent
Opaque (*Ohpahk*) Opaque Not transparent
Opérateur (*Ohpehrahtéhr*) Operator
Opération (*Ohpehrahssión*) Operation
Opératoire (*Ohpehrahtooáhr*) Operative
Opercule (*Ohpehrkúl*) Operculum Lid Small mass of brain formed by the contiguous ends of the ascending frontal, ascending parietal and the inferior frontal convolutions
Ophthalmie (*Ohftahlmée*) Inflammation of the eye
O. arthritique (*O ahrtreetéek*) Glaucoma
O blennorrhagique (*O blehnohrahzshéek*) Gonorrheal ophthalmia
O. d'Egypte (*O dehzsheept*) Pustular ophthalmia (epidemic)
O. purulente des nouveaux-nés (*O purulähnt deh noovoh-ná*) Ophthalmia neonatorum
Ophthalmoblénorrhée (*Ohftahlmohblehnohra*) Purulent ophthalmia
Ophthalmologie (*Ohftahlmohlohzshée*) Science of eye diseases
Ophthalmomètre (*Ohtahlmohmêhtr*) Apparatus for determining defects in the curvature of the cornea
Ophthalmoplégie (*Ohftahlmohplehzshée*) Ophthalmoplegia Paralysis of the muscles of the eye
Ophthalmoscope (*Ohftahlmohskôhp*) Instrument to examine the interior of the eye.

101

Ophthalmoscopie (*Ohftahlmohskohpée*) Examination of the interior of the eye with an ophthalmoscope
Ophthalmostat (*Ohftahlmohstâh*) Instrument for fixation of the eye during examination
Ophthalmotomie (*Ohftahlmohtohmée*) Extirpation of the eye
Ophthalmotrope (*Ohftahlmohtrôhp*) A movable model of the eyes
Opiacé,-e (*Ohpeeahssâ*) Containing opium
Opiat (*Ohpeeâh*) Opiate Medicine containing opium
Opisthotonos (*Ohpestohtohnôhss*) A spasmodic contraction of the muscles of the back with recurving posteriorly, in extreme cases the body rests on the occiput and heels
Opium (*Ohpeeohm*) Opium
O. vin d', par maceration (*O , vehn d, pahr mahssehrahssion*) Laudanum of Sydenham
O , vin d', par fermentation (*O , vehn d , par fehrmahntahssión*) Laudanum of Rousseau
Opodeldoch (*Ohpohdehldôhk*) A liniment containing soap and camphor
Oppenheim, signe de (*Oppenheim, seenn deh*) Extension of the toes on pressing downwards the inner side of the tibia Sign of involvement of the central nervous system (pyramidal tract)
Opposant,-e (*Ohpohzâhn*) Opponent opposing
O du petit doigt, muscle (*O du ptee doodh́, muski*) Opponens minimi digiti muscle of the hand
O. du pouce (*O du pooss*). Opponens pollicis muscle
Opposé,e (*Ohpohzâ*). Opposite Opposed
Opposition (*Ohpohzeessión*) Opposition
Oppression (*Ohprehssión*) Oppression Sensation of a weight on the chest
Opsomanie (*Ohpsohmahnee*) Irresistible desire for sweets
Optique (*Ohptéek*) Optics Part of physics which treats the phenomena of light and vision Also optical.
O couche (*O koosh*) Optic thalamus
Optomètre (*Ohptohmèhtr*) Instrument for investigating the refraction of the eye
Optométrie (*Ohptohmeñtrée*) Study of visual defects
Opto-strié,-e (*Ohptohstreed*) Referable to the thalamus and striate body
Or (*Ohr*) Gold Aurum
Orage (*Ohrâhzsh*) Storm
Ora serrata (*Ohrah sehrahtâh*) The dentate border of the retina near the ciliary processes
Oral,-e (*Ohrâhl*) Oral Verbal Pertaining to the mouth

Orange (*Ohrâhnzsh*) Orange
Orangeade (*Ohrahzshâhd*) Orangeade
Orangé,-e (*Ohrahnzshâ*) Orange-colored.
Oranger (*Ohrahnzshâ*) Orange-tree
Orbiculaire (*Ohrbeekulêhr*) Orbicular Circular
O. des lévres, m (*O deh lehbr*) Orbicularis oris muscle
O. des paupiéres (*O deh pohpeeêhr*) Orbicularis palpebrarum muscle
Orbitaire (*Ohrbeetêhr*) Referable to the orbit Orbital
O., artère (*O , ahrtêhr*) Ophthalmic artery.
O., fente (*O , fahnt*) Orbital fissure
O , nerf (*O , nehr*) Branch of the superior maxillary nerve
Orbite (*Ohrbéet*) Orbit Eye socket
Orchialgie (*Ohrkeeahlzshée*) Pain in the testicle
Orchiodynie (*Ohrkeedeenée*) Pain in the testicle
Orchis (*Ohrkées*) Testicle
Orchite (*Ohrkêet*) Orchitis Inflammation of the testicle
Orchotomie (*Ohrkohtohmée*) Castration Excision of testicles
Ordinaires (*Ohrdeenêhr*) Menses (popular term)
Ordonnance (*Ohrdohnâhns*) Prescription
Ordre (*Ohrdr*) Order
Oreille (*Ohrdy*) Ear.
O interne (*O ehntehrn*) Internal ear Labyrinth
O. moyenne (*O mooahyêhnn*) Middle ear Tympanic cavity
Oreillé,-e (*Ohraya*) Provided with an auricle
Oreillette (*Ohrayêht*) Auricle (of heart)
Oreillons (*Ohrayohn*) Mumps Parotiditis
Organe (*Ohrgahnn*) Organ
Organique (*Ohrgahneek*) Organic
O. s lésions (*O lehzeeôhn*) Alterations in the texture of an organ
Organisable (*Ohrgahneezâhbl*) Capable of organization
Organisation (*Ohrgahneezahssión*) Organization Structure of a portion of a living body
Organisé,-e (*Ohrgahneezâ*) Organized Composed of organs capable of organization
Organisme (*Ohrgahnèezm*) Organized body Organism
Organo-métallique (*Ohrgahnoh-mehtahlêek*) Chemical compounds in which the alcoholic radicle is combined with a metal
Organopathie (*Ohrgahnopahtée*) Organic disease
Organotherapie (*Ohrgahnohtehrahpée*) Treatment with extracts of glands
Orgasme (*Ohrgâhzm*) The extreme ex-

citement of the sexual instinct Swelling of the sexual organ due to hyperemia
Orge (*Ohrzsh*) Barley
O perlé (*O pehrlá*) Pearl barley
Orgeat (*Ohrzsháh*). Almond emulsion
Orgelet (*Ohrzshehléh*) Stye
Orgueilleux,-euse (*Ohrguehyéh*) Proud Vain
Orientation (*Ohreeahntahssión*) Orientation Position of a body. Faculty of judging position of objects in space
Orifice (*Ohreeféess*) Orifice Opening.
Origine (*Ohreeashéen*) Origin
Orme (*Ohrm*) Elm
Ornithologie (*Ohrneetohlohzshée*) Study of birds
Orpiment (*Ohrpeemáhn*) Orpiment Native yellow sulphid of arsenic.
Orteil (*Ohrtáy*) Toe
Orthopédie (*Ohrtohpehdée*) Orthopedics. Branch of surgery dealing with correcting deformities and treating diseases of bones and joints
Orthopédique (*Ohrtohpehdéek*). Orthopedic
Orthopédiste (*Ohrtohpehdéest*) Orthopedist
Orthopnée (*Ohrtohpná*) Dyspnoea in a horizontal position
Ortie (*Ohrtee*) Nettle
Ortié,-e (*Ohrteeá*) Resembling the blisters produced by nettles
Os (*Ohss*) Bone
O. anonyme (*O ahnohnéen*) Iliac bone
O lingual (*O lehngrahl*) Hyoide bone.
Oschéolithe (*Ohskehohléet*) Calculus of scrotum
Oscillant,-e (*Ohsscelálın*) Oscillating
Oscillation (*Ohsseelahssión*) Oscillation
Oscille (*Ohzáy*) Sorrel
O , sel d' (*O , sehl d*) Oxalate of potash
Osier (*Ohzeeá*) Willow-Osier
Osler, maladie d' (*Osler, mahlahdée*) deh Chronic cyanosis with polycythemia and enlarged spleen
Osmhidrose (*Ohsmeedrohz*) Odorous emation of perspiration
Osmique, acide (*Ohsméek, ahsséed*) Osmic acid
Osmium (*Ohsmeeóhm*) Osmium Metal lic element, used for staing nervous tissue (in recent degenerative changes)
Osmose (*Ohsmohz*) Osmosis Passage of water through a septum because of difference in pressure
Osmotique (*Ohsmohteek*) Osmotic
Osséine (*Ohsseéen*) Ossein The organic base of bone
Osselet (*Ohssléh*) Small bone Ossicle (of the inner ear etc)
Osseux,-euse (*Osséh*) Bony Osseous
Ossicule (*Ohsseekúl*) Sesamoid bone
Ossifère (*Ohsseeféhr*) Ossiferous Containing bone

Ossification (*Ohsseefeekahssión*) Ossification Bone formation
Ossifié,-e (*Ohsseeféeá*) Ossified
Ostéide (*Ohstehéed*). Accidental bony formation
Ostéite (*Ohstehéet*) Osteitis Inflammation of bony tissue
Ostéo-arthrite (*Ohstekoh-ohrtréet*) Osteoarthritis Inflammation of the joint and the surrounding bony parts
Ostéoblaste (*Ohstehohbláhst*) The cell from which the bone develops
Ostéoclaste (*Ohstehohkláhst*) Instrument for breaking a bone
Ostéogénie (*Ohstehohzshehnée*) Formation of bony tissue Osteogenesis
Ostéogénique (*Ohstehohzshehnéek*) Osteogenic
Ostéologie (*Ohstehohlohzshée*) Anatomy of bones Osteology
Ostéolyse (*Ohstehohléez*) Destruction of bone (in caries etc)
Ostéomalacie (*Ohstehohmahlahssée*) Softening of bones due to disappearance of lime salts
Ostéome (*Ohstehóhm*) Osteoma Tumor consisting chiefly of bony tissue
Ostéomyélite (*Ohstehohmeeehléet*) Inflammation of the marrow of the bone and of the bone itself
Ostéonécrose (*Ohsteheohnehkróhz*) Necrosis of the bone
Ostéopathie (*Ohstehohpahtée*) A therapeutic system which presumes that the bones and joints are the causes of all diseases and that manipulation of them is the only means of cure
Ostéoplaste (*Ohstehohpláhst*) See Osteoblaste
Ostéoplastie (*Ohstehohplahstée*) Plastic surgery of the bones
Ostéoporose (*Ohstehohpohróhz*) Absorption of bony elements
Ostéopsathyrosis (*Ohstehopsahteerohgées*) Fragility of bones
Ostéosarcome (*Ohstehohssahrkóhm*) Sarcomatous tumor in the bone
Ostéose (*Ohstehóhz*) Formation of bone Osteosis
Ostéospongiose (*Ohstehohspohnzsheeóhz*) Formation of a fungus condition of the bone
Ostéostéotome (*Ohstehohstehahtóhm*) Steatoma which has undergone calcareous changes
Ostéotomie (*Ohstehohtohmée*) Section of bone
Ostial,-e (*Ohsteeáhl*) Referable to an orifice.
Ostiolé,-e (*Ohsteeohlá*) Having orifices
Ostréal,-e (*Ohstrehálıl*) Referable to oysters
Ostréiforme (*Ohstreheefohrm*) Having the form of an oyster

Otalgie (*Ohtahlzshée*) Otalgia Earache
Otalgique (*Ohtahlzshéek*) Otalgic
Othématome (*Ohtehmahtohm*) Hemorrhagic cyst of the ear
Otique (*Ohteek*) Otic Pertaining to the ear
O., ganglion (*O gahngleeóhn*) Otic or Arnold's ganglion
Otite (*Ohtéet*) Otitis Inflammation of the ear
Otocéphale (*Ohtohssehfáhl*) Otocephalus A monstrosity in which the ears are united into one
Otolithe (*Ohtohleet*) Otolith Grains of calcium carbonate deposited in the wall of the utricle and saccule of the ears
Otologie (*Ohtohlohzshée*) Study of the ear
Otopathie (*Ohtohpahtée*) Diseases of the ear
Otopiéxis (*Ohtohpeeehksees*) Otopiesis Depression of the tympanic membrane
Otoplastie (*Optohplahstée*) Plastic surgery of the ear
Otorrhagie (*Ohtohrahzshée*) Hemorrhage of the ear
Otorrhée (*Ohtohrá*) Discharge from the ear (serous or purulent)
Otoscope (*Ohtohskóhp*) Instrument for the examination of the ear Ear speculum
Ototomie (*Ohtohtohmée*) Section of the ear
Ouate (*Ooáht*) Cotton-wool Absorbant cotton
Ouïe (*Ooée*) Hearing
Ourari (*Oorahrée*) Curare
Ourles (*Oorl*) See oreillon
Ourlet du corps calleux (*Oorléh du kohr kahléh*) Lateral margin of corpus callosum
Ourlien,-ne (*Oorleeéhn*). Pertaining to mumps
Ours (*Oors*) Bear
Outrage a la pudeur (*Ootráhgsh ah lah pudéhr*) Outrage to sexual decency
Ouvert,-e (*Oovéhr*) Open
Ouverture (*Oovehrtúr*) Opening
Ouvre-bouche (*Oovr-bóosh*) Gag and tongue depressor.
Ovaire (*Ohvéhr*) Ovary
Ovalaire (*Ohvahléhr*) Oval
O de l'os iliaque, trou (*O deh lohss celeeáhk, troo*) Obturator foramen
Ovale (*Ohváhl*) Oval
O. du coeur, fosse (*O du kehr, fohss*) Fossa ovalis of the heart
Ovarien,-ne (*Ohvahreeéhn*) Ovarian
Ovariotomie (*Ohareeohtohmée*) Removal of ovaries
Ovarique (*Ohvahréek*) Ovarian
Ovarite (*Ohvahréet*) Inflammation of ovaries
Oviducte (*Ohveedúkt*) Oviduct Fallopian tube
Ovigène (*Ohveezshéhn*) See Oogene
Ovillées, dejections (*Ohveeyá, dehzsheks-*
sion) Which have the form of excreta of a lamb
Ovipare (*Ohveepáhr*) Producing eggs
Oviparité (*Ohveepahreetá*) Faculty of reproduction by eggs
Ovisac (*Ohveesáhk*) Ovarian or Graafian follicle
Ovisme (*Ohveezm*) Hypothesis that the ovum possesses all the elements of the future living being
Ovagénie (*Ohvohzshehnée*) Production of of ova
Ovulaire (*Ohvuléhr*). Ovular Referable to ovum
Ovulation (*Ohvulohssión*). Discharge of a matured ovule from the ruptured follicle
Ovule (*Ohvúl*) Ovule Primitive ovum
Oxalate (*Ohksahlaht*) Oxalate Combination of oxalic acid with a base
Oxalique (*Ohksahléek*) Oxalic
Oxalurie (*Ohksuhluree*) Excessive amount of calcium oxalate in the urine
Oxalyle (*Ohksahleel*) Radicle of oxalic acid
Oxycéphalie (*Ohkseessehfahlée*) Oxycephalia Sharply pointed head
Oxydation (*Ohhseadahssión*) Oxidation Combination with oxygen
Oxyde (*Ohkséed*) Oxide A body composed of oxygen and a metal
Oxydé,-e (*Ohkseedá*) Oxidized
Oxydulé,-e (*Ohkseedulá*) Oxydulated Slightly oxydized
Oxygénation (*Ohkseezshehnahssión*) Oxydation All combinations with oxygen.
Oxygène (*Ohkseezshehn*) Oxygen
Oxygéné,-e (*Ohkseezshehná*) Oxygenated Which is combined with oxygen
Oxyhémoglobine (*Ohkseeehmohglohbeen*) Combination of hemoglobin with oxygen
Oxymuriate (*Ohkseemureeáht*) Old name for chlorate
Oxydonte (*Ohkseedóhnt*) Having long pointed teeth
Oxyopie (*Ohkseeohpée*) Acuteness of light perception
Oxyphonie (*Ohkseefohnée*). Acuteness or shrillness of the voice
Oxysulfure (*Ohkseesulfúr*) Oxysulphide Combination of an element with sulphur and oxygen
Oxytocique (*Ohkseetohsséek*) Preparation provoking parturition
Oxyure (*Ohkseeúr*) Nematoid or thread worm
Ozène (*Ohzéhn*) Ozœna Disease of nasal mucous membrane causing a fetid discharge
Ozone (*Ohzohn*) Ozon Gaseous element present in the air It is a strong antiseptic
Ozonisé,-e (*Ohzohneezá*) Containing ozone
Ozonomètre (*Ohzohnohméhtr*) Apparatus for measuring the quantity of ozone.

P

P Symbol for phosphore
P. E For Parties égales (*Pahrtee ehzáhl*). Equal parts.
Pabulum vitæ (*Pahbulóhm veetéh*) Pabulum of life Any substance capable of maintaining life (oxygen, food, etc).
Pachydactylie (*Pahkeedahkteelée*) Excessive thickness of the fingers
Pachydermie (*Pahkeedéhrmee*) Thickness of the skin Pachydermia Elephantiasis
Pachyméningite (*Pahkeemehnehnzshéet*). Inflammation of the dura-mater
Pacini, corpuscule de (*Pacini, kohrpuskúl deh*) Ovoid mass attached to the nerve-endings of the fingers
Paille (*Pahy*) Straw
Pain (*Pehn*) Bread
P. azyme (*P ahzéem*) Unleavened bread
P. bis (*P bees*) Brown bread
P. blanc (*P blahn*) White bread
P. d'épice (*P dehpeen*) Gingerbread
P de gluten (*P glutéhn*) Gluten bread
P de gruau (*P deh gruóh*) Bread made with the finest wheat-flour
P rassis (*P rahssée*) Stale bread
P tendre (*P tahndr*) Fresh bread
Paire (*Pehr*) Pair
Palais (*Pahléh*) Palate
Palatin,-ine (*Pahlahtéhn*) Referable to palate
Palatite (*Pahlahtéet*) Inflammation of the mucous membrane of the palate
Palato-glosse (*Pahlahtoh-glohss*) Palato-glossus muscle
P -pharyngien (*P -fahrehnzsheeéhn*) Palato-pharyngeal muscle
P.-salpingien (*P -sahlpehnzsheeéhn*) Tensor palati muscle
P -staphylin (*P -stahfeelehn*) Azygos uvulæ muscle
Pale (*Pahl*) Pale
Paléontologie (*Pahlehohntohlohzshée*) Paleontology
Palette (*Pahléht*) Pallet A tray to catch blood or pus A wooden splint for the hand having individual pieces for each finger
Pâleur (*Pahlehr*) Pallor
Palingénésie (*Pahlehnzshehnehzée*) Regeneration
Palliatif,-ive (*Pahleeahtéef*) Palliative Which relieves the symptoms of the disease
Pallium (*Pahleeóhm*) Cerebral cortex
Palmaire (*Pahlméhr*) Palmar

P. catané (*P kutahné*) Palmaris brevis muscle
P. grêle (*P grehl*) Palmaris longus muscle
P. petit (*P plee*) Second palmaris longus when it exists
P. profonde, arcade (*P prohfóhnd, ahrkáhd*) Deep palmar arch
P. superficielle, arcade (*P ssupehrfeesseeéhl*) Superficial palmar arch
Palme (*Pahlm*) Palm tree
Palmé,-e (*Pahlmá*) Palmated Webbed
Palmier (*Palmeed*) Palm tree
Palmique (*Palméek*) Palmic Referable to pulsation or palpitation
Palmitique (*Pahlmeeteek*) Referable to palm oil
Palpation (*Pahlpahssion*) Palpation
Palpébral,-e (*Pahlpehbráhl*) Palpebral
Palpébro-frontal (*Pahlpehbroh-frohntáhl*) Anterior portion of the occipito-frontalis muscle
Palper (*Pahlpá*) To feel, to palpate Palpation
Palpitation (*Pahlpeetahssion*) Palpitation
Paludéen, ne (*Pahludehéhn*) Paludal Malarial Spoken of intermittent or remittent fevers
Paludique (*Pahludéek*) Paludal
Paludisme (*Pahludeezm*) Paludism Malarial intoxication
Palustre (*Pahlústr*) Paludal Marshy Malarial
Pâmoison (*Pahmooahzóhn*) Faint Swoon
Pampiniforme (*Pahmpeeneefóhrm*) Like a tendril Much convoluted
Panacée (*Pahnahssá*) Panacea Remedy for all ills
Panaché,-e (*Pahnahshá*) Of various colors
Panaris (*Pahnahrée*) Whitlow Paronychia
Pancréas (*Pahnkreháhss*) Pancreas
Pancréatine (*Pahnkrehahtéen*) Active substance of pancreatic juice
Pancréatique (*Pahnkrehahtéek*) Pancreatic
Pancréatite (*Pahnkrehahteet*) Pancreatitis
Pandémie (*Pahndehmée*) Disease which attacks simultaneously a large number of individuals
Pandémique (*Pahndehméek*) Pandemic Referable to a disease which is widespread

105

Pandiculation (*Pahndeckulahssión*) Stretching the limbs as in yawning
Pané,-e (*Pahná*) Containing bread.
P.e, eau (*P oh*) Toast and water
Pangenèse (*Pahnzshehnehz*) Pangenesis Hypothesis concerning inheritance of original and acquired characters of parents
Panique (*Pahnéek*) Panic Sudden fright.
Pannicule adipeux (*Pahneekul ahdeepéh*). Subcutaneous adipose layer
Pannosité (*Pahnohzeetá*) Softness of the skin
Pannus (*Pahnús*) Net of newly formed small blood vessels on the cornea due to inflammation of the latter
Panophthalmie (*Pahnohftahlmíe*). Inflammation of the entire eyeball
Panoptique (*Pahnohptéek*) What can see at any distance
Pansement (*Pahnsmáhn*) Dressing (wounds, etc)
P de Lister (*P deh Lister*) Lister's dressing
Panspermie (*Pahnspehrmée*) A physiological system according to which the germs are disseminated all over the globe
Pantogogue (*Pahntahgóhg*) Any remedy which is apt to remove morbid symptoms
Panulé,-e (*Pahnulá*). Brown like the crust of bread
Pantopon (*Pahntohpóhn*) A prepration of opium containing all its essential constituents
Paon (*Pahn*) Peacock
Papaine (*Pahpahéen*). Papain A digestive ferment obtained from carica papaya
Papavérine (*Pahpahvehréen*) Papaverin An alkaloid of opium
Papier (*Pahpeed*). Paper.
P. bleu de tournesol (*P bleh deh toornehsóhl*). Blue litmus paper
P. Rigollot (*P Reegohlóh*) Mustard paper
P. rouge de tournesol (*P roozsh deh toornehsohl*) Red litmus paper
Papillaire (*Pahpeeléhr*) Papillary Referable to papillæ
Papille (*Pahpée*) Papilla Wart
P s nerveuses (*P nehrvehz*) Papillæ provided with tactile corpuscles
P optique (*P ohpteek*) Intraocular end of the optic nerve
Papillé,-e (*Pahpeeyá*) Papillate Having papillæ
Papilliforme (*Pahpeeleefóhrm*) Having the form of a papilla
Papillome (*Pahpeeyóhm*) Papilloma A tumor consisting of enlarged papillæ
Papillon (*Pahpeeyóhn*) Butterfly
Papule (*Pahpúl*) Papule. Pimple
Papulé,-e (*Pahpulá*). Having papules.

Papuleux,-euse (*Pahpuléh*) Papulous
Papyracé,-e (*Pahpeerahssá*) Papyraceous Resembling dry parchment paper
P , os (*P , ohs*) External layer of the ethmoid bone
Paracentèse (*Pahrahssahntéhz*) Tapping for removal of accumulated fluid Paracentesis.
Paracéphalie (*Pahrahssehfahlée*) Paracephalus A monster with a deformed head and rudimentary mouth
Paracousie (*Pahrahkouzee*) Paracousia Disturbed perception of sounds
Paracyésie (*Pahrasseeehzée*) Paracyesis Extrauterine pregnancy
Paradidyme (*Pahrahdeedeem*) Paradidymis Some convoluted tubules lying near the head of the epididymis
Paraffine (*Pahrahfeen*) Paraffin A combination of crystalline hydrocarbons
Parageustie (*Pahrahzshehustée*) Parageusia Disturbed sense of taste
Paraglosse (*Pahrahglóhss*). Hypertrophy of the tongue
Paragnathe (*Pahrahgnáht*) Paragnathus A monster having a supernumerary lower jaw
Paragraphie (*Pahrahgrahfée*) Paragraphia Inability to put down in writing the proper letters to obtain the proper meaning of the words
Paralbumine (*Pahrahlbuméen*) Paralbumin An isometric variety of albumen found in the serosity of the peritoneal cavity
Paraldéhyde (*Pahrahldeheed*) Paraldehyd An aldehyd Given as a hypnotic
Paralysé,-e (*Pahrahleezá*) Paralyzed
Paralysie (*Pahrahleezée*) Paralysis
P. des aliénés (*P dehzahleeehná*) General paralysis of the insane
P bulbaire (*P bulbehr*) Bulbar or labioglosso-laryngeal paralysis
Paramécie (*Pahrahmehssée*) A species of ciliated infusoria
Parametrite (*Paharahmehtréet*) Inflammation of the connective tissue surrounding the uterus
Paramnésie (*Pahrahmnehzée*) Defective functioning of memory individual uses erroneously remembered words or sounds
Paramyoclonie (*Pahrahmeeohklohnée*) Clonic contractions of symmetrical muscles occurring in paroxysms
Paranoia (*Pahrahnohyáh*) Paranoia A psychosis whose chief feature is systematized delusions of a fixed character
Paranolaque (*Paharahnoyáhk*) Paranoiac
Paranoïde (*Pahrahnohéed*) Allied to paranoia
Paranomie (*Pahrahnohmee*) Paranomia A form of aphasia in which there is an inability to recognize objects by sight

Paraphasie (*Pahrahfahzée*) Paraphasia. A form of aphasia in which there is substitution of words or letters in speaking or reading

Paraphimosis (*Pahrahfeemohzées*) Constriction of the glans by a retracted and narrow prepuce

Paraphrénie (*Pahrahfrehnée*) A group of dementia præcox (Kræpelin).

Paraplégie (*Pahrahplehzshee*) Paraplegia Paralysis of two symmetrical limbs

Paraplégique (*Pahrahplchzshéek*) Paraplegic

Parasitaire (*Pahrahzeetehr*) Parasitic Caused by or pertaining to parasites

Parasite (*Pahrahzéet*) Parasite

Parasiticide (*Pahrahzeeteesséed*) Anything that is apt to destroy parasites

Parasitifère (*Pahrahzeeteeféhr*) What carries parasites

Parasitique (*Pahrahzeetéek*) Parasitic

Parasitisme (*Pahrahzeetéesm*) The existence as a parasite Condition of being affected by parasites.

Parasitologie (*Pahrahzeetohlohzshée*). Study of parasites

Parasyphilis (*Pahrahseeefelees*) Diseases caused by a remote syphilitic infection, viz , Paresis and Tabes

Parathyroid (*Pahrahteerohéed*) Parathyroid gland

Paratonnerre (*Pahrahtohnéhr*). Lightning rod

Paratyphlite (*Pahrahteefléet*) Inflammation of the connective tissue surrounding the cœcum

Paratyphoide, fièvre (*Pahrahteefohéed, feeáhir*) Paratyphoid fever (caused by paratyphoid bacillus)

Parchemin (*Pahrshméhn*) Parchment

Parcheminé,-e (*Pahrshmeená*) Resembling parchment.

Parégorique (*Pahrehgohréek*) Paregoric Camphorated tincture of opium

P., élixir (*P , ehleekséer*). Compound tincture of camphor

Pareira (*Pahraráh*) Root of Chondodendron tomentosum Used as a bitter tonic

Parencéphale (*Pahrahnssehfáhl*) Cerebellum

Parencéphalocèle (*Pahrahnssehfahlohsséhl*) Hernia of the cerebellum

Parenchymateux,-euse (*Pahrahnsheemahteh*) Parenchymatous

Parenchyme (*Pahrahnsheem*) Parenchyma The main substance which characterizes an organ

Parésie (*Pahrehzée*) Slight degree of paralysis Paresis

Paresthésie (*Pahrehstehzée*) Paresthesia (In France paresthesia means all modifications of objective sensations except anesthesia and hyperesthesia In Germany and United States the term implies only disturbed subjective sensations besides pain, such as tingling, numbness, etc)

Parétique (*Pahrehtéek*) Paretic

Parfum(*Pahrféhn*) Perfume Agreeable odor

Paridine (*Pahreedéen*) Paridin A glucosid obtained from Paris quadrifolia

Pariétaire (*Pahreeehtéhr*) Parietaria A genus of herb containing niter

Pariétal,-e (*Pahreeehtáhl*) Parietal Referable to a wall of a cavity

P., os (*P , ohss*) Parietal bone

Parinaud, conjonctivite de (*Pahreenok, kohnzshohnkleeveet deh*) Conjunctivitis with polypoid granulations and ulcerations (described by Parinaud)

Parité (*Pahreetá*) Equality Parity

Parkinson, maladie de (*Parkinson, mahlahdée deh*) Parkinson's disease Paralysis agitans

Parleur (*Pahrléhr*) Sounder (of a telephone)

Parmentière (*Pahrmahnteeéhr*) Potato

Paroculaire (*Pahrohkuléhr*) Having similar eyes

Parodontis (*Pahrohdohntées*) See Parulie.

Paroi (*Pahrooáh*) Wall Partition

Parole (*Pahróhl*). Word Speech.

Paromphalocèle (*Pahrohmfahlohsséhl*). Hernia near the umbilicus

Paronychie (*Pahrohneekée*) See Panaris

Parosmie (*Pahrohsmée*) Perversion of olfactory sensations

Parotide (*Pahrohtéed*) Parotid gland

Parotidien,-ne (*Pahrohteedeeéhn*) Referable to the parotid gland

Parotidite (*Pahrohteedéet*) Inflammation of the parotid gland

Parotite (*Pahrohteet*) Inflammation of the parotid gland

P. épidémique (*P ehpeedehméek*) Mumps

Paroxysme (*Pahrohkséezm*) Paroxysm Attack

Paroxystique (*Pahrohkseestéek*) Paroxysmal

Part (*Pahr*) Parturition Fœtus Newborn

P., exposition de (*P , ehkspohzeessión*) Act of abandoning an infant

P., supposition de (*P , ssupohzeession deh*) Act of presenting an infant as born from a woman who was not the real mother

P, suppression de (*P , ssupréhssión deh*) Act of concealing a child in order to deprive it of its civil rights

Parthénogenèse (*Pahrtehnohzshehnéhz*) Parthenogenesis Reproduction without the sexual act, but by means of unfertilized ova

Particule (*Pahrteekúl*) Particle

Partie (*Pahrtee*) Part Organ Region

Partiel,-le (*Pahrteeéhl*) Partial

107

Parturient,-e (*Pahrtureeáhn*) Parturient Female in labor
Parturition (*Pahrtureessión*) Labor. Childbirth
Parulie (*Pahrulee*) Gumboil
Pas (*Pah*) Step Pace
Passe-fil (*Pahss-féel*) Any instrument for passing a suture in deep parts (aneurism, etc.)
Passereau (*Pahsroh*) Sparrow
Passif,-ive (*Pahsséef*) Passive
Passion (*Pahssión*) Permanent affection. Passion Strong emotion
Pasteur (*Pastehr*) French scientist
Pasteurization (*Pahstehreezahssión*) Pasteurization Heating liquids to 145°F to destroy bacteria
Pastille (*Pahstée*) Tablet or lozenge having sugar as its basis.
Patchouly (*Pahtshoolée*) A genus of labiated herbs
Pâte (*Paht*) Paste
P. d'oie (*P dooah*) Wrinkles around the eyes
P. de Socin (*P deh Sohssèhn*) Paste consisting of oxide of zinc and chloride of zinc of a 1 in 10 solution
Patellaire (*Pahtehléhr*) Patellar
Patelle (*Pahtéhl*) Patella
Pateux,-euse (*Pahteh*) Having the consistence of a paste Doughy, viscid, clammy
Pathétique (*Pahtehteek*) Pathetic
P., muscle (*P, muskl*) Superior oblique muscles of the orbit
P., nerf (*P, nehr*) Pathetic nerve (4th cranial nerve)
Pathogène (*Pahtohzshèhn*). Pathogenic. What causes diseases
Pathogénie (*Pahtohzshehnée*) Development of disease Pathogenesis
Pathogénique (*Pahtohzshehnéek*) Pathogenic
Pathognomonique (*Pahtohgnohmohneek*) Pathognomonic Characteristic of a disease
Pathologie (*Pahtohlohzshée*) Pathology. Science of diseases
Pathologique (*Pahtohlohzshéek*) Pathological
Pathologiste (*Pahtohlohzshéest*) Pathologist
Patience (*Pahsseeáhns*) Patience
Patte (*Paht*) Paw of an animal
P d'oie (*P dooah*) Area of insertion on tibia of the Sartorius, Semitendinosus and Gracilis muscles
Paullinie (*Pohleenee*) Paullinia A genus of sapindaceous plants (Paullini, German botanist)
Paume (*Pohm*) Palm of the hand
Paupière (*Pohpeeéhr*) Eyelid
Pause (*Pohz*) Pause Interval Suspension.

Pavillon (*Pahveeyóhn*) Expanded end of a sound, bougie, etc., or of the Fallopian tube
P d'oreille (*P dohrehy*) External ear Pinna Auricle
P de la trompe (*P deh lah trohmp*) Fimbriae at the outer end of the oviduct
Pavimenteux,-euse (*Pahveenmahntéh* Resembling pavement epithelium
Pavot (*Pahvóh*) Poppy
Pb. Symbol of Plumbum (lead)
Pd Symbol of Palladium
Peau (*Poh*) Skin
Peaucier,-ère (*Pohsseed*) Cutaneous.
P, muscle (*P, muskl*) Platysma myoides of the neck
Peccant,-e (*Pehkáhn*) Morbid
Pêche (*Pehsh*) Peach
Pecquet, citerne de (*Pehkéh, sseetehrn deh*). Receptaculum chyli (thoracic duct) (Pecquet French anatomist).
Pectase (*Pehktáhz*) Pectase A ferment existing in plants
Pectiné, muscle (*Pehkteená, muskl*) Pectincus muscle
Pectoral-e (*Pehktohráhl*) Referable to the chest or to its diseases
P, muscle grand (*P, muskl grahn*) Pectoralis major
P interne, muscle (*P ehntehrn, muskl*) Triangular sterni muscle
P, Muscle petit (*P, muscl ptee*) Pectoralis minor
Pectoraux (*Pehtohróh*) Drugs administered in diseases of the chest
Pectoriloquie (*Pehktohreelohkée*) Resonance of the voice in auscultation which is an indication of the existence of cavities (Laenneck)
P. chevrotante (*P shehvrohtáhnt*) Egophonia Tremulous voice resembling the bleating of a goat Heard sometimes in pleurisy with effusion
Pédal,-e (*Pehdáhl*) Referable to the foot
Pédérastie (*Pehdehrahstée*) Copulation per anum Pederasty
Pédiaire (*Pehdeeéhr*) Pedal
Pédial,-e (*Pehdeeáhl*) Attached to the foot
Pédiatrie (*Pehdeeahtrée*) Science of diseases of children
Pédiculaire, maladie (*Pehdeekuléhr, mahlahdée*) Phtiriasis Infestation with lice
Pédicule (*Pehdeekul*) Pedicle Narrow portion of a growth attached to the body
Pédiculé,-e (*Pehdeekulá*) Having a pedicle
Pediculus (*Pehdeekulús*) Louse
Pédicure (*Pehdeekúr*) Chiropodist.
Pédieux,-euse (*Pehdeeéh*) Referable to the foot
Pédieuse, artère (*Pehdeeéhz, ahrtéhr*) Dorsalis pedis artery

Pédieux, muscle (*Pehdeeéh, muscl*) Extensor brevis digitorum muscle
Pédiluve (*Pehdeeluv*) Pediluvium Foot-bath.
Pedonculaire (*Pehdohnkulehr*) Peduncular
Pedoncule (*Pehdohnkül*) Peduncle A stalk
P.s cérébelleux (*P ssehrehbehlôh*) Bundles of white matter connecting the cerebellum with the pons, medulla and cerebrum They are superior, inferior and middle
P. du cerveau (*P du ssehrvôh*). Two white bands of fibres seen at the base of the brain connecting the brain with the medulla and spinal cord See also Crura
Pedonculé,-e (*Pehdohnkulá*) Pedunculated
Peigne (*Pehynn*) Comb
Pelade (*Pehlahd*) Alopecia or falling of the hair in circumscribed area leaving the scalp glossy
Péliome (*Pehleeôhm*) Pelioma Copper spots of the skin
Péliose (*Pehleeohz*) Purpura or peliosis rheumatica Erythema nodosum
Pellagre (*Pehláhgr*) Pellagra Italian leprosy
Pellagreux,-euse (*Pehlahgreh*) Pellagrous
Pelletiérine (*Pehlehteeehrêen*) Alkaloid obtained from Punica granatum
Pellicule (*Pehleekul*) Very thin membrane Pellicle
Pellucide (*Pehlusséed*) Transparent
Pelote (*Pehlôht*) Pad (of a truss, of lint, etc)
Peloton (*Pehlohtôhn*) Glomerule
Pelotonné,-e (*Pehlohtohná*) Wound into a ball
Pelvien,-ne (*Pehlveeéhn*) Pelvic
Pelvimètre (*Pehlveeméhtr*) Instrument for measuring the diameters of the pelvis
Pelvimetrie (*Pehlveemehtrée*) Measurement of the dimensions of the pelvis
Pelvis (*Pehlvées*) Pelvis
Pelvitomie (*Pehlveetohmée*) Symphyseotomy
Pelvi-trochantériens, muscles (*Pehlveetrohkahntehreeéhn, muskl*) The Pyriform is, both Obturators, the Gemelli and Quadratus femoris muscles
Pemphigus (*Pehnfeeguss*) Pemphigus Skin affection whose chief characteristic is bullæ in the skin
Penchant (*Pahnsháhn*) Inclination
Pendaison (*Pahndehzohn*) Hanging Suspension
Pénétrant,-e (*Pehnehtrahn*) Penetrating
Pénétration (*Pehnehtrahssion*) Penetration
Pénicilium (*Pehneessecleeóhm*) Genus of fungi Ascomycetes growing on organic substances

Pénien,-ne (*Pehneeéhn*) Referable to penis
Pénil (*Pehnéel*) Mons Veneris
Penis (*Pehnées*) Penis
Pénitentiaire (*Pehneetahnsseeéhr*) Penitentiary
Pensée (*Pahnsá*) Pansy Thought Idea Conception
Pépin (*Pehpéhn*) Kernel (of fruit, etc)
Pepsine (*Pehpséenn*) Pepsin Ferment of gastric juice
Pepsinogène (*Pehpseenohzshehn*) Material from which pepsin is formed by the action of hydrochloric acid in the gastric juice
Peptique (*Pehptéek*) Peptic
Peptone (*Pehptôhnn*) A protein obtained from pepsin or trypsin
Peptonurie (*Pehptohnurée*) The presence of peptone in the urine
Percement (*Pehrssmáhn*) Piercing
Perce-crâne (*Pehrs-kráhnn*) Cephalotome
Perception (*Pehrssehpssión*) Perception
Perchlorate (*Pehrklohráht*) Salt of perchloric acid
Perchlorique, acide (*Pehrklohréek, ahsséed*) Perchloric acid
Perchlorure de fer (*Pehrklohrur deh fehr*) Perchloride of iron
Percussion (*Pehrkussion*) Percussion
Perennité (*Pehrehneetá*) Perpetuity
Perfectionnement (*Pehrfehkssionmáhn*) Highest degree of development
Perforant,-e (*Pehrfohráhn*) Perforating
P , Mal (*P , Mahl*) Perforating painless ulceration of the skin (usually on the sole of the foot) occurring in diseases of the foot) occurring in diseases of the spinal cord (tabes, myelitis, etc)
P., Muscle (*P , muskl*) Flexor profondus digitorum muscle
P de Casserius, nerf (*P deh Kahssehreeús, nehr*) Musculo-cutaneous nerve of the arm
Perforateur,-trice (*Pehrfohráhteur*) Perforator Any surgical instrument used for perforating
Perforation (*Pehrfohrahssion*) Perforation
Perforé,-e (*Pehrfohra*) Perforated
P antérieur, espace (*P ahntehreeéhr*). Anterior perforated space situated between the crura cerebri
P de Casserius, muscle (*P deh Kahssehreeus, muskl*) Coraco-brachial muscle
P , muscle (*P , muskl*) Flexor subiimis digitorum
P postérieur, espace (*P pohstehreeéhr, ehspahss*) Posterior perforated space situated at the base of the brain behind the corpora albicantia between the diverging cerebral peduncles

Périartérite (*Pehreeahrtehrēet*) Inflammation of the outer membrane of an artery Periarteritis
Pérical (*Pehreekāhl*) Madura- or fungus-foot Mycetoma
Péricarde (*Pehreekahrd*). Pericardium
Péricardique (*Pehreekahrdēek*) Pericardial
Péricardite (*Pehreekahrdēet*) Pericarditis
Périchondrite (*Pehreekohndrēet*) Inflammation of the perichondrium
Péricrâne (*Pehreekrāhn*) Outer periosteum of the skull Pericranium
Péricystite (*Pehreesseestēet*) Inflammation of the tissue surrounding the bladder Pericystitis
Pérididyme (*Pehreedeedēem*) Perididymis Tunica albuginea testis.
Pérididymite (*Pehreedeedeemēet*) Perididymitis
Périhépatite (*Pehreeehpahtēet*) Inflammation of the peritoneal covering of the liver
Périlymphe (*Pehreelēemf*) Fluid which feels the osseous cavities of the internal ear
Périmètre (*Pehreemēhtr*) Perimeter Apparatus for measuring the visual fields of the eyes
Périmétrite (*Pehreemehtrēet*) Inflammation of the covering of the uterus
Périnéal,-e (*Pehreenehāhl*) Referable to perineum
Périnée (*Pehreenā*) Perineum
Périnéocèle (*Pehreenehohssēhl*). Hernia of the perineum.
Périnéo-clitoridien (*Pehreenehoh-kleetohreedeeehn*) Constrictor vaginæ muscle
Périnéorrhaphie (*Pehreenehohrahfēe*) Perineorrhaphy Suture of ruptured perineum
Périnéphrite (*Pehreenehfrēet*) Inflammation of tissue surrounding the kidney
Périnèvre (*Pehreenēhvr*) Perineurium Sheath surrounding primary fasciculi of nerves
Périnévrite (*Pehreenehvrēet*) Perineuritis
Période (*Pehreeōhd*) Period (a phase of a disease) Menses
Périodicité (*Pehreeohdeesseetā*) Periodicity. Rhythm
Périonyx (*Pehreeohnēeks*) Epidermis around the nail
Périorchite (*Pehreeohrkēet*) Inflammation of tunica vaginalis of the testicle
Périostal,-e (*Pehreeohstāhl*) Periosteal
Perioste (*Pehreeōhst*) Periosteum
Périosté,-e (*Pehreeohstā*) Periosteal
Périost(é)ite (*Pehreeohst(eh)ēet*) Periostitis Inflammation of the periosteum
Périostose (*Pehreeohstohs*) Periostosis. Tumefaction of the periosteum
Périotique (*Pehreeohtēek*) Around the ear
Périphérie (*Pehreefehrēe*) Periphery

Périphérique (*Pehreefehrēek*). Peripheral
Périscopique, verre (*Pehreeskohpēek, vehr*). Lenses having one concave and one convex surface
Péristaltique (*Pehreestahltēek*) ' Peristaltic. Referable to peristalsis
Péristaphylin externe, muscle (*Pehreestahfeelēhn ehkstēhrn, muskl*). Tensor palati muscle
P. interne, muscle (*P ehntehrn, muskl*) Levator palati muscle
Péritoine (*Pehreetooāhn*) Peritoneum
Péritonéal,-e (*Pehreetohnehāhl*) Referable to the peritoneum
Péritonite (*Pehreetohnēet*) Peritonitis
Pérityphlite (*Pehreeteeflēet*) Inflammation of the cellular tissue surrounding the cœcum
Péri-utérin, -e (*Pehree-utehrēhn*) Surrounding the uterus
Périvasculaire (*Pehreevahskulēhr*) Perivascular
Perkinisme (*Pehrkeentezm*) Treatment consisting of rubbing against the skin two rods made of different metals (suggestive therapeutics devised by Perkins-American physician)
Perlèche (*Pehrlēhsh*) Chronic ulceration of the lip in children.
Permanent,-e (*Pehrmahnāhn*) Permanent
Permanganate (*Pehrmahngahnāht*) A salt of permanganic acid
Perméabilité (*Pehrmehahbeeleetā*) Permeability
Perméable (*Pehrmekāhbl*) Permeable.
Pernicieux,-euse (*Pehrneesseeēh*) Pernicious Of grave type (disease)
Pernicieuse, anémie (*Pehrneesseeēhz, ahnehmēe*) Pernicious anemia
P., fièvre (*P, feeēhvr*) Malarial fever which follows a very rapid course
P. ictérique, fièvre (*P eektehrēek, f*) Icteric fever which exists in Madagascar
Pernion (*Pehrneeōhn*) Chilblain
Péroné (*Pehrohnā*) Fibula Peroneum
Péronéo-dactylien,-ne m. (*Pehrohnehohdahkteeleeēhn*) Flexor longus digitorum muscle (leg)
P.-malléolaire, veine (*P-mahlehohlēhr, vehnn*) External saphenous vein
P.-soustarsien,-ne, muscle (*P-sootahrseeēhn, muskl*). Peroneus longus muscle
P. susmétatarsien,-ne, muscle (*P sumehtahtahrsseeha muskl*) Peroneus brevis muscle
Péronier,-ère (*Pehrohneed*) Fibular Peroneal
P. antérieur, muscle (*P ahntehreeēhr, muskl*) Peroneus tertius muscle
P. court lateral m (*P koor lahtehrāhl*) Peroneus brevis muscle
P. long lateral m (*P lohn lahtehrāhl*). Peroneus longus muscle

Peroxyde (*Pehrohkseed*) Peroxid The oxide which contains the most oxygen among the oxids
Perpétuation (*Pehrpehtuahssion*) Perpetuation
Persécuté,-e (*Pehrsehkuta*) Persecuted
Persécuteur,-trice (*Pehrsehkulehr*) Persecutory
Persécution (*Pehrsehkussion*) Persecution
Persil (*Pehrseel*) Parsley
Persistant,-e (*Pehrseestahn*) Persistent Of considerable duration
Perspiration (*Pehrspeerahssion*) Perspiration
Perte(s) (*Pehrt*) Menorrhagia or Metrorrhagia Flooding.
P s blanches (*P blahnsh*) Leucorrhea. Whites
P. de connaissance (*P deh cohnehssahns*) Loss of consciousness.
P séminale (*P. ssehmeenahl*) Spermatorrhea
P. de substance (*P deh substahns*) Loss of substance
Pertérébrant,-e (*Pehrtehrehbrahn*) Lancinating Shooting Grinding (pain)
Perturbation (*Pehrturbahssion*). Disturbance Restlessness
Péruvine (*Pehruveen*) Peruvin Cinnamic alcohol obtained from Peruvian balsam.
Perversion (*Pehrvehrssion*) Perversion Deviation from normal.
Pesage (*Pehzahsh*) Weighing
Pesant,-e (*Pehzahn*) Weighty Heavy.
Pesanteur (*Pehzahntehr*) Weight
Pèse-acid (*Pehz-ahsseed*) Arcometer for acids
Pèse-bébé (*Pehz-behba*) Instrument for weighing babies
Pesée (*Pehza*) Result of weighing
Pèse-lait (*Pehz-leh*) Areometer for milk
Pessaire (*Pehssehr*) Pessary
Peste (*Pehst*) Pestilence (epidemic) Plague
P.-bovine (*P bohveen*) Cattle-plague
P. à bubons (*P ah bubohn*) Bubonic plague.
P. noire (*P noahr*) Black plague
Pestifère (*Pehsteefehr*) Pestiferous
Pestiféré (*Pehsteefehra*) Affected with plague
Pestilence (*Pehsteelahns*) Pestilential condition
Pestilentiel,-le (*Pehsteelahnsseeehl*) Which has the character of pestilence
Pétale (*Pehtahl*) Petal –
Pétéchial,-e (*Pehtehseeahl*) Which has the character of petechia
Pétéchie (*Pehtehshee*) Petechia Red or purple spots which do not disappear on pressure
Pétiolaire (*Pehteeohlehr*) Petiolar.

Pétiole (*Pehteeohl*) The support (stem) of the leaf
Pétiolé,-e (*Pehteeohla*) Petiolated
Petit,-e (*Ptee*) Small
P -lait (*Ptee-lah*) Whey
Pétré,-e (*Pehtra*) Petrous
Pétreux,-euse (*Pehtreh*) Petrous
P , os (*P , ohss*) Petrous portion of the temporal bone
Pétrification (*Pehtreefeekahssion*) Petrification Calcification
Pétrissage (*Pehtreessahysh*) Kneading A form of massage
Pétrole (*Pehtrohl*) Petroleum Oleaginous mixture found in the earth
Pétro-salpingo-pharyngien, muscle (*Pehtroh-sahlpehngoh-fahrehnzsheeehn, muskl*) Pharyngeal portion of Levator palati muscle
P.-s -staphylin, muscle (*P.-s.-stahfeelehn, m*) Levator palati muscle
Pettenkofer, réactif de (*Pettenkofer, rehahkteek deh*) Pettenkofer's test (for bile) Bile mixed with concentrated sulphuric acid and heated to 70 per cent is added to a 10 per cent solution of cane sugar The fluid turns red and upon standing becomes blue (Pettenkofer-German hygienist)
Peuplier (*Pehplea*) Poplar
Peyer, glandes on plaques de (*Peyer, glahnd o plahk deh*) Peyer's patches - Lymphoid follicles in the intestines especially in the ileum (Peyer-Swiss anatomist)
Phagédénique (*Fahzshehdehneek*) Phagedenic Rapidly spreading
P , eau (*F , oh*) Liquor muriatici corrosivi
Phagocyte (*Fahgohsseet*) Phagocyte Leucocytes capable of enclosing and absorbing solid particles (cells of Metchnikoff)
Phagocytose (*Fahgohsseetohz*). Abosorption of any material by the phagocytes
Phalange (*Fahlahnzsh*) Phalanx
Phalangette (*Fahlahnzsheht*) Terminal phalanx
Phalangien,-ne (*Fahlahnzsheeehn*) Phalangeal
Phalangine (*Fahlahnzsheen*) Middle phalanx
Phallite (*Fahleet*) Inflammation of the penis Phallitis
Phallus (*Fahllus*) Penis
Pharmaceutique (*Fahrmahssehteek*) Pharmaceutical
Pharmacie (*Fahrmassee*) Pharmacy Art of preparing medicines Drugstore
Pharmacien (*Fahrmahsseeehn*) Pharmacist Druggist
Pharmacodynamique (*Fahrmahkohdeenahmeek*) Science of action of drugs on living beings.

111

Pharmacognosie (*Fahrmahkohgnohzée*) Study of chemical and physical characteristics of drugs

Pharmacologie (*Fahrmahkohlohzshée*) Study of the action of drugs

Pharmacopée (*Fahrmahkohpa*) List of drugs recognized as official Pharmacopeia

Pharyngé,-e (*Fahrehnzshá*) Pharyngeal

Pharyngien,-ne (*Fahrehnzsheeéhn*) Pharyngeal

P, catarrhe (*F kahtahr*) Angina

Pharyngite (*Fahrehnzshéet*) Inflammation of the pharynx Pharyngitis

Pharyngo-glosse, muscle (*Fahrehngoh-glohss, m*) Glosso-pharyngeus m (portion of the superior constrictor)

Pharyngotomie (*Fahrehngohtohmée*) Pharyngotomy Incision into the pharynx

Pharynx (*Fahrehnks*) Pharynx

Phase (*Fahz*). Phase Period

Phellandre (*Fehlahndr*) A genus of Oenanthe Water hemlock

Phénacétine (*Fehnahssehtéen*) Phenacetin Acet-amido-phenetol (analgesic and antipyretic)

Phénique, acide (*Fehnéek, ahsséed*) Carbolic acid

Phéniqué,-e (*Fehneeká*) Referable to carbolic acid

Phénol (*Fehnóhl*) Phenol Carbolic acid

Phénolphtaléine (*Fehnohlftahlehéen*) Phenophthaleine Product of interaction of phenol and phthalic acid Used as laxative

Phénomène (*Fehnohméhn*). Phenomenon Unusual manifestation

Philosophie (*Feelohzohfée*) Philosophy

Phimosis (*Feemohzées*) Narrowing of open end of the prepuce so that its retraction is difficult or impossible

Phlébectasie (*Flehbehktalzee*) Venous dilatation

Phlébite (*Flehbéet*) Phlebitis Inflammation of a vein

Phlébolithe (*Flehbohléet*) Concretion in a vein

Phlébotomie (*Flehbohtohmée*) The cutting of a vein Bleeding

Phlegmasie (*Flehgmahzée*) Inflammation (especially of the internal organs)

Phlegmatia alba dolens (*Flehgmahsseeah ahlbáh doléhns*) Painful œdema of the lower limbs in women (during or following childbirth)

Phlegmatie (*Flehgmahssée*) Œdema

Phlegmatique (*Flehgmahtéek*) Phlegmatic

Phlegme (*Flehgm*) Phlegm Mucus

Phlegmon (*Flegmóhn*) Local inflammation of cellular tissue Cellulitis

P. diffu (*F deefu*) Diffuse cellulitis

Phlegmoneux,-euse (*Flehgmohnéh*) Of the character of a phlegmon

Phlogistique (*Flohzsheestéek*) Phlogistic Inflammatory

Phlogose (*Flogóhz*) Inflammation See phlegmasic

Phlorrhizine (*Flohreezéen*) Phloridzin Substance found in the bark of apple and cherry trees Is used in testing the function of the kidneys

Phlyctène (*Fleektéhn*) Blister Vesicle

Phobie (*Fohbee*) Fear (persistent and fixed)

Phonation (*Fohnahssión*) Phonation Production of vocal sounds

Phonétique (*Fohnehtéek*) Referable to the voice Phonetics Study of articulate sounds

Phonographe (*Fohnohgráhf*) Apparatus for registering vocal sounds

Phonomètre (*Fohnohméhtr*) Apparatus for measuring the degree of intensity of vocal sounds

Phogue (*Fohk*) Seal

Phosgène (*Fohszshehn*) Suffocating gas, carbonyl chloride

Phosphate (*Fohsfáht*) Phosphate

Phosphaté,-é (*Fohsfahtá*) Containing phosphate

Phosphaturie (*Fohsfahturée*) Phosphaturia Excessive secretion of phosphates in the urine

Phosphène (*Fohsféhn*) Phosphene. Name for luminous images produced when the eyeglobe is rhythmically compressed

Phosphite (*Fohosféet*) Phosphite A salt of phosphorous acid

Phosphogénie (*Fohsfohzshehnée*) Production of phosphorescence

Phosphore (*Fohsfohr*) Phosphorus

Phosphoré,-e (*Fohsfohrá*) Containing phosphorus

Phosphorescence (*Fohsfohrehssáhns*) Property of shining in the dark

Phosphorescent,-e (*Fohsfohrehssáhn*) Phosphorescent

Phosphoreux, acide (*Fohsfohréh, ahsséed*) Phosphorous acid

Phosphorique, acide (*Fohsfohreek, ahsseed*) Phosphoric acid

Phosphoroscope (*Fohsfohrohskohp*) Apparatus for making visible phosphorescence (devised by Becquerel)

Phosphure (*Fohsfur*) Phosphid Combination of phosphorus with another element

Photogénie (*Fohtohzshehnée*) Evolution of light Power of certain bacteria to produce phosphorescence

Photographie (*Fohtohgrahfie*) Photography

Photomètre (*Fohtohméhtr*) Apparatus for measuring intensity of light

Photométrie (*Fohtohmehtrée*) Measurement of intensity of light
Photophobie (*Fohtohfohbée*) Photophobia Intolerance of light
Photopsie (*Fohtohpsée*) Photopsia Disturbance of sight consisting of flashes, sparks and other subjective visual sensations
Phrénésie (*Frehnehzée*) Frenzy Delirium
Phrénique (*Frehnéek*) Pertaining to the diaphragm Pertaining to the mind Phrenic
P., nerf (*P, nehr*) Phrenic nerve
Phrénite (*Frehnéet*) Phrenitis Inflammation of the diaphragm Also acute dlirium with fever (in ancient Greece and Rome)
Phrénographe (*Frehnohgráhf*) Apparatus for measuring movements of the diaphragm (devised by Rosenthal)
Phrénologie (*Frehnohlohzshée*) Phrenology Study of the conformation of the skull for diagnosing various mental faculties
Phtaléine (*Ftahleheen*) Phthalein Obtained by combining phthalic anhydrid with phenol
Phthiriase (*Fteereeáhz*) Phthiriasis Pediculation
Phthisie (*Fleezée*) Phthisis Consumption
P. galopante (*F gahlohpáhnt*) A form of Phthisis characterized by its rapid course
Phthisiologie (*Fteezeeohlohzshée*) Study of tuberculosis in all its aspects
Phthisiophobie (*Fteezeeohfohbée*) Morbid fear (persistent) of tuberculosis Phthisiophobia
Phthisique (*Fteezéek*) Consumptive
Phycocolle (*Feekohkóhl*) Gelose
Phylloxéra (*Feelohksehráh*) A genus of plant lice
Phylogénie (*Feelohzshehnee*). Phylogenesis Study of development of successive generations from a primary type
Phyme (*Feem*) Phyma Synonym of tuberculosis
Physalis (*Feesahlées*) Physalis Brood cells in carcinoma or sarcoma
Physico-chimique (*Feezeekóh-sheemeek*) Physico-chemical
Physiographie (*Feezeeohgrahfée*) Description of natural objects
Physiologie (*Feezeeohlohzshée*) Physiology Study of function
Physiologique (*Feezeeohlohzsheek*) Physiological
Physiologiste (*Feezeeohlohzshéest*) Physiologist
Physionomie (*Feezeeohnohmie*) Physiognomy Characteristics of the face
Physique (*Feezéek*) Exterior of the body and its physical structure Also Science which teaches the properties of matter Also Physical, natural
Physoelide (*Feezehléed*) Small bodies in the villi of the chorion, they are pediculated and contain a liquid (described by Virchow)
Physomètre (*Feezohmehtr*) Physometra Distension of the uterus by gas
Physostigmine (*Feezohsteegméen*) Eserin, alkaloid of Calabar bean Produces intestinal peristalsis
Phytolaque (*Feetohluhk*) Poke. A genus of herbs Acts as emetic
Phytopathologie (*Feetohpahtohlohzshée*) Study of diseases of plants
Phytoplasma (*Feetohplahzmáh*) Vegetable protoplasm
Pian (*Peeáhn*) Framboesia Yaws
Pica (*Peekáh*) Pica Irresistible desire for unusual articles of food
Piciforme (*Peesseefohrm*) Piceous Viscous
Picote (*Peekoht*) Small-pox (popular name)
Picotement (*Peekohtmáhn*) Tingling Itching
Picrique, acide (*Peekréek, ahsséed*) Picric acid
Picrotoxine (*Peekrohtohkséen*) Picrotoxin A toxic principle of anamirta cocculus Used for night sweats
Pie-mère (*Pee-méhr*) Pia-mater One of the meninges which is immediately applied to the brain and spinal cord
Pièce (*Peeéhss*) Piece Part
Pied (*Peea*) Foot
P. d'alouette (*P dahlooéht*) Larkspur.
P. de canard (*P deh kahnáhr*) Podophyllum
P du diaphragme (*P du deeahfráhgm*) Pillar of the diaphragm
P. d'éléphant (*P dehlehfáhn*) Elephantiasis of the foot
P. d'hippocampe (*P deepohkáhmp*) Pes hippocampi
P -bot (*P -bóh*) Club-foot Talipes
P -plat (*P -plah*) Flat foot
Pierre (*Peeéhr*) Stone Calculus
P à aiguiser (*P ah ehguza*) Grindstone
P. a cautère (*P ah kohtéhr*) Cautery
P divine (*P deeveen*) Combination of sulphate of copper, nitrate of potassium, sulphate of aluminum and camphor, used as a collyrium for the eye
P infernale (*P ehnfehrnáhl*) Nitrate of silver
P. intestinale (*P ehntehsteendhl*) Intestinal calculus
P. murale (*P muráhl*) Calcium oxalate
P. ophthalmique (*P ohftahlmeek*) Sulphate of copper in crystals

P. philosophale (*P feelohzohfáhl*) Mythical stone supposed to change metal into gold
P ponce (*P pohns*) Pumice-stone
P stercorate (*P stehrkohráhl*) Enterolith
P. de touche (*P deh toosh*) Touchstone.
Pierreux,-euse (*Peechrêh*) Stony
Pigment (*Peegmáhn*) Pigment
Pigmentaire (*Peegmahntêhr*) Referable to pigment Pigmented
Pigmentation (*Peegmahntahssión*) Pigmentation Production of coloring matter in the organism
Pigmenté,-e (*Peegmahntá*) Pigmented
Pigmenteux,-euse (*Peegmahntêh*) Pigmentary
Pilaire (*Peelêhr*) Referable to hair
Pile (*Peel*) Galvanic battery or cell
Pileux,-euse (*Peelêh*) Referable to hair
Pilier (*Peeleeá*) Pillar Column
Piliforme (*Peeleefóhrm*) Hair-like Capillary
Piligraisseux,-euse (*Peeleegrehssêh*). Containing hair and fat
Pilmiction (*Peelmeekssión*) Excretion of urine containing hair
Pilocarpine (*Peelohkahrpêen*) Pilocarpin Alkaloid of Jaborandi
Pilon (*Peelóhn*) Pestle
Pilo-sébacé,-e (*Peeloh-ssehbahssá*) Referable to the sebaceous glands of hair follicles
Pilule (*Peelúl*) Pill
P.s dépuratives de Plummer (*P dehpurahtéev deh Plummer*) Pilulæ hydrargyri submuriati compositæ
Pilulier (*Peeluleeá*) An instrument for making pills
Pimélite (*Peemehléet*) Pimelitis. Inflammation of adipose tissue
Pimélose (*Peemehlóhz*) Adiposis
Pimélurie (*Peemehluréе*) Fatty urine
Piment (*Peemáhn*) Capsicum. Red pepper
Pimenté,-e (*Peemahntá*) Containing piment
Pin (*Pehn*) Pine-tree
Pince (*Pehnss*) Forceps Pincers Pliers
P antérieure (*P ahntehreeéhr*). Peduncle of corpus callosum.
P postérieure (*P pohstehreeéhr*) Posterior fold of corpus callosum
P écraseur (*P ehkrahzêhr*) Clamp forceps
P à coulisse (*P ah kooléess*) Sliding artery forceps
P à dissection (*P ah deessehkssión*) Dissection forceps
P. à griffe (*P à gréef*) Hooked forceps
P. à pansement (*P ah pahnsmáhn*). Dressing forceps
P pédicule (*P pehdeekúl*) Clamp forceps
P. à torsion (*P. ah tohrssión*) Torsion forceps.

P à verrou (*P à vehróo*) Catch forceps.
P de Mehr (*P deh M*) Pinch cock.
P.-nez (*P nu*) Nose glasses
Pinceau (*Pehnsóh*) Camel's hair pencil Brush Fasciculus Bundle (of filaments, etc)
Pincée (*Pehnsá*) Pinch. Quantity of a substance that can be taken with two fingers
Pincement (*Pehnsmáhn*) Feeling of constriction
Pinçon (*Pehnssóhn*) Mark left by a pinch.
Pinéale, glande (*Peenehál*), *glahnd*) Pineal gland Epiphysis of the brain
Pinguicula (*Pehngeekuláh*) Small tumor of the conjunctiva
Pinne (*Peenn*). Pinna External part of the ear
Pipe (*Peep*) Pipette
Pipéracé,-e (*Pecpehrahssá*) Referable to pepper
Pipette (*Peepéht*) Pipette
Piquant (*Peekáhn*) Spine Thorn Sting.
Piqueté,-e (*Peektá*) Covered with points, spots, blotches
Piqûre (*Peekúr*) Puncture Prick
P. anatomique (*P ahnahtohméek*) Dissection wound
Piriforme (*Peereefóhrm*) Pear-shaped. Piriformis muscle
Pirogoff, amputation de (*Peerohgóhf, ahmputahssión deh*) Amputation of the foot at the lower joints of tibia and fibula (Pirogoff-Russian surgeon).
Pirquet, réaction de (*Peerká, rehahkssión deh*) Pirquet's reaction Tuberculin test of the skin
Pis (*Pee*). Udder
Pisiforme, os (*Peezeefóhrm*) Pisiform bone (the 4th bone in the front layer of carpal bones)
Pissement (*Peessmáhn*) Urination
P. de sang (*P deh sahn*) Hematuria
P de sucre (*P deh sukr*) Glycosuria
Pissenlit (*Peessahnléе*) Dandelion
Pistache (*Peestásh*) Pistachio-nut
Piston (*Peestóhn*) Piston
Pithiatisme (*Peetecahtéezm*) Functional nervous manifestations which can be removed by suggestion (view of Babinski)
Pituitaire, fosse (*Peetueetéhr, fohss*) Pituitary fossa Sella turcica
P., glande (*P , glahnd*) Pituitary body
P. membrane (*P mahmbrahnn*) Pituitary or Schneiderian membrane
Pituite (*Pectuéet*) Phlegm Mucus Expectoration especially in alcoholics
Pituiteux,-euse (*Peetueehtêh*) Containing mucus
Pityriasis (*Peetereeuhzdes*) Pityriasis Skin diseases characterized by scaling
Pivot (*Peevóh*) Pivot
Pivotant,-e (*Peevohtáhn*) Turning on a pivot

Placenta (*Plahssahntáh*) Placenta After-birth
Placentaire (*Plahssahntéhr*) Referable to placenta
Plaie (*Pleh*) Wound Ulcer
Plaintif,-ive (*Plehnteef*). Plaintive (tone of voice)
Plaisir (*Plehzéer*) Pleasure Delight
Plan (*Plahn*) Plane Level Flat
Plancher (*Plahnshá*) Floor of a cavity
Planimètre (*Plahneemêhtr*) Apparatus for measuring surfaces
Plantaire (*Plahntéhr*) Plantar
P. grêle, muscle (*P greht, muskl*) Plantaris muscle
Plante du pied (*Plahnt du peed*) Sole of the foot
Planum, Os (*Plahnóom, Ohss*) Os planum of the ethmoid
Plaque (*Plahk*) Patch, layer Plate
Plasma (*Plahzmáh*) Plasma Liquid part of the blood
Plasmatique (*Plahzmahtéek*) Plasmatic
Plasmode (*Plahzmohd*) Plasmodium Animal organisms belonging to the protozoa (malaria)
Plasticité (*Plahsteesseetá*) Plasticity Characteristic of a body which can be made to assume any shape
Plastique (*Plahstéek*) Plastic
Plat,-e (*Plah*) Flat
Plateau (*Plahtóh*) Disc of an electric machine
Platine (*Plahtéen*) Platinum Also Plate of a microscope
Plâtrage (*Plahtráhzsh*) Plastering
Plâtre (*Plahtr*) Plaster of Paris Calcium sulphate
Plâtré,-e (*Plahtrá*) Plastered
P , appareil (*P , ahpahray*) Plaster-of Paris bandage
Pléiade (*Plehyáhd*) Collection of lymphatic glands
Plein,-e (*Plehn*) Full Filled
Plénitude (*Plehneetúd*) Fulness Plenitude
Plessimètre (*Plehsseemehtr*) Instrument used for percussion Plessimeter
Pléthore (*Plehtóhr*) Plethora Morbid full-bloodedness
Pléthorique (*Plehtohréek*) Plethoric
Pléthysmographe (*Plehteezmohgráhf*) Apparatus for determining changes in volume of an organ
Pleural,-e (*Plehráhl*) Pleural
Pleurésie (*Plehrehsée*) Pleurisy
P. fausse (*P fohss*) Pleurodynia (see this word)
Pleurétique (*Plehrehtéek*) Pleuritic
Pleurocèle (*Plehrohsêhl*) Hernia of the pleura and lung between the ribs
Pleurodynie (*Plehrohdeenée*) Pain in the intercostal muscles due either to neuritis or occurring in diseases of the spinal cord False pleurisy
Pleuropéricardite (*Plehropehreekahrdéet*) Simultaneous inflammation of pleura and pericardium
Pleuropneumonie (*Plehrohpnehmohnée*) Simultaneous inflammation of the pleura and lung
Pleurothotonos (*Plehrohtohtohnóhss*) Lateral tetanos
Plèvre (*Plehvr*) Pleura
Plexiforme (*Plehkseefohrm*) Plexiform
Plexus (*Plehksus*) Plexus
Pli (*Plee*) Fold Bend
P s cérébraux (*P ssehrehbroh*) Cerebral convolutions
P courbe (*P koorb*) Angular gyrus
Plicatile (*Pleekahtéel*) Susceptible to become folded
Plique (*Pleek*) Plica polonica
Plomb (*Plohm*) Lead
Plombage (*Plohnbáhzsh*) Lead work
P. des dents (*P deh dahn*) Filling the teeth
Plombate (*Plohnbaht*) Salt of plumbic acid
Plombé,-e (*Plohnba*) Obliterated (tooth) Livid
Plombite (*Plohnbeet*) Protoxide of lead combined with a base
Pluie (*Pluée*) Rain
Plume (*Plum*) Feather
Plumeux,-euse (*Pluméh*) Plumous
Plumule (*Plumul*) Gemmule
Pluricellulaire (*Plureessehlulehr*) Pluricellular
Pluviomètre (*Pluveeohméhtr*) Apparatus for estimating the volume of rain which falls in a day Pluviometer
Pnéodynamique (*Pnehohdeenahméek*) The dynamics of respiration
Pnéographe (*Pnehohgráhf*) Apparatus for determining the character of expiration
Pnéomètre (*Pnehohmehtr*) Apparatus for measuring the breathing capacity
Pneuma (*Pnehmah*) The vital principle (ancient)
Pneumatique (*Pnehmahtéek*) Referable to gas, to air, to the respiratory system
Pneumatocèle (*Pnehmahtehssêhl*) Gazeous tumor under the skin or mucous membrane (circumscribed, but not diffuse)
Pneumatomètre (*Pnehmahtohmêhtr*) Apparatus for estimating the pressure of air in the lungs
Pneumatose (*Pnehmahtóhz*) Diseased state caused by distension of the tissue with gas
Pneumococcie (*Pnehmohkoksée*) Pneumococcus infection
Pneumogastrique, nerf (*Pnehmohgahstréek, nehr*) Pneumogastric or vagus nerve (10th cranial nerve)

115

Pneumographe (*Pnehmohgrónf*) Apparatus for registering the chest expansion in respiration
Pneumomètre (*Pnehohméhtr*) See Pneometre
Pneumonectasie (*Pnehmohnehktahzée*) Emphysema of the lung
Pneumonie (*Pnehmohnée*) Pneumonia
P aigue (*P ehgü*) Lobar pneumonia
P chronique interstitielle (*P krohneck ehntehrsteeteeéhl*) Diffuse pneumonia or pulmonary sclerosis
P. hypostatique (*P heepohstahtéek*) Passive congestion of the lung
Pneumonique (*Pnehmohneek*) Concerning pneumonia
Pneumonite (*Pnehmohneet*) Pneumonia
Pneumopéricarde (*Pnehmohpehreekáhrd*) Accumulation of air in the pericardic cavity
Pneumopleurésie (*Pnehmohplehrehzée*). Pleuro-pneumonia
Pneumothorax (*Pnehmohtohráhks*). Accummulation of gas and pus in the pleura.
Pneumotomie (*Pnehmohtohmee*) Incision into the lung
Poche (*Pohsh*) Pocket Bag Sac
P anévrismale (*P ahnéhvreesmáhl*) Aneurismal sac
P des eaux (*P dehzoh*) Amnion with its fluid (obstetrical) bag of waters
Podagre (*Pohdáhgr*) Podagra Gout in the feet
Podalique (*Pohdahleek*) Podalic Referable to the feet
Podencéphale (*Pohdahnssehfáhl*) Podencephalus A congenital anomaly consisting of a cerebral hernia situated in a pedunculated sac
Podophylle (*Pohdohféel*) Podophyllum May-apple
Podophyllin (*Pohdohfeelehn*) Podophyllin Active resinous principle of Podophyllum peltatum Used as cathartic
Poêle (*Posáhl*) Stove
Poids (*Pooah*) Weight
P spécifique (*P spehsseeféek*) Specific gravity Density
Poignée (*Pooahnneed*) Handful Handle
Poignet (*Pooahnneeéh*) Wrist Region of the carpus
Poil (*Poodhl*) Hair (not of the scalp)
Poilu,-e (*Pooahlu*) Hairy
Point (*Pooéhn*) Point Pole Shooting pain
P. de côté (*P deh kohtá*) Stitch in the side (thoracic region)
Pointe (*Pooéhnt*) Sharp end (of a knife, etc)
P de feu (*P deh feh*) Pointed cautery
P de hernie (*P deh hehrnée*) Incomplete hernia
Pointillage (*Pooehnteedhzsh*). Massage with the tips of the fingers

Pointillé,-e (*Pooehnteeá*) Multiple small red spots on an organ or tissue caused by congestion
Poire (*Pooáhr*) Pear
Poireau (*Pooahroh*) Wart Plant of onion family with a bulbous root (leek)
Poirée (*Pooahrá*) White beet
Poirier (*Pooahreeáh*). Pear-tree
Pois (*Pooáh*) Pea
Poison (*Pooahzóhn*) Poison
Poisson (*Pooahssohn*) Fish
Poitrinaire (*Pooahtreenéhr*) Consumptive
Poitrine (*Pooahtréen*) Chest
Poivre (*Pooáhvr*) Pepper
Poix (*Poodh*) Pitch Black resinous substance obtained from boiled tar
Polaire (*Poléhr*) Polar
Polarimètre (*Pohlahreeméhtr*) Apparatus for estimating the direction and the degree of rotatory power of a body in polarized light
Polarisation (*Pohlahreezhasstón*) Polarization
Polariscope (*Pohlahreesskóhp*) Apparatus for determining the changes in polarized light when some substances are interposed
Polarité (*Pohlahreetá*) Polarity Having poles
Pôle (*Pohl*) Pole
Polyclinique (*Pohleekleenéek*) Polyclinic Establishment where consultations are given gratis Dispensary
Polioencéphalite (*Pohleeohahnssehfahléet*) Inflammation of the cerebral cortex
Poliomyélite (*Pohleeohmeeehléet*) Inflammation of the anterior cornua of the spinal cord
Poliose (*Pohleeohz*) Discoloration of hair which becomes gray
Pollakiurie (*Pohlahkeeurée*) Frequent micturition (especially at night)
Pollen (*Pohléhn*) Pollen
Pollution (*Pohlusson*) Involuntary seminal emission
Pollux (*Pohlúks*) Pollux
Polychreste (*Pohleekréhst*) Having many virtues, active (drugs)
Polychroïque (*Pohleekroheek*) Having many colors
Polychromatique (*Pohleekrohmahtéek*) Having many colors
Polyclinique (*Pohteekleeneek*) Polyclinic Dispensary
Polycrote (*Pohleekroht*) Polycrotic Said of the pulse when there are several pulsations with each systolic beat
Polydactylie (*Pohleedahteelée*) Polydactylism More than five fingers or toes
Polydipsie (*Pohleedeepsée*) Polydipsia
Polyémie (*Pohleeehmie*) Plethora Fullbloodedness
Polyesthésie (*Pohleeestehzée*) Disorder of sensations in which one single prick or

touch gives the impression of multiple pricks
Polygala amer (*Pohleegahlah ahmehr*) A genus of bitter herbs Milkwort (galactagogue)
Polygamie (*Pohleegahmée*) Polygamy
Polygonum (*Pohleegohnôhm*) A genus of herbs, has astringent properties
Polymérisme (*Pohleemehréezm*) Multiplicity of constituent elements
Polymorphisme (*Pohleemohrfeezm*) State of many forms or varieties
Polynévrite (*Pohleenehvréet*) Polyneuritis Multiple neuritis
Polyonychie (*Pohleeohneeshée*). Polyonichia Supernumerary nails.
Polyopie (*Pohleeohpée*) Disturbances of vision which consists of seeing an object multiplied
Polyopsie (*Pohleeokpsée*) Disturbances of vision which consists of seeing an object multiplied
Polyorexie (*Pohleeohrehksée*) Boulimia
Polype (*Pohléep*) Polyp
Polypeux,-euse (*Pohleepêh*) Polypous
Polyphagie (*Pohleefahzshée*) Polyphagia Bulimia
Polypharmacie (*Pohleefahrmahssee*) Prescribing or using a large number of drugs.
Polypode (*Pohleepohd*) A monstrosity with supernumerary feet
Polysaccharides (*Pohleessahkahréed*) Carbohydrates (starch, dextrine, glycogen)
Polysarcie (*Pohleessahssée*) Obesity
Polyscope (*Pohleeskôhp*) Apparatus for illuminating cavities
Polysomie (*Pohleesohmee*). Polysomia. Monstrosity having two or more bodies
Polytric (*Pohleetréek*) Hair-moss
Polytrichie (*Pohleetreeshée*) See hypertrichose
Polyurée (*Pohleeurée*) Polyuria
Pommade (*Pohmâhd*) Ointment Salve
P d'Helmerich (*P dehlmehréesh*) Ointment of sulphur and carbonate of potash
P. ophthalmique (*P ohftahlméek*) Ung hydrargyri oxide rubri
P d'Autenrieth (*P dohtahnréet*) Ung antimonii tartarati
P. de Zeller (*P deh Zellér*) Ung hydrargyri ammoniati
Pomme (*Pohm*) Apple
P. d'Adam (*P dahdâhm*) Adam's apple Thyroid cartilage
P. de terre (*P deh tehr*) Potato
Pommelé,-e (*Pohmlá*) Dappled Spotted
Pommette (*Pohmêht*) Cheek-bone
Pommier (*Pohmeed*) Apple-tree
Pommique (*Pohméek*) Pomaceous Malic
Pompe (*Pohmp*) Pump
P stomacale (*P stohmahkâhl*) Stomach-pompe

P. à sein (*P ah sehn*) Breast pump
Pompholyx (*Pohnfohléeks*) Pemphigus
Ponction (*Pohnkssiôn*) Puncture Tapping
Ponctué,-e (*Pohnktuâ*) Punctated
Pondéral,-e (*Pohndehrâhl*) Referable to the weight of the body
Pont (*Pohn*) Bridge
P. de Varole (*P deh Vahrohl*) Pons Varolii
Ponte (*Pohnt*) Laying of eggs
Poplité,-e (*Pohpleeta*) Popliteal
P , muscle (*P , muskl*) Popliteus muscle
Populaire (*Pohpulehr*) Popular
Population (*Pohpulahssiôn*) Population
Populine (*Pohpuléen*) Benzoyl salicin
Porc (*Pohr*) Porc Pig
P -épic (*P -ehpéek*) Porcupine
Porcherie *Pohrshrée*) Pigsty
Pore (*Pohr*) Pore Opening of tubules on the surface
Poreux,-euse (*Pohrêh*) Porous
Porencéphalie (*Pohrahnssekfahlée*) Porencephaly Congenital depressions or cavities in cerebral cortex
Pornographie (*Pohrnohgrahfee*) Literature on sexual matters
Porphyrisation (*Pohrfeereezahssiôn*) Crushing a hard substance to a powder
Porrigo (*Pohreegôh*) Pityriasis or an eruption with pustules
P. larvalis (*P lahrvahlees*) A form of impetigo
P. furfurans (*P furfurâhns*) A form of pityriasis
P lupinosa (*P lupeenohzâ*) Favus
P decalvans (*P dehkahlvâhns*) Baldness due to the presence of the trichophyton
Porte (*Pohrt*) Opening for entry
P -aiguille (*P ehguée*) Needle-holder
P , appareil (*P , ahpahráy*) Portal system of circulation
P.-azotate (*P -ahzohtâht*) Caustic-holder.
P -bougie (*P -boozshée*) Director for a bougie
P -caustique (*P -kohstéek*) Caustic-holder
P.-cordon (*P -kohrdôhn*) Instrument for carrying a tape around the fœtus
P.-crayon (*P -kreheéohn*) Pencil-holder (caustic)
Portée (*Pohrtâ*) Reach of the hand.
Porte-éponge (*P -ehpôhnzsh*) Sponge holder
P.-fil (*P -feel*) Aneurysm needle
P.-lacs (*P -lahk*) See Porte-cordon
P -ligature (*P -leegahtúr*) See P -fil
P.-loupe (*P -loop*) Lens holder
P.-main (*P -mehn*) Apparatus for supporting the hand
P.-mèche (*P -mehsh*) Director to carry a strip of gauze or lint as a drain
P.-nitrate (*P neetrâht*) Caustic-holder

117

P.-noeud (*P -neh*) Instrument for placing a ligature on a pedicle of a tumor
P.-objet (*P -ohbzshéh*) Glass-slide (microscope)
P.-pierre (*P -peeéhr*) Caustic-holder
P.-sonde (*P -ssohnd*) Hollow probe
P.-voix (*P -voouh*) Speaking-tube or trumpet
Portion (*Pohrssión*) Part Portion Ration
Positif,-ive (*Pohzeetéef*) Positive
Position (*Pohzeession*) Position Posture
Positivisme (*Pohzeeteevéezm*) Philosophy of positivism
Posologie (*Pohzohlohzshée*) Posology Indications of dozage of medicines
Possedé,-e (*Pohssehdá*) Possessed
Possession (*Pohssehssion*) Possession
Posthite (*Pohstéet*) Inflammation of the prepuce
Posture (*Pohstur*) posture
Pot fêlé, bruit de (*Poh fehlá, bruée deh*) Cracked-pot sound
P. de chambre (*P deh shahmbr*) Night vessel
Potable (*Pohtáhbl*) Drinkable
Potasse (*Pohtáhss*) Potash
P. à la chaux (*P ah lah shoh*) Hydrate of potash Caustic potash
P. d'Amérique (*P dahmehréek*) Carbonate of potash
Potassé,-e (*Pohtahssá*) With excess of potash
Potassium (*Pohtahsseeohm*) Potassium
Potentiel,-le (*Pohtahnsseeéhl*) Potential Not acting immediately Amount of electricity on a conductor
P.s cautères (*P kohtéhr*) Caustic alkali
Potion (*Pohssión*) Potion Draught Mixture
P. a la magnésie (*P ah lah mahnnehzée*) White mixture
Potiron (*Pohteeróhn*) Pumpkin
Pott, maladie de (*Poht, mahlahdée deh*) Pott's disease Caries of the spine (tubercular) (Pott-English surgeon)
Pou (*Poo*) Louse
Pouce (*Pooss*). Thumb
Poudre (*Poodr*) Powder.
P. aromatique (*P ahrohmahtéek*) Composite cinnamon powder
P de Dover (*P deh Dohvehr*) Dover's powder Opiated ipecacuanha
P. effervescente laxative (*P ehfehrvehssáhnt lahksahtéev*) Seidlitz powder
Poudroiement (*Poodrooahmáhn*) Pulverization
Poulain (*Poolehn*) Inguinal bubo
Poule (*Pool*) Hen
Poulet (*Pooléh*) Chicken
Poulie (*Poolée*) Pulley Trochlea
Pouls (*Poo*) Pulse
Poumon (*Poomóhn*). Lung

Poupart, ligament de (*Poopáhr, leegahmáhn deh*) Crural arch
Pourpre (*Poorpr*). Scarlet Purpura hemorrhagica.
Pourpré,-e (*Poorprá*) Purple
Pourri,-e (*Poorée*) Rotten
Pourriture (*Pooreetúr*) Putrefaction
P d'hopital (*P dohpeetáhl*) Hospital gangrene
Poussée (*Poossá*) Push An eruption appearing after using certain drugs
Poussière (*Poosseéhr*) Dust
Poussoir (*Poossooáhr*) Dentist's driver. Probang (oesophageal bougie)
Pouvoir (*Poovooáhr*) Power
Praticien (*Prahteesseeéhn*) Practitioner
Pratique (*Prahtéek*) Practical Practice of medicine
Préataxique (*Prehahtahkséek*) Preataxic Preceding ataxia
Précipitant,-e (*Prehsseepeetahn*) Precipitating
Précipitation (*Prehsseepeetahssion*) Precipitation
Précipité,-e (*Prensseepeetá*) Precipitated
Précordial,-e (*Prehkohrdeeáhl*) Which is in front of the heart Precordial
Précurseur (*Prehkurséhr*) Precursory Premonitory
P., signe (*P , seenn*) A sign which announces the oncoming disease
Prédiastolique (*Prehdeeahstohleek*) Preceding diastole
Prédigestion (*Prehdeezshehssión*) Predigestion Digestion of a substance (by means of a ferment) before it is put in the mouth
Prédisposant,-e (*Prehdeespohzáhn*) Predisposing
Prédisposition (*Prehedeespohzeession*) Predisposition
Prédorso-atloïdien, muscle (*Prehdohrsóh-ahtlohéedeeéha, muskl*) Longus colli muscle
Préexistence (*Prehehkzeestáhns*) Pre-existence
Préfrontal,-e (*Prehfrohntáhl*) Prefrontal
Préhension (*Prehhahnssión*) Grasping Prehension
Préjugé (*Prehzshuzshá*) Prejudice
Prélombaire (*Prehlohmbéhr*) What is situated in front of the lumbar region
Prélombo-suspubien, muscle (*Prehlohmboh-supubeeéhn, muskl*) Psoas parvus muscle
P.-thoracique, grande (*P -tohrahsséek, grahnd*) Right azygos vein
P,-t-petite (*P -t -ptee!*) Left azygos vein
P-trochantinien (*P trohkahntnteneeéhn*) Psoas magnus muscle
Préludes (*Prehlúd*) Prodromes
Prématuré, accouchement (*Prehmahturá, ahkoushmáhn*) Premature confinement.

Première paire des nerfs craniens (*Prehmeeéhr pehr deh nehr krahneeéhn*). First pair of cranial nerves (olfactory nerves)
Premolaires (*Prehmohlehr*) Premolars Teeth in front of the molar (bicuspids)
Prémonitoire, signe (*Prehmohneetoodhr, seenn*) Premonitory or precursory sign
Préparant (*Prehpchráhn*) Preparing Spoken of pain in the second period of labor during which the neck of the uterus is being dilated
Préparate, veine (*Prehpahraht, vehn*). Frontal vein
Préparateur (*Prehpahrahtéhr*) Who is in charge of preparing anatomical specimens, or other laboratory work
Préparation (*Prehpahrahssión*) Preparation (chemical, anatomical, pharmaceutical, etc)
Prépuce (*Prehpuss*) Prepuce
Préputial (*Prehpusseedhl*) Referable to prepuce
Prérotulien,-ne (*Prehrohtuleeéhn*) Which is situated in front of the patella
Presbyopie (*Prehsbeeohpée*) Presbyopia Far-sightedness
Presbyte (*Prehsbéet*) Who is affected with presbyopia
Presbytie (*Prehsbeessée*) Presbyopia Longsightedness
Prescription (*Prehskreepssión*) Prescription
Présentation (*Prehzahntahssión*). Presenttation (obstetrics)
Préservatif,-ive (*Prehzehrvahtéef*). Prophylactic
Préservation (*Prehzehrvahssión*) Preservation
Presse-artère (*Prehss-ahrtéhr*) Artery-forceps
Presse-hydraulique (*Prehss heedrohléek*) Hydraulic press
Pression (*Prehssión*) Pressure
Pressoir d'Hérophile (*Prehssoodhr dehrohféel*) Venous sinus on the inner surface of occipital protuberance into which other cerebral sinuses enter (Torcula Herophili)
Présure (*Prehzúr*). Rennet
Présystole (*Prehseestóhl*) Presystole. The end of the great pause of the heart.
Prétibio-digital, nerf (*Prehteebeeóh-deezsheetáhl, nehr*) Musculo-cutaneous nerve of the leg
P-sus-phalangétaire, nerf (*P-sufohlahnzshehiéhr, nehr*) Anterior tibial nerve
Preventif,-ive (*Prehrahntéef*) Preventive. Prophylactic
Prévertébrale, artère (*Prehvehrtehbráhl, ahrtéhr*) Posterior meningeal artery
Prévertébraux, muscles (*Prehvehrtehbróh, muskl*) Anterior recti muscles of the head, rectus, lateral and long muscle of the neck

Prévoyance (*Prehvooahyáhns*) Foresight. Forethought
Priapisme (*Preeahpeézm*) Strong and painful erection
Primates (*Preemaht*) Highest order of mammals Primates
Primipare (*Preemeepáhr*) Primapara Woman who is confined for the first time
Primordial, tissu (*Preemohrdeedhl, teessú*) Tissue which develops the earliest
Principe (*Prehnséep*) Principle Element.
Printemps (*Prehniáhn*) Spring
Prisme (*Preezm*) Prism
P. de Nicol (*P deh Neekóhl*) Optic instrument for obtaining polarized light
Probabilité (*Prohbahbeeleetá*) Likelihood. Probability
Procédé (*Prohssehdá*) Process Procedure Method (of performing an operation, etc)
Procès (*Prohsséh*) Process (in anatomy) Method Morbid process
Processus (*Prohssessús*) Process (in anatomy) Method Morbid process
Prochain,-e (*Prohshéhn*) Next Near
Procidence (*Prohsseedáhns*) Prolapse Fall of a part
Proclive (*Prohkléev*) Leaning forward Bent
Procréation (*Prohkrehahssión*) Procreation Generation
Proctalgie (*Prohktahlzshée*) Proctalgia Pain in the anus
Proctite (*Prohkteet*) Proctitis Inflammation of the anus and rectum
Proctocèle (*Prohktohssehl*) Hernia of the rectum Prolapse of the rectum into the vagina
Proctoptose (*Prohktohptóhz*) See Proctocele
Proctorrhagie (*Prohktohrahzshée*) Anal hemorrhage
Prodige (*Prohdeezsh*) Prodigy
Prodrome (*Prohdróhm*). Prodrome State of indisposition preceding the onset of a malady
Prodromique (*Prohdrohméeh*) Prodromal
Production (*Prohdukssión*) Production Growth Birth Prolongation (anatomy)
Productivité (*Produkteeveetá*) Faculty of producing
Produit (*Prohduée*) Product
Proéminent,-e (*Prohehmeendhn*) Prominent Protuberant
Profession (*Prohfehssión*) Profession
Professionel,-le (*Prohfehsseeohnéhl*) Professional
Profond-e (*Prohfóhn*) Deep Profound Deep-seated
Profus,-e (*Prohfú*). Profuse
Progéniture (*Prohzshehneetúr*). Offspring Progeny.

119

Prognathisme (*Prohgnahteézm*) When the jaws are protruding forwards Prognathism
Prognose (*Prohgnókz*) Prognosis
Prognostic (*Prohgnohsteek*) Prognosis
Progression (*Prohgrehssión*) Progress Progression
Projection (*Prohzshehkssión*) Projection
Prolapsus (*Prohlahpsús*) Prolapse Falling down of an organ or tissue
Prolifération (*Prohleefehrahssión*) Development by multiplication of elements Proliferation
Prolifère (*Prohleefehr*) Fruitful Prolific Possessing the faculty of reproducing
Prolifique (*Prohleefeék*) Fruitful Prolific Possessing the faculty of reproducing
Proligère (*Prohleezshéhr*) Proligerous Carrying the germ-cells
Prolongement (*Prohlohnzshmáhn*) Prolongement
P. rachidien (*P rahsheedeeéhn*) Spinal cord
Promontoire (*Prohmohntooáhr*) Prominence Protuberance, such as on the internal wall of the tympanic cavity, also at the inner level of junction of the last lumbar vertebra and upper part of sacrum (promontory of the pelvis).
Pronateur (*Prohnahtéhr*) Pronator
P., grand (rond) [*P, grahn (rohn)*] Pronator radii teres muscle
P, petit (*carré*) [*P, ptee (kahrá*)] Pronator quadratus muscle
Pronation (*Prohnahssion*) Movement in which the palmar surface is placed downward Pronation.
Prononciation (*Prohnohnsseeahssión*) Prononciation
Pronostic (*Prohnohstéek*) Prognosis
Prognostic (*Prohgnohstéek*) Prognosis
Prognostique (*Prohgnohstéek*) Prognostic
Propagation (*Prohpahgahssión*) Extension of the species by births Propagation
Prophylactique (*Prohfeelahktéek*) Prophylactic Preventive
Prophylaxie (*Prohfeelahksée*) Prophylaxy Precautions against development of a disease Prevention
Propionate (*Prohpeeohnáht*) A salt of propionic acid
Propionitrile (*Prohpeeohncetréel*) Cyanid of ethyl
Propionyle (*Prohpeeohnéel*) Radicle of propionic acid
Proportion (*Prohpohrssión*) Proportion
Proportionel, -le (*Prohpohrsseeohnéhl*) Proportional
Propre (*Prohpr*) Proper Own Clean
Propriété (*Prohpreeehtá*) The mode of action proper of each body Property Special characteristic

Propulsion (*Prohpulssión*) Tendency to run or fall forwards (in Paralysis agitans)
Propylamine (*Prohpeelahméen*) Propylamin A composite ammonia
Prosecteur (*Prohzehktéhr*) Prosector An instructor who prepares anatomical dissections
Prosencéphale (*Prohzahnssehfáhl*) Prosencephalon Part of brain containing the hemispheres, lateral and third ventricles, basal ganglia fornix and optic tracts
Prosopalgie (*Prohzohpahlzshée*) Facial neuralgia
Prostate (*Prohstáht*) Prostate
Prostatique (*Prohstatéek*) Referable to the prostate
Prostatite (*Prohstahtéet*) Inflammation of the prostate
Prostatolithe (*Prohstahtohléet*) Prostatic calculus
Prostatorrhée (*Prohstahtohrá*) Discharge from the prostate
Prostitution (*Prohsteetussión*) Prostitution
Prostration (*Prohstrahssión*) Prostration Abatement of muscular forces Great weakness
Protagons (*Prohtahgóhn*) Chemical substances containing phosphorus, cholin, carbohydrate, glycerin, fatty acids They are present in nervous tissue
Protamine (*Prohtahméen*) Proteins of semen
Protective (*Prohtehkteeve*) Protective
Protéine (*Prohtehéen*) Protein
Prothèse (*Prohtehz*) Prosthesis Adaptation of artificial limbs or other organs
Protoblaste (*Prohtohbláhst*) Protoblast A cell without its membrane
Protocarbure d'hydrogène (*Prohtohkahrbúr deedrohzshéhnn*) Subcarburetted hydrogen Marsh-gas
Protochlorure (*Prohtohklohrúr*) Protochlorid A chlorid compound with the smallest amount of chlorin
Protoiodure (*Prohtoheeohdúr*) Protoiodid Iodid compound with the smallest amount of iodin
Protopathique (*Prohtohpahtéek*) Protopathic sensibility of extreme temperature of heat and cold, appreciation of pain sense and sensibility of the viscera
Protoplasme (*Prohtohpláhzm*). Protoplasm An organized substance common to all living beings and plants which represents the physical basis of life It is a proteid It is subject to growth, movement and reproduction
Protozoaire (*Prohtohzohéhr*) Protozoa The lowest and smallest specimen possessing life A single cell
Protozoïde (*Prohlohzohéed*) Protozoa The lowest and smallest specimen possessing life A single cell

Protrusion (*Prohtruzeeóhn*)   Protrusion
Protubérance (*Prohtubehráhnss*)   Projection Protuberance
P annulaire (*P ahnuléhr*)   Pons Varolii
P. cérébrale (*P ssehrehbrahl*)   Pons Varolii
P occipitale (*P ohkseepeetáhl*)   Occipital eminence
Protuberantiel,-le (*Prohtubehrahnsseeéhl*)   Referable to the protuberance
Provoqué,-e (*Prohvohka*)   Provoked
Proximal,-e (*Prohkzeemáhl*)   Proximal
Prune (*Prun*)   Plum
Pruneau (*Prunóh*)   Prune
Prunelle (*Prunéhl*)   Pupil (of the eye)
Prunier (*Pruneed*)   Plum-tree
Prurigineux,-euse (*Prureezsheenêh*)   Which causes itching
Prurigo (*Prureegóh*)   Papulous eruption producing an intense itching Prurigo
Prurite (*Prureet*)   Pruritus Itching
Prussiate (*Prusseeakt*)   Cyanid Salt of prussic acid
P. de fer (*P deh fehr*)   Ferrocyanide of potassium
Prussico-ferrique (*Prussekoh-fehréek*)   Hydroferrocyanic
Prussine (*Prusséenn*)   Cyanogen
Prussique, acide (*Prusseek, ahsseed*)   Hydrocyanic acid
Psammome (*Psahmóhm*)   Tumor attached to the meninges and containing calcareous concretion Psammoma
Pseudarthrose (*Psehdahrtróhz*)   False articulation Pesudarthrosis
Pseudesthésie (*Psehdehstehzée*)   Imaginary or false sensation
Pseudoblepsie (*Psehdohblehpsée*)   Perversion of the sense of vision
Pseudobulbaire, paralysie (*Pschdo-bulbéhr*)   Glosso-labio-laryngeal paralysis due to a lesion in the brain but not in the medulla
Pseudocéphalie (*Psehdohssehpahlée*)   Malformation in which the brain is substituted by a vascular tumor
Pseudo-contracture (*P -kohntrahktier*)   Contracture of muscular origin (due to muscular inflammation or irritation, to traumatism, ischemia, tumors)
Pseudocroup (*Psehdohkróop*)   Stridulous laryngitis
Pseudo-hémiplégie (*P -ehmeeplehzshée*)   Unilateral diminution of motility of limbs due to sensory disturbances on the same side (no paralysis)
Pseudo-hermaphrodisme (*Psehdoh-ehrmahfrohdéezm*)   False hermaphroditism (External genitalia giving only the impression of the opposite sex)
P -hypertrophie (*P heepehrtrohfée*)   Increase of size of a tissue or organ due to a degenerative state of the constituent tissue or elements but substituted by an abnormal tissue or elements
P -lobaire (*P -lohbéhr*)   Pseudo-lobar
P.-membrane (*P -mahmbráhnn*)   False membrane
P. membraneuse, laryngite (*P mahmbrahnêhz, lahrehnzshéet*)   Croup
P.-morphose (*P -mohrfóhz*)   Pseudomorphosis Malformation, deformities
P -plasme (*P pláhzm*)   Heterologous tissue Neoplasm Tumor
P.-pleurésie (*P -plehrehzée*)   Pleurodynia
P.-sarcocèle (*P -sahrkohsséhl*)   Scrotal elephantiasis
P.-séreuse (*P sehréhz*)   Membrane resembling a serous membrane, but not possessing its structure
P -tabes (*P -tahbéhs*)   Ataxia due to some disturbance of the sensory neuron It may be peripheral (degeneration of peripheral nerves) or central (intoxication, such as ergot etc, pernicious anemia, pellagra, diabetes, multiple sclerosis, spinal syphilis)
Psoas (*Psohóhss*)   Psoas muscle
Psoite (*Psohéet*)   Inflammation of psoas muscle Psoitis
Psore (*Psohr*)   Generic name of vesicular or pustular diseases of the skin
Psoriasis (*Psohreeahzees*)   Psoriasis
Psorique (*Psohréek*)   Psoric Itchy
Psorophthalmie (*Psohrohftahlmée*)   Marginal blepharitis
Psychasthénie (*Pseekahstehnée*)   Psychasthenia A psychoneurosis characterized chiefly by obsessions, or defective will power or by special fears (phobia)
Psychiatre (*Pseekeeahtr*)   Alienist Psychiatrist
Psychiatrie (*Pseekeeahtrée*)   Psychiatry Study of mental diseases
Psychique (*Pseeshéek*)   Psychic Referable to the mind
Psychologie (*Pseekohlohzshée*)   Psychology.
Psycho-moteurs, centres (*Pseekoh-mahtéhr, ssahntr*)   Cortical motor centers
Psychonévrose (*Pseekohnehvróhz*)   Psychoneurosis See Psychasthénie
Psychopathique (*Pseekohpahtéek*)   Psychopathic Who has constitutionally a neurotic make-up
Psychose (*Pseekóhz*)   Psychosis Mental affection
Psychotherapeutique (*Pseekotehrahpehtéek*)   Treatment by suggestion and persuasion Psychotherapeutics
Psychromètre (*Pseekrohmehtr*)   Apparatus for estimating the pressure of vapor in the air
Ptéréal (*Ptehreháhl*)   The greater wing of the sphenoid bone
Ptéréon (*Ptehrehóhn*)   Pterion The place of meeting of the sphenoid, parietal, temporal and frontal bones

Ptérygion (*Ptehreeesheeóhn*) Ala nasi Thickening of the conjunctiva near the cornea Pterygium
Ptérygoïde (*Ptehreegohéed*) Wing-shaped
Ptérygoïdien,-ne (*Ptehreegohéedeeéhn*) Referable to pterygoid processes of the sphenoid bone
P., canal (*P , kahnáhl*) Vidian canal
P , grand, muscle (*P , grahn, muskl*) Internal pterygoid muscle
P , petit, muscle (*P , ptee, muskl*) External pterygoid muscle
P -staphylin, m (*P -stahfeelehn, m*) Tensor palati muscle
Ptomaïne (*Ptahmaheen*) Ptomain A chemical combination produced by the action of bacteria on nitrogenous substances
Ptosis (*Ptohzées*) Ptosis Falling of the upper eyelid
Ptyaline (*Pteeahléen*) Ptyalin Salivary ferment
Ptyalisme (*Pteeahléezm*) Salivation
Pubère (*Pubéhr*) Pubescent
Puberté (*Pubehrtá*) Puberty Pubescence
Pubescence (*Pubehssáhns*) Pubescence.
Pubien,-ne (*Pubeeéhn*) Pubic
Pubio-caverneux, muscle (*Pubeeoh-kahvehrneh, muskl*) Compressor venæ dorsalis muscle
P -coccygien-annulaire, m (*P -koksseezsheeéhn-ahnulehr, m*) Levator ani m
P -fémoral, m (*P -fehmohráhl, m*) Adductor longus muscle of the thigh
P -uréthral, m. (*P -urehtarhlm*). Part of the compressor urethræ muscle
P.-vésical, m (*P -vehzeekáhl, m*) Compressor m of the prostate
Pubis (*Pubées*) Pubis. Pubic bone
Puce (*Puss*) Flea
P. maligne (*P mahléenn*) Malignant pustule
Pucelage (*Pusslahzsh*) Virginity
Puceron (*Pussróhn*) Plant-louse Puceron
Pudendum (*Pudahndóhm*) Pudenda. External genitalia
Puériculture (*Puehreekultár*) Study of raising and bringing up children
Puéril,-e (*Puehréel*) Childish Puerile
Puerpéral (*Puehrpehráhl*). Puerperal.
Puissance (*Pueessáhns*) Power Virile power
Puissant,-e (*Pueessáhn*) Powerful
Puits perdu (*Pueé pehrdú*) Cesspool
Pulicaire (*Puleekéhr*) Spoken of skin eruptions resembling bites of a flea
Pulluler (*Pulula*) Multiply in abundance
Pulmo-aortique, canal (*Pulmoh-ahohrtéek, kahnahl*) Arterial duct or canal
Pulmonaire (*Pulmohnéhr*) Pulmonary. Referable to lungs

Pulmonie (*Pulmohnee*) Pneumonia Pulmonary phthisis
Pulpe (*Pulp*) Pulp Soft part of organs
P des doigts (*P. deh doodh*) Free ends of fingers
Pulpeux,-euse (*Pulpéh*) Pulpous
Pulsatif,-ive (*Pulsahtéef*) Pulsating
Pulsatile (*Pulsahtéel*) Pulsating.
Pulsation (*Pulsahssión*) Pulsation Beating
Pultacé,-e (*Pultahssá*) Which has the consistence of a pulp or of a macerated substance Pultaceous
Pulvérisation (*Pulvehreezahssión*) Reduction of a substance to a powder
Pulvérolé (*Pulvehrohlá*) A medicated powder
Pulvérulence (*Pulvehruláhns*) Powdered condition
Pulvérulent,-e (*Pulvehruláhn*) Powdery Dusty
Pulvinar (*Pulveenáhr*) Pillow The very posterior and external portion of the optic thalamus
Punais, e (*Punéh*) Of bad odor
Punaise (*Punehz*) Bug
P des lits (*P deh lee*) Bed-bug
Punaisie (*Punehzée*) Ozena
Punctum coecum (*Pohnktohm ssehkóhm*) Blind spot in the visual field
Pupillaire (*Pupeeléhr*) Pupillary
Pupille (*Pupée*) Pupil
Pur,-e (*Pur*) Pure
Purgatif,-ive (*Purgahtéef*) Purge Cathartic
Purgation (*Purgahssión*) Purging
Puriforme (*Pureefohrm*) Resembling pus
Purpura (*Purpuráh*) Purpura Skin affection with hemorrhages under it.
Purpurique (*Purpureeh*) Referable to purpura Purple
Purulence (*Puruláhns*) Purulence
Purulent,-e (*Puruláhn*) Which has the aspect of pus Purulent
Pus (*Pu*) Pus
Pustulation (*Pustulahssión*). Transformation of papules into pustules
Pustule (*Pustúl*) Pustule Raised portion of the skin of very small size containing pus
P. maligne (*P mahléenn*) Malignant pustule Charbon Anthrax
Pustuleux,-euse (*Pustuléh*) Having the form of a pustule
Putamen (*Putahméhn*) External segment of the lenticular nucleus Putamen
Putréfaction (*Putrehfahkssión*) Putrefaction Formation of pus
Putrescence (*Putrehssáhns*) Putrescence Decomposition
Putrescible (*Putrehsséebl*) Capable of putrefying
Putride (*Putréed*) Putrid
Putridité (*Putreedeetá*) Putricity.

Put OF MEDICAL TERMS **Pyu**

Putrilage (*Putreelåhzsh*) Sloughed substance
Pycnomètre (*Peeknohmĕhtr*) Apparatus for estimating specific gravity of a liquid
Pyélite (*Peeehlĕet*) Inflammation of the pelvis of kidneys Pyelitis
Pyelo-néphrite (*Peeehlŏh-nehfrĕet*). Pyelonephritis
Pyémie (*Peeehmĕe*) Pyemia Pus in the blood
Pyléphlébite (*Peelehflehbĕet*) Inflammation of the portal vein
Pylore (*Peelohr*) Pylorus
Pylorectomie (*Peelohrehktohmĕe*). Resection of the pylorus. Pylorectomy.
Pylorique (*Peelohrĕek*) Referable to the pylorus
Pyocyanine' (*Peeohsseeahnĕen*) Coloring matter of blue pus Pyocyanin
Pyogénique (*Peeohzshehnĕek*). Which produces pus
Pyohémie (*Peeohehmĕe*) Pyæmia
Pyopoétique (*Peeohpohehtĕek*) Producing suppuration
Pyorrhée (*Peeohrå*) Discharge of (running) of pus
Pyosalpinx (*Peeohsahlpĕhnks*) Pus in the fallopian tube Pyosalpinx
Pyothorax (*Peeohlohråhks*) Empyema Purulent pleurisy Pyothorax
Pyramidal,-e (*Peerahmeedåhl*) Resembling a pyramid
P, os (*P, ohss*). Cuneiform bone of the carpus
Pyramidaux, corps (*Purahmeedŏh, kohr*) Anterior area of the medulla between the anterior median fissure and origin of the 12th nerve Pyramids
Pyramides (*Peerahmĕed*) Anterior area of the medulla between the anterior median fissure and origin of the 12th nerve Pyramids
Pyrétique (*Peerehtĕek*) Febrile Pyretic.
Pyréxie (*Peerehksĕe*) Febrile state Pyrexia
Pyridine (*Peerecdĕen*) Alkaloid from bones and other organic substances
Pyriforme (*Peerecfŏhrm*) Pear-shaped
Pyrocatéchine (*Peerohkahtehsheen*) A substance present in urine
Pyrodextrine (*Peerohdehkstrĕea*) Substance obtained by the action of heat on dextrine
Pyrogallique, acide (*Peerohgahlĕek, ahssĕed*) Pyrogallic acid (contains phenol).
Pyrogenèse (*Peerohzshehnĕhz*) Production of heat
Pyrole (*Peerŏhl*) Winter-green
Pyroligneux,-euse (*Peerohleennĕh*) Which is produced by burning wood
Pyromanie (*Peerohmahnĕe*) Irresistible desire for incendiarism Pyromania
Pyronome (*Peerohnŏhm*) Explosive combination of saltpetre, antimony, etc
Pyrophobie (*Peerohfohbĕe*) Dread of fire Pyrophobia
Pyrophosphate (*Peerohfohsfåht*) Salt of pyrophosphoric acid
Pyroscope (*Peerohskŏhp*) A thermometer for estimating the intensity of heat
Pyrosis (*Peerohzĕes*) Heart-burn Water-brash
Pyrotechnie (*Peerohtehknĕe*) The study of using fire scientifically
Pyrotique (*Peerohtĕek*) Burning. Pyrotic
Pyroxyle (*Peerohksĕel*). Pyroxylin. Guncotton
Pyrrhol (*Peerŏhl*) Pyrrol Liquid obtained from coal tar products
Pyuric (*Peeurĕe*) Pyuria Discharge of pus with urine.

123

Q

Q P Quantum placet At will
Q S Quantum satis Sufficient quantity
Quadrangulaire (*Kahdrahngulehr*) Quadrangular
Quadricarbure de Faraday (*Kahdreekahr búr deh Fahrahdá*) Butylene
Q d'hydrogène (*K deedrohzshéhn*) Acetylene
Quadrijumeaux, tubercules (*Kahdreezsheemóh, tubehrkul*) Corpora quadrigemina
Quadrilatère (*Kahdreelahtéhr*) Quadrilateral
Quadrilobé,-e (*Kahdreelohbá*) Quadrilobate
Quadrivalent,-e (*Kahdreevahtlahn*) Which can substitute four atoms of hydrogen
Quadrupède (*Kahdrupéhd*) Four-footed Quadruped
Qualitatif,-ive (*Kahleetahtéef*) Which has reference to the nature of the components of a body Qualitative
Qualité (*Kahleetá*) Quality
Quantitatif,-ive (*Kahnteetahtéef*) Which has reference to the weight or volume of the components of a body Quantitative
Quantité (*Kahnteetá*) Quantity
Quarantaine (*Kahrahntéhn*) Quarantine The period of about 40 years of age
Quarte, fièvre (*Kahrt, feeéhvr*) Quartan fever Intermittent fever, the attacks of which are separated from each other by two days
Quassia (*Kahsseeáh*) Quassia wood Used as a stomachic and tonic
Quaternaire (*Kahtehrnehr*) Quaternary

Quatre (*Katr*) Four
Quatrième paire de nerfs craniens (*Kahtreeéhmm pehr deh nehr krahneeéhn*) Fourth pair of cranial nerves
Quercus (*Kehrkús*) Oak Dried bark, contains tannin
Question (*Kehsstón*) Question.
Queue de cheval (*Keh deh shvahl*) Cauda equina
Quiescent,-e (*Keessáhn*) Quiescent
Quinamine (*Keehnahméen*) Alkaloid of cinchona Quinamin
Quinine (*Keehnéenn*) Quinine Alkaloid of cinchona
Quinisme (*Keeneézm*) Cinchonism Effect produced by quinine and its salts
Quinium (*Keeneeohm*) An alcoholic extract of cinchona
Quinoïdine (*Keenoheedéen*) Resinous substance obtained as a by-product in the preparation of sulphate of quinin
Quinoline ((*Keenohléen*) A decomposition product of quinin
Quinquina (*Kehnkeenáh*) Cinchona bark.
Q. calisaya (*K kahleezaáh*). Yellow cinchona bark
Q. gris (*K gree*) Gray cinchona bark
Quinte de toux (*Kehnt deh too*) Attack of coughing
Quintessence (*Kehntehssáhns*) Quintessence
Quinteux,-euse (*Kehntéh*) Which comes by attacks
Quotidien,-ne (*Kohteedeeéhn*) Daily Quotidien
Q e, fièvre (*Q, feeéhvr*) Intermittent fever, the attacks of which occur daily Quotidian fever

R

R. Recipe ℞.
Rabique (*Rahbéek*) Rabid Hydrophobic
Raboteux,-euse (*Rahbohtŭh*) Rough Rugged
Raccoursissement (*Rahkoorssessmáhn*) Shortening
Race *Rahss*) Race Breed
Racémeux,-euse (*Rahsschmĕh*) Having the form of grape Racemose
Rachidien,-ne (*Rahsheedeeĕhn*) Vertebral
R, bulbe (*R*, *bulb*) Medulla oblongata
R, canal (*R*, *kahnáhl*) Vertebral canal
Rachis (*Rahshée*) Vertebral column Spine
Rachitique (*Rahsheeleék*) Rachitic
Rachitisme (*Rahshteleezm*) Rickets
Racine (*Rahsséen*) Root
Raclage (*Rahkláhzsh*) Scraping
Raclure (*Rahklúr*) Scrapings
Racornissement (*Rahkohrneessmáhn*) Hardening Shrivelling Drying
Radial,-e *Rahdeeáhl*) Radial
R ,muscle court (*R* , *muskl koor*) Extensor carpi radialis brevior
R muscle long (*R* , *m lohn*) Extensor carpi radialis longior
Radiant,-e (*Rahdeeáhn*) Radiating
Radiation (*Rahdeeahssión*) Radiation
Radical-e (*Rahdeekáhl*) Radical Pertaining to the root Radicle
Radié,-e (*Rahdeed*) Arranged in rays Radiated
Radieux,-euse (*Rahdeeeh*) Radiant
Radio-actif,-ive (*Rahdeeóh-ahktéef*) Radioactive Emitting rays of radium
R -graph (*R -grahf*) X-ray picture Radiograph
R -palmaire, artère (*R -pahlmehr, ahrtehr*) Superficial volar artery
R -phalangettien du pouce, muscle (*R -fahlahnzshchteeĕhn du pooss, muskl*) The flexor longus pollicis muscle
Radis (*Rahdée*) Radish
Radius (*Rahdeeus*) Radius (bone of forearm)
Raffinage (*Rahfeenáhzsh*) Refining Separation of a substance from foreign bodies which alter its purity
Rafraichissant,-e (*Rahfrehsheessuhn*) Refreshing Cooling
Rage (*Rahzsh*) Rabies Hydrophobia
Raideur (*Rehdehr*) Rigidity Stiffness
Raie (*Reh*) Streak Mark Line

R. méningitique (*R mehnehnzsheetéek*). Meningeal streak Tâche cérébrale
Rainure (*Rehnúr*) Groove Depression
R mastoïdienne *R mahstoheedeeĕhun*) Digastric grove of the temporal bone
Raison (*Rehzóhn*) Reason Intellect
Raisonnant,-e (*Rehzolnáhn*) Reasoning
R e, manie (*R* , *mahnée*) Mental state characterized by irresistible tendencies to commit excesses and improprieties of any sort and still the judgment and reasoning power are apparently normal There is perversion of sentiments and affection Such individuals belong to the class of degenerates
Raisonnement (*Rehzohnmáhn*) Reasoning Argumentation
Râle (*Rahl*) Râle Rhonchus Raffle (moist or dry)
R. crépitant (*R krehpeetahn*) Crepitant râle
R caverneux (*R kahvehrnĕh*) Cavernous or cavitary râle
R s gutturaux (*R guturóh*). Tracheal-râles Gurgling
R muqueux (*R mukeh*) Mucous râle.
R. ronflant (*R rohnflahn* Sonorous or dry râle (low pitch)
R sibilant (*R sseebeeláhn*) Sibilant or dry râle (high pitch)
Ramassé,-e (*Rahmahssá*) Clustered Gathered together
Raméaire (*Rahmehéhr*) Resembling branches
Rameau (*Rahmóh*) Branch
Ramification (*Rahmeefeekahssión*) Ramification Division into branches
Ramifié,-e (*Rahmeefeeá*) Ramified
Ramolli,-e (*Rahmohlée*) Softened
Ramollissement (*Rahmohleessmáhn*) Softening
Rampant,-e (*Rahmpáhn*) Creeping Crawling Rampant.
Rampe de colimaçon (*Rahmp deh kohleemahssóhn*) Subdivisions of the cochlear canal separated from each other by a spiral lamina
Ramuscule (*Rahmuskul*) Twig
Rana (*Ruhnáh*) Frog
Rance (*Rahnss*) Rancid
Rancidité (*Rahnsseedeetá*) State of a fatty body which became rancid Rancidity
Ranine, artère (*Rahnéenn, ahrtehr*) Termination of the lingual artery Ranine artery

Ranule (*Rahnul*) Ranula Cystic tumor of the floor of the mouth
Râpe, bruit de (*Rahp, bruee deh*) Rasping or grating sound
Rapeux,-euse (*Rahpéh*) Harsh. Grating
Raphanie (*Rahfahnée*) Chronic ergotism Raphania
Raphé (*Rahfá*) A line which resembles a seam Raphe
Rapport (*Rahpóhr*) Report Relation (in Anatomy) Analogy Eructation
Rapports (*Rahpóhr*) Sexual intercourse Medico-legal report
Rapproché,-e (*Rahprohshá*) Near to or related to (in anatomy)
Rare (*Rahr*) Rare Scanty
Raréfaction (*Rahrehfahksston*) Rarefaction
Raréfiant,-e (*Rahrehfeeáhn*) Rarefying
Rase (*Rahz*) Essence on the surface of distilled resins
Rash (*Rahsh*) Eruption of the skin
Raspatoire (*Rahspahtooohr*) Surgical instrument for scraping bones Raspatory.
Rassis (*Rahssée*) Settled
R., pain (*R pehn*) Stale bread
Ratanhia (*Kahtahneeáh*) Root of Krameria triandra Ratany (tonic, astringent)
Rate (*Raht*) Spleen
Ration (*Rahsstán*) Ration.
Rationnel,-le (*Rahsstonnehl*) Rational
Raucité (*Rohsseetá*) Hoarseness
Rauque (*Rohk*) Hoarse
Ravivement (*Rahveevmáhn*) Refreshing the edges of a wound
Rayé,-e (*Rehya*) Striped Streaked Striated
Rayon (*Rehyóhn*) Ray (of light) Radius
Rayonnant,-e (*Rehyohnáhns*) Radiant
Rayonné,-e (*Rehyohná*) Radiated
Rayonnement (*Rehyonmáhr*) Radiation Radiance
Réactif (*Rehahktéef*) Reagent Test
R de Barreswill et Bernard (*R deh B eh B*) Cupro-tartrate of potassium
R. de Fehling (*R deh F*) cupro-tartrate of sodium
R de Mellon (*R deh Mehlohn*) Liquor nitro-mercuric
R. de Pettenkofer (*R deh P*) To one drop of saturated solution of sugar is added one drop of a concentrated solution of sulphuric acid (used for microscopical examinations of tissues)
R. de Schweizer (*R deh S*) Ammoniacal solution of sulphate of copper
Réaction (*Rehahksston*) Reaction
R. de Trommer (*R deh T*) Heat a solution of copper sulphate and caustic soda with a fluid containing sugar Upon boiling cuprous oxid is precipitated

Rebondissant,-e (*Rehbohndessáhn*) Rebounding Dicrotic (pulse)
Rebouteur (*Rehbootéhr*) Bone-setter.
Réceptacle (*Rehssehptáhkl*) Receptacle
Réceptivité (*Rehssehpteeveetá*) Receptivity
Recette (*Rehsséht*) Prescription Formula
Réchute (*Rehshut*) Relapse Reappearance of the disease after or during convalescence
R s., fièvre à (*R, feeéhvr ah*) Relapsing fever
Récidive (*Rehsseedéev*) Relapse Recurrence Reappearance of the disease after complete recovery
Récipé (*Rehsseepá*) Prescription Formula ℞
Récipient (*Rehsseepeeáhi*) Receiver Vessel Recipient
Réclinaison de la cataracte (*Rehkieenehzóhn deh lah kahtahráhkt*) Operation on the cataract by lowering or bruising Couching
R. des paupières (*R deh pohpeeéhr*) Ectropion Eversion of the lids
R. de l'utérus (*R deh lutehrus*) Prolapse of the uterus
Recombinaison (*Rehkohmbeenehzohn*). Recombination
Reconstituent,-e (*Rehkohnsteetuáhn*) Which promotes nutrition
Recoupe (*Rehkóop*) Grits Coarse meal
Récrément (*Rehkrehmáhn*) Secretions that are partly absorbed and partly excreted
Recrudescence (*Rehkrudehssáhns*) Return of symptoms of a disease after a remission with greater intensity
Rectal,-e (*Rehktáhl*) Rectal
Rectangulaire (*Rehktahnguléhr*) Rectangular
Rectification (*Rehkteefeekahsston*) Rectification Process consisting of repeated distillation by which a liquid is separated from foreign bodies
Rectite (*Rehkteet*) Inflammation of the rectum Rectitis
Rectocèle (*Rehktehsséhl*) Protrusion of the rectum into the vagina Rectocele
Recto-vésical,-e (*Rehktoh-vehzeekáhl*). Referable to the rectum and bladder
Rectum (*Rehktóhm*) Rectum
Recuit (*Rehkuée*) Re-heating Re-cooking
Recul (*Rehkúl*) Walking backwards Recoil of the heart
Récurrence (*Rehkuráhns*) Recurrence
Récurrent,-e (*Rehkuráhn*) Occurring again
R. e., fièvre (*R, feeéhvr*) Relapsing fever
R, nerf (*R., nehr*). Inferior laryngeal nerve

Redoublement (*Rehdooblmáhn*). Exacerbation (of the disease, of fever)
R. des bruits du coeur (*R. aeh bruee du kehr*) Re-duplication of heart sounds.
Redressé,-e (*Rehdrehssá*) Straightened Corrected (deformity)
Redressement (*Rehdressmáhn*) Act of straightening a deformed organ
Réductible (*Rehdukteebl*) Reducible
Réduction (*Rehduksstón*) Reduction Restoration of dislocated or fractured bones in their place or reducing hernias. Reduce a compound to a metallic state
Réduisant,-e (*Rehdueezáhn*) Reducing
Réduplication (*Rehdupleekahsstón*) Re-duplication Repetition of heart beats
Réel,-le (*Rehéhl*) Real Effective
Réfléchi,-e (*Rehflehshée*) Reflected Reflexed
Réflecteur,-trice (*Rehflehktéhr*). Reflector
Réflection (*Rehflehksstón*) Reflexion Thought
Réflectivité (*Rehflehkteeveetá*) Reflex action
Reflet (*Rehfleh*) Reflection (of light)
Réflexe (*Rehflehks*) Reflex
R. cutané (*R kutahná*) Cutaneous reflex
R. tendineux (*R. tahndeéněh*) Tendon reflex
Réflexion (*Rehflehkssión*) Reflection
Réforme (*Rehfóhrm*) Invaliding Removal from military service an individual who is unable to serve
Réfractaire (*Rehfrahktéhr*) Refractory Obstinate Resisting treatment
Réfracté,-é (*Rehfrahktá*) Refracted Who underwent refraction of the eyes
R. es, doses (*R , dohs*) Divided dozes
Réfractif,-ive (*Rehfrahktéef*) Refractive
Réfraction (*Rehfrahkssión*) Refraction
Réfrigérant,-e (*Rehfreezshehráhn*) Cooling Refrigerant
Réfrigération (*Rehfreezshehrahssión*) Refrigeration Cooling
Réfringence (*Rehfrehnsshóhns*) Refraction
Réfringent,-e (*Rehfrehnzsháhn*) Refracting
Refroidissement (*Rehfrooahdeessmáhn*). Cold Cooling Coldness
Régal,-e (*Rehgáhl*) Regal Dominating.
R e, eau (*R oh*) Nitro-hydrochloric acid
R e g a r d (*Rehgáhr*). Look. Aspect Gaze
Régénératif,-ive (*Rehzshehnehrahtéef*) Regenerative
Régénération (*Rehzshehnehrahssión*) Regeneration
Régénérescence (*Rehzshehnehrehssáhns* Regeneration
Régime (*Rehzshéem*) Regimen Methodic usage of things essential to life Diet

Région (*Rehzsheeóhn*) Region. A determined space
Régional,-e (*Rehzsheeohnáhl*) Referable to a region Regional
Registre supérieur ou de fausset (*Rehzsheéstr supehreeehr oo deh fohsséh*) Upper register Falsetto voice
R. mortuaire (*R mohrtuéhr*) Register of death
Règle (*Rehgl*) Rule Law
Règles (*Rehgl*) Courses Menses
R. supplémentaires (*R suplehmahntéhr*). Vicarious menstruation
Réglée, bien (*Rehglá, beeéhn*) Regular (in menstruation)
Réglisse (*Rehgléess*) Liquorice
Règne animal (*Rehnn ahneemáhl*) Animal kingdom
R. inorganique (*R eenohrgahnéek*) Inorganic product
R organique (*R ohrgahnéek*) Organic products
R. végétal (*R vehzshehtáhl*) Vegetable products
Regorgement (*Rehgohrzshmáhn*) Overflowing (urine etc)
Régressif,-ive (*Rehgrehsséef*) Regressive Returning
Régression (*Rehgrehssión*). Regression Subinvolution
Régularisation (*Rehgulahreezahssión*) Rendering regular
Régulateur,-trice (*Rehgulahtéhr*) What moderates or conducts Regulator
Régulier,-ère (*Rehguleeá*) Regular Normal
Régurgitation (*Rehgurzsheetahssión*) Regurgitation
Réimplantation (*Rehnplahntahssión*) Re-implantation Restoration
Reil, insula de (*R , ehnsuláh deh*) Island of Reil See Insula
Rein (*Rehn*) Kidney
R. flottant (*R flohtáhn*) Movable kidney
Reine des bois (*Rehnn deh booah*) Lily of the valley
R. des prés (*R deh prá*) Spiraea Ulmaria Meadow-sweet
Réinfection (*Rehehnfehkssión*) Reinfection
Réinoculation (*Reheenohkulahssión*) Re-inoculation
Reins (*Rehn*) Lower part of spine Loins
R., mal aux (*R , mahl oh*) Lumbago.
R. succenturiaux (*R suksahntureeóh*). Suprarenal capsules
Réintégration (*Rehehntehgrahssión*) Re-integration
Réjection (*Rehzshehkssión*) Rejection. Expulsion
R e j e t o n (*Rehzshehtóhn*) Offspring Scion
Relâchant,-e (*Rehlahsháhn*). Relaxing

127

Relâchment (*Relahshmăhn*) Relaxation Flaccidity Flabbiness
Relatif,-ive (*Rehlahtéef*) Relative Relating
Relation (*Rehlahssión*) Relation
Relaxation (*Rehlahksahssión*) Relaxation
Releveur (*Rehlehvéhr*) Elevator Levator
R de l'aile du nez (*R deh lehl du né*) Pyramidalis and compressor nasi muscles
R d l. d. n. et de la lévre supérieure (*R d l a n eh deh lah lehvr supehreeehr*) Levator labii superioris alæque nasi muscle
R de l'angle des lèvres (*R deh lahngl deh lehvr*) Levator anguli oris muscle
R de l'anus (*R deh lahnús*) Levator ani muscle
R. de la lèvre inférieure (*R deh lah lehvr ehnfehreeéhr*) Levator labii inferioris muscle
R de la luette (*R deh lah luéht*) Azygos uvulæ muscle
R. de l'omoplate (*R deh lohmohpláht*) Levator anguli scapulæ muscle
R. de la paupière supérieure (*R deh lah pohpeeehr supehreeéhr*) Levator palpebræ superioris muscle
R du voile du palais (*R du vovăhl du pahléh*) Levator palati muscle
R de la prostate (*R deh lah prohstáht*) Levator prostatæ (anterior portion of Levator ani)
R de l'urèthre (*R deh lah luréhtr*) Part of transversus perinei muscle
R du coccyx (*R du kohkssèeks*) Coccygeus muscle
R des côtes (*R deh koht*) External intercostal muscles
Remède (*Rehmehd*) Remedy
R secret (*R sehkréh*) Secret remedy Proprietary medicine
Rémission (*Rehmeessión*) Remission
Rémittence (*Rehmeetáhns*) Remission
Rémittent,-e (*Rehmeetahn*) Remittent
Rempart maxillaire (*Rahnpăhr mahkseeléhr*) Gingival margin
Remplaçant,-e (*Rahnplahssăhn*) Substitute Replacing
Rénal,-e (*Rehnăhl*) Renal
Renard (*Rehnăhr*) Fox
Rendement (*Rahndmóhn*) Produce Yield
Rênes du conarium ou de la glande pinéale (*Rehn du kohnahreeóhm oo deh lah glahnd peenehăhl*) Peduncles of the pineal gland
Renflement (*Rahnflmăhn*) Swelling Enlargement
Reniflement (*Rehneeflmăhn*) Sniffing
Réniforme (*Rehneefohrm*) Kidney-shaped

Renne (*Rehn*) Reindeer
Renonculacées (*Rehnohnkulahssă*) Crow foot or buttercup family, supplies many drugs
Renoueur (*Rehnooéhr*) Bone-setter
Rénovation (*Rehnohvahssión*) Renovation
Renversé,-e (*Rahnvehrsă*) Turned over Bandage having turns
Renversement (*Rahnvehrsmăhn*) Turning upside down Extroversion
Renvoi (*Rahnvooăh*) Eructation Belching
Réomètre (*Rehohmèhtr*) Rheometer
Réophore (*Rehohfóhr*) Rheophore
Réorganisation (*Rehohrgahneezahssión*) Reorganisation
Répercussion (*Rehpehrkussión*) Sudden disappearance of a disorder but its appearance in another organ Repercussion
Repère, point de (*Rehpéhr, pooéhn deh*) Point or mark which gives the surgeon an indication where to operate
Réplétion (*Rehplehssión*) Plethora Repletion
Repli (*Rehplée*) Fold
R. semilunaire (*R sehmeelunéhr*) Lachrymal caruncle
Repos (*Rehpóh*) Rest Pause
Repoussoir (*Rehpoossoodhr*) Instrument to handle a sequestrum Depressor in trephining Dental punch
R d'arêtes (*R dahréht*) Probang to push into the stomach a foreign body lodged in the œsophagus
Reproductile (*Rehprohduktéel*) Susceptible of reproduction
Reproduction (*Rehprohdukssión*) Reproduction
Reptile (*Rehpteel*) Reptile
Répullulation (*Rehpululahssión*) Return of a growth
Répulsif,-ive (*Rehpulséef*) Repulsive
Réquisition (*Rehkeezeession*) Requisition Application
Réseau (*Rehzóh*) Interlacement of fibres, nerves etc Network Reticulum
R de Haller (*R deh H*) Rete vasculosum testis
R muqueux de Malpighi (*R mukeh deh M*) Rete Malpighi
Résection (*Rehzehkssión*) Resection Excision
Réservoir (*Rehzehrooodhr*) Receptacle Reservoir.
R de la bile (*R deh lah beel*) Gallbladder
R des larmes (*R deh lahrm*) Lachrymal sac
R. de Pacquet (*R deh Pahhóh*) Receptaculum chyli
R s de la semence (*R deh lah ssehmăhns*) Seminal vesicles

R. de   OF MEDICAL TERMS   **Rev**

R. de l'urine (*R deh lureen*) Urinary bladder
Résidu (*Rehzeedú*) Residue What remains after manipulation
Résiduel,-le (*Rehzeeduéhl*). Residual
Résine (*Rehzéen*) Resin Amorphous fusible substance as an excretory product of plants
Résineux,-euse (*Rehzeenéh*). Resinous
Résistance (*Rehzeestáhns*) Resistance
Résolutif,-ive (*Rehzohlutéef*) Resolvent
Résolution (*Rehzohlussión*) Resolution Diminution and gradual disappearance of the morbid process
Résomptif,-ive (*Rehzohmptéef*) Restorative
Résonnance (*Rehzohnáhns*) Resonance.
Résorbé,-e (*Rehzohrbá*) Reabsorbed
Résorcine (*Rehzohrsséenn*). Resorcin (Antiseptic).
Résorption (*Rehzohrpssión*) Absorption
Respirable (*Rehspeeráhbl*) Respirable Vital
Respirateur (*Rehspeerahtéhr*). Respirator-apparatus
Respiration (*Rehspeerahssión*) Breathing Respiration
Respiratoire (*Rehspeerahtoóahr*) Respiratory
Responsabilité (*Rehspohnsahbeeleetá*) Responsibility
Ressemblance (*Rehssahmbláhns*) Resemblance
Resserré,-e (*Rehssehrá*) Narrow Bound Constipated
Resserrement du ventre (*Rehssehráhn du tahntr*) Constipation.
Ressuscitant,-e (*Rehssusseetáhn*) Resuscitating
Restauration (*Rehstohrahssión*) Restoration (of a function, etc)
Restiforme (*Rehsteefóhrm*) Cord-like. Restiform
R.s, corps (*R, kohr*) Inferior cerebellar peduncles Restiform bodies
Restitution cutanée (*Rehsteetussion kutahná*) Autoplasty of the skin
Restreint (*Rehstréhn*) Restraint of insane.
Résultant,-e (*Rehzultáhn*) Resulting
Résultante (*Rehzultáhnt*) Resultant
Résultat (*Rehzultáh*) Result
Rete mirabile (*Rehtéh meerahbeeléh*) Rete mirabile Net-work
Rétention (*Rehtahnssión*) Retention. Holding back
Rétentissement de la voix (*Rehtahteessmáhn deh lah voodh*). Resonance of the voice
Rétentivité (*Rehtahnteeveetá*) Subjection to retention
Rete testis (*Rehteh tehstées*). Network of vasa in the testicle
Réticulation (*Rehteekulahssión*) Reticulation.

Réticulaire (*Rehteekuléhr*) Reticular
Réticule (*Rehteekul*) Network (small). Reticulum
Réticulé,-e (*Rehteekulá*) Reticulate
Reticulum (*Rehteekulóhm*) Reticulum
Rétine (*Rehtéen*) Retina
Rétinien,-ne (*Rehteeneeéhn*) Retinal
Rétinite (*Rehteenéet*) Retinitis Inflammation of the retina
Retorte (*Rehtohrt*) Retort. A vessel containing a fluid during distillation
Retour, age de (*Rehtoór, ahzsh deh*) Period of life when vigor commences to decrease Decline of life
Retracté,-e (*Rehtrahktá*) Retracted
Retracteur (*Rehtrahktehr*) Retractor Instrument to draw back the edges of a wound
Retrait (*Rehtréh*) Shrinking Retraction
R des artères (*R dehzahrtéhr*) Arterial systole
Retraite (*Rehtréht*) Retirement
Rétrécissement (*Rehtrehsseessmáhn*). Stricture
Rétroaction (*Rehtrohahkssión*) Reverse action
Rétrocession (*Rehtrohssehssión*) Going backward
R du travail (*R du trahtáhy*) False labor (in obstetrics)
Rétroflexion (*Rehtrohflehkssión*) Bending backwards (uterus, etc)
Rétrogradation (*Rehtrohgrahdahssión*) Retrograde development
R.-oculaire (*R -ohkuléhr*) Retroocular
R -péritoneal,-e (*R -pehreetohnehal*). Retroperitoneal
Rétropulsion (*Rehtrohpulssión*) Backward movements (seen in Paralysis agitans)
R -pupillaire (*R -pupeeléhr*) Retropupillary
R.-sternal,-e (*R -stehnáhl*) Retrosternal
R -utérin,-e (*R -utehréhn*) Retrouterine
Rétroversion (*Rehtrohvehrssión*) Turned backward (uterus etc.)
Réunion (*Rehuneeohn*) Union Healing.
R par première intention (*R pahr prehmeehr ehntahnssion*) Healing or union by first intention
R. par seconde intention (*R pahr sgohnd ehntahnssión*) Healing or union by second intention
Revaccination (*Rehvakseenahssión*) Revaccination
Rêvasserie (*Rehvahssrée*) Disturbed dreams
Rêve (*Rehv*) Dream
Réveil (*Rehváy*) Awakening
Réverbère (*Rehvehrbéhr*) Reflector Street lamp
Réversible (*Rehvehrsteb l*). Revertible
Réversion (*Rehvehrssión*) Reversion
Revêtement (*Rehvehtmáhn*) Covering Coating

Révision (*Rehveezeeóhn*) Examination of recruits for the army.
Révivification (*Rehveeveefeekahssión*) Freshening the surface of a wound Reviving
Révulseur (*Rehvulséhr*) Revulsor
Révulsif,-ive (*Rehvulsséef*) Decreasing an abnormal condition in one place by manipulating another part Revulsive
Rhachidien,-ne (*Rahsheedeeéhn*) Referable to the spinal column
Rhachis (*Rahshée*) Spinal column
Rhachitique (*Rahsheetéek*) Rachitic
Rhachitis (*Rahshéetées*) Rickets Rachitis
Rhagade (*Rahgahd*) Fissure of the soft parts, especially of the anus
Rhamnus catharticus (*Rahmnús kahtahrteekús*) Buckthorn, the berries of which are purgative
R frangula (*R frahnguláh*) Black alder (purgative, but very irritant)
Rhaphanus (*Rahfahnús*) Wild mustard
Rhaphé (*Rahféh*) Raphe See Raphé
Rhéine (*Rehéen*). Substance obtained from rhubarb
Rhéomètre (*Rehohméhtr*) Rheometer Apparatus for estimating velocity of blood
Rhéophore (*Rehohfóhr*) Wire connecting the electrode with the battery
Rhéoscope (*Rehohskohp*) Rheoscope Apparatus for determining the presence of an electric current
Rheostat (*Rehohstáh*) Apparatus which increases or decreases the intensity of an electrical current
Rhéotome (*Rehohtóhm*) Apparatus for interrupting electrical currents
Rhéotrope (*Rehohtróhp*) Instrument for reversing electric currents
Rheum (*Rehóhm*) Rhubarbe
Rhinite (*Reenéet*) Coryza Rhinitis
Rhinocéphale (*Reenohssehfáhl*) A monster with a tubular nose and eyes below the nose united in the median line
Rhinolithe (*Reenohléet*) Calculus or concretion in the nasal cavities
Rhinophonie (*Reenohfohnée*) Nasal tone of speech
Rhinoplastie (*Reenohplahstée*) Plastic operative work on the nose
Rhinopsie (*Reenohpsée*) Strabismus in which the eyes are directed towards the nose
Rhinorrhagie (*Reenohrahzshée*) Epistaxis
Rhinorrhaphie (*Reenohrahfée*) Suturing the edges of a wound of the nose
Rhinosclérome (*Reenovsklehrohm*) Nodular condition of the anterior portion of the nose
Rhinoscope (*Reenohskóhp*) Instrument for ocular examination of the nasal cavities Nasal speculum.

Rhinoscopie (*Reenohskohpée*) Ocular examination of the nasal cavities
Rhodalline (*Rohdahléen*) Ammoniated oil of mustard
Rhodomèle (*Rohdohméhl*) Mel rose
Rhonchus (*Rohnkús*) Sonorous râle. Rhoncus
Rhubarbe (*Rubáhrb*) Root of Rheum (purgative). Rhubarb
Rhum (*Rohm*). Rum.
Rhumatismal,-e (*Rumahteezmáhl*) Rheumatic.
Rhumatisme (*Rumahteézm*) Rheumatism
Rhumatoide, arthrite (*Rumahtohéed, ahrtréet*) Rheumatoid arthritis Rheumatic gout
Rhume (*Rum*) Cold in the head Coryza.
R. de cerveau (*R deh ssehrvóh*) Coryza
Rhus (*Russ*) Sumach Shrub (stimulates muscular action in the intestines, bladder and uterus
Rhythme (*Reetm*) Regular movement. Rhythm
Rhythmique (*Reetimeek*) Rhythmic
Ricin, huile de (*Reesséhn, ueél deh*) Castor oil
Ricinine (*Reesseenéen*) An alkaloid from the beans of castor oil
Ride (*Reed*). Wrinkle.
Rieur, muscle (*Reeehr, muskl*) Risorius muscle
Rigidité (*Reezsheedeetá*) Rigidity
R. cadavérique (*R kahdahvehréek*) Cadaveric rigidity Rigor mortis
Rire (*Reer*) Laughter
R. canin (*R kahnéhn*) Sardonic laugh Spasm of facial muscles resembling grinning
R. sardonique (*R sahrdohneek*) Sardonic laugh Spasm of facial muscles resembling grinning
Ris (*Ree*) See Rire
Riz (*Ree*) Rice
R de veau (*R deh voh*) Sweetbread
Rizière (*Reezeeéhr*) Rice field
Riziforme (*Reeseefóhrm*) Riziform
Rob (*Rohb*) Fruit juice thickened by evaporation
Robinet (*Rohbeeneh*) Stop-cock Tap
Roborant,-e (*Rohbohráhn*) Strengthening Tonic
Rocher (*Rohshá*) Petrous portion of temporal bone
Rognon (*Rohnnyóhn*) Kidney
Roideur (*Rooahdéhr*) See Raideur
Rolando, fissure de (*Rohlahndóh, feessúr deh*) Fissure of Rolando (on the cortex of the brain)
Rôle (*Rohl*) Character Part
Rond,-e (*Rohn*) Round
R , ligament (*R , leegahméhn*) Round ligament

R, muscle grand (R, *muskl grahn*) Teres major muscle
R, muscle petit (R, *muskl ptee*) Teres minor muscle
R. pronateur, muscle (R, *prohnahtèhr, muskl*) Pronator radii teres muscle
Ronflant,-e (*Rohnflahn*) Snoring Stertorous
R, râle (R *rahl*) Sonorous râle
Ronflement (*Rohnflmdhn*) Snore
Rongé,-e (*Rohnzshá*) Irregularly scraped
Rongeant,-e (*Rohnzshàha*) Corroding Ulcerated
Rongeur (*Rohnzshèhr*) Rodent
Roob (*Rohb*) Fruit juice thickened by evaporation
Rose (*Rohz*) Rose
Rosé,-e (*Rohzá*) Rosy Roseous
Rosée (*Rohza*) Dew
Rosenmuller, fossette de (R, *fohsséht deh*) Depression on each side of Eustachian tube at its opening into the pharynx
R., organe de (R, *ohrgáhnn deh*) Parovarium Epoöphoron (analogous to epididymis in man)
Roséole (*Rohzehóhl*) Roseola Scarlet rash
R. épidémique (R *ehpeedehméek*) Epidemic rash German measles Rubella
Rostre (*Rohstr*) Rostrum Beak
Rot (*Roht*) Eructation Belch
Rotateur, muscle (*Rohtahtèhr, muskl*) Rotator
Rotation (*Rohtahssión*) Rotation)
Rotatoire (*Rohtahtooáhr*) Rotatory
Rôtissage (*Rohteessáhzsh*) Roasting
Rotule (*Rohtúl*) Patella Knee-cap
Rotulien,-ne (*Rohtuleeèhn*) Patellar
Rouge (*Roosh*) Red
R. d'aniline (R *dnhneeléen*) Fuchsin
R. de cochenille (R *deh kohshnée*) Carmin
R, fièvre (R, *feeehor*) Scarlatina

R., précipité (R, *prehsseepeelá*) Red oxid of mercury
Rougeole (*Roozshohl*) Measles
Rougeur (*Roozshéhr*) Redness
Rouille (*Rooée*) Rust Mildew Oxide of iron
Rouillé,-e (*Rooeeá*) Rusted
Roulé,-e (*Rooláh*). Rolled (bandage)
Roulement (*Roolmahn*) Rolling
Rousselot, poudre de (*Roosslóh, poodr deh*) Arsenical powder
Ruban (*Rubáhn*) Ribbon
R.s de la glotte (R *deh lah gloht*) Vocal cords
R u b a n é, - e (*Rubahná*) Ribbon-like. Striped
Rubéfaction (*Rubehfahkssion*) Rubefaction
Rubéfiant,-e (*Rubehfeeáhn*) Rubefacient
Rubéole (*Rubehóhl*) German measles Rubella
Ruche (*Rush*) Hive
Rude (Rud) Rough Uneven
Rudiment (*Rudeemáhn*) Rudiment Imperfectly developed or undeveloped organ
Rudimentaire (*Rudeemahntèhr*) Rudimentary Incompletely developed Undeveloped
Rue (*Ru*) Ruta Rue (Vermifuge)
Rugine (*Ruzshéen*) Bone scraper
Rugosité (*Rugohzeetá*) Roughness
Rugueux,-euse (*Rugéh*) Rough
R u m i n a n t (*Rumeendhn*) Ruminant Hoofed animal chewing the cud
Rupia (*Rupeedh*) Syphilitic skin disease consisting of tubercles which after ulcerating became covered with a crust
Rupture (*Ruptur*) Tear Rupture
Rural,-e (*Ruráhl*) Rural
Rut (*Rut*) Period of sexual excitement in animals
Rutilant,-e (*Ruteeláhn*) Fiery state
Rythme (*Reetm*) Rhythm

S

S Symbol of sulphur
S iliaque du colon (*Seeleeáhk du kohlóhn*) Sigmoid flexure of the colon
Sabine (*Sahbeen*) Sabina Juniperus
Sable (*Sahbl*) Grit Gravel
Sableux,-euse (*Sahbleh*) Gritty
Sabot (*Sahbóh*) Hoof Wooden shoes
Saburral,-e (*Sahburáhl*) Coated (tongue)
Saburre (*Sahbur*) Coating (of tongue)
Sac (*Sahk*) Sac
Saccade (*Sahkáhd*) Jerk
Saccadé,-e (*Sahkahdá*) Jerky
S.e, respiration (*S rehspeerahssión*) Irregular respiration
Saccharate (*Sahkahráht*) Combination of sugar with certain oxids
S. de fer (*S deh fehr*) Saccharated oxid of iron
Saccharaté,-e (*Sahkahrahtá*) Saccharated
Saccharin,-e (*Sahkahréhn*) Of the nature of sugar
Saccharine (*Sahkahréen*) Saccharin (a substitute for sugar used in diabetes)
Saccharokali (*Sahkahrohkahlée*) Mixture of sugar and potassium or sodium carbonate (antigastralgic)
Saccharolé (*Sahkahrohlá*) Powdered sugar combined with other substances
Saccharolique (*Sahkahrohléek*) Spoken of any medicine containing sugar
Saccharose (*Sahkahróhz*) Cane sugar.
Saccharure (*Sahkahrúr*) Medicinal preparation obtained from sugar and tinctures
Sacciforme (*Sahksseefóhrm*) Which is in the shape of a sac
sacculaire (*Sahkuléhr*) In the form of a sac
Saccule (*Sahkúl*) A small sac
Sacré,-e (*Sahkrá*) Sacral
Sacrée, maladie (*Sahkrá, mahlahdee*) Epilepsy
Sacro-coccygien,-ne (*Sahkroh-kohksseezsheeéhn*) Sacrococcygeal
S -épineux,-euse (*Sahkroh-ehpeenéh*) Referable to the sacrum and spines of the ilium
S -fémoral, muscle (*S -fehmohráhl muskl*) Gluteus maximus
S -ilio-trochantérien, m. (*S -eeleeoh-trohkahnlehreeéhn, m*) Pyriformis muscle
S -lombaire, m (*S -lohmbéhr, m*) Sacrolumbar m
S - sciatique (*S ssecahtéeh*) Sacro sciatic
S.-vertébral, angle (*S -vehrtehbrahl, ahngl*) Promontory of sacrum

Sacrum (*Sahkróhm*) Sacrum
Sadisme (*Sahdeézm*) Sadism Sexual orgasm produced by pain
Safran (*Sahfráhn*) Dried stigmata of the flower of Crocus sativus Saffron
S de Mars apéritif (*S deh Mahrs ahpehreetéef*) Ferric hydrate
S. de Mars astringent (*S deh Mahrs ahstrehnzsháhn*) Sesquioxide of iron
Sagacité (*Sahgahsseetá*) Sagacity
Sage-femme (*Sahzsh-fahmm*) Midwife.
Sagittale, suture (*Sahzsheetáhl, sutúr*). Suture between the upper borders of the parietal bones
Sagou (*Sahgoó*) Sago Starch meal from the stem of Metroxylon
Saignée (*Sehnneeá*) Blood-letting Venesection
Saignement de nez (*Sehnmáhn deh ná*). Epistaxis
Saillie (*Sahyée*) Projection Prominence.
Sain,-e (*Sehn*) Healthy
Saison (*Sehzóhn*) Season
Salaam, tic de (*Sahláhm, teek deh*) Spasmus nutans A convulsive salutation (head nodding) It may assume the character of epilepsy
Salacité (*Sahlahsseeia*) Salacity Sexual desire
Salaison (*Sahlehzóhn*) Salting Saltmeat
Salant,-e (*Sahláhn*) Saline Salt
Salé,-e (*Sahlá*) Impregnated with salt. Salted
Salep (*Sahléhp*) Tubers of orchids, they contain a mucilage, used as a demulcent.
Salicine (*Sahleesséen*) Cristallizable principle of the bark of Salix alba Used as a substitute of Salicylic acid
Salicylate (*Sahleesseeláht*) Salts formed by salicylic acid
Salicylique, acid (*Sahleesseeléek, ahsséed*). Salicylic acid
Salière (*Saleeéhr*) Hollow behind the collar bone
Salifère (*Sahleeféhr*) Containing salt Saliferous
Salin,-e (*Sahléhn*) Saline
Salivaire (*Sahleevéhr*) Salivary
Salivation (*Sahleevahssión*) Salivation
Salive (*Sahléev*) Saliva
Salle (*Sahl*) Room Ward in a hospital
S. d'autopsie (*S dohtohpsée*) Autopsy room
S. de dissection (*S deh deessohhssion*). Dissecting room
S d'opération (*S dohpehrahssión*) Operating room

Salol (*Sahlŏhl*) Salol Phenyl salicylate (antiseptic and antipyretic)
Salophen (*Sahlohjĕhn*) Salophen Has the same action as salol
Salpêtre (*Sahlpĕhtr*) Salpeter Nitrate of potash
S., eau mère du (*S , oh mehr du*). Nitrate of calcium
Salpingite (*Sahlpehncshĕet*) Salpingitis Inflammation of Fallopian tubes
Salpingo-malléen, muscle (*Sahlpehngohmahlehĕhn, muskl*) Tensor tympani muscle
S -staphylin, muscle (*S -stahfeelĕhn, muskl*) Levator palati muscle
Salsepareille (*Sahlssehpahray*) Sarsaparilla
Salubre (*Sahlŭbr*) Healthy. Salubrious
Salubrité (*Sahlubreetŭ*) Salubrity
Salure (*Sahlŭr*) The quantity of salt dissolved in water Saltness
Salvatelle (*Sahlvahtĕhl*) Salvatella Vein on the back of the little finger
Sanatorium (*Sahnahtohreeŏhm*) Health resort
Sandal (*Sahndăhl*) Sandalwood
Santal (*Sahntăhl*) Sandalwood
Sandaracha (*Sahndahrahkăh*) Red bisulphide of arsenic
Sang (*Sahn*) Blood
Sanglant,-e (*Sahnglŏhn*) Bloody
S e, opération (*S ohpĕhrahssiŏn*) Bloody operation
Sanglot (*Sahnglŏh*) Sob, sobbing (due to spasmodic and noisy contraction of the diaphragm)
Sangsue (*Sahnsŭ*) Leech
Sanguification (*Sahngeefeekahssiŏn*) Formation of blood
Sanguin,-e (*Sahngĕhn*) Bloody Blood-colored
Sanguinaire (*Sahngeenĕhr*). Sanguinary
Sanguinolent,-e (*Sahngeenohlahn*) Tinged with blood Like blood
Sanie (*Sahnĕe*) Sero-purulent discharge from a wound having a fetid odor
Sanieux,-euse (*Sahneeĕh*) Sanious
Sanitaire (*Sahneeĕhr*) Sanitary Healthy
Santal (*Sahntăhl*) Sandalwood
Santé (*Sahntă*) Health
S., maison de (*S , mehzŏhn deh*) Private asylum
Santonine (*Sahntohnĕen*) Santonine Cristalline principle of Artemisia maritima (Vermifuge)
Santorini, canal de (*Sahntohreenee, kahnăhl deh*) Accessory pancreatic canal
S , plexus de (*S , plehksus deh*) Pubioprostatic plexus
Saper (*Sahpă*) To undermine To sap
Saphène externe, nerf (*Sahfĕhn ehkstĕhrn, nehr*) External saphenous nerve.

S e, veine (*S , eh , vehnn*) External saphenous vein
S. interne, nerf (*S ehntĕhrn, nehr*) Internal or long saphenous nerve
S. i , veine (*S , ehu , vehnn*) Internal or large saphenous vein
Sapide (*Sahpĕed*) What makes an impression on the organ of taste Sapid
Sapin (*Sahpĕha*) Fir-tree Pine
Saponé (*Sahpohnă*) A remedy made with soap
Saponification (*Sahpohneefeekahssion*) Production of soap Saponification.
Saponule (*Sahpohnul*) A remedy made of soap treated with alcohol
Saprogène (*Sahprohzshĕhnn*) Producing putrefaction Saprogenous
Saprophyte (*Sahprohfĕet*) Animals or plants living on dead organisms
Sarceux,-euse (*Sahrsă*) Fleshy. Sarcous
Sarcine (*Sahrssĕen*) Sarcine A genus of schizomycetes Cocci agglomerated in cubic masses
Sarcocèle (*Sahrkohssĕhl*) A tumor of testicle
S égyptienne (*S ehzsheepsseeehnn*) Elephantiasis
Sarcolemme (*Sahrkohlĕhmm*) Sheath covering a muscular fiber Sarcolemma
Sarcomateux,-euse (*Sahrkohmahtĕh*) Referable to sarcoma
Sarcome (*Sahrkŏhm*) Tumor composed essentially of embryonic tissue Sarcoma
Sarcopte (*Sahrkŏhpt*) Sarcoptes Common scabis
S. de la gale (*S deh lah gahl*) Itch insect
Sardonique, rire (*Sahrdohneek, reer*) Spasmodic laugh, smile or grin Risus sardonicus
Sartorius, muscle (*Sahrtohreeŭs, muskl*) Sartorius muscle
Sassafras (*Sahssahfrăhss*) Sassafras-root Used as an aromatic Also as abortifacient
Satiété (*Sahsseeehtă*) Satiety
Saturation (*Sahturahssion*) Saturation
Saturé,-e (*Sahtura*) Saturated
Saturnin,-e (*Sahsturnĕhn*) Referable to lead
Saturnisme (*Sahlturnĕezm*) Lead poisoning
Satyriasis (*Sahteereeahzĕes*) Morbid exaltation of genital functions in male
Sauge (*Sohzsh*) Garden sage
Saule (*SSohl*) Willow
Saumon (*SSohmŏhn*) Salmon
Saupoudré,-e (*SSohpoodră*) Dusted over
Saut (*Ssoh*) Jump Leap
Sauterelle (*SSohtrĕhl*) Locust Grasshoper
Sauteur,-euse (*SSohtĕhr*) Jumping Leaping

Saveur (*SSahvéhr*) Impression produced by the organ of taste Taste Savour
Savon (*SSahvóhn*) Soap
S ammoniacal (*S ahmohneeahkáhl*) Liniment of ammonia and soap
S blanc (*S blahn*) Hard soap
S vert ou noir (*S vehr oo noachr*) Soap of potash
Savonneux,-euse (*Sahvohnéh*) Soapy.
Savonule (*Sahvohnúl*) Combination of an essence with alkalies
Savoureux,-euse (*SSahvooréh*) Pleasant to taste Savoury
Scabieux,-euse (*Skahbeeéh*) Scabious Referable to scabies Itchy
Scalène antérieur, muscle (*Skahléhn ahntehreeéhr, muskl*) Scalenus anticus muscle
Scalpel (*Skahlpéhl*) Scalpel
Scammonée (*Skahmoknà*) Scammony root (a purgative)
Scaphoid, os (*Skahfohéed, ohss*) Scaphoid bone
Scapulaire (*Skahpuléhr*) Scapular
S inférieure, artère (*S ehnfehreeéhr, ahrtéhr*) Subscapular artery
S postérieure, a (*S pohstehreeéhr, a*) Transverse cervical artery
Scapulo-humérales, artères (*Skahpulohumehráhl, ahrtéhr*) Circumflex arteries of the arm
S -huméral, muscle (*S -u , muskl*) Teres major
S.-h , nerf (*S -h , nehr*) Circumflex nerve
S -huméro-olécranien, muscle (*S -umehróh-ohlehkrahneeehn, muskl*) Triceps muscle
S. hyoidien, m. (*S heeoheedeeehn*) Omohyoid muscle
S.-radial, m (*S -rahdeeáhl, m*) Biceps muscle of the arm
S.-trochitérien, m. (*S -trokheetehreeéhn, m*) Infraspinatus muscle
Scapulum (*Skahpulohm*) Scapula Shoulder-blade
Scarificateur (*Skahreefeekahtéhr*) Scarificator Instrument used for application of wet cups
Scarification (*Skahreefeekahssión*) Superficial incision for local abstraction of some blood Scarification
Scarifié,-e (*Skahreefeeá*) Scarified
Scarlatine (*Skahrlahtéen*) Scarlet-fever
Scarlatiniforme (*Skahrlahteeneeföhrm*) Scarlatiniform
Scarlatinoïde (*Skahrlahteenohéed*) Resembling scarlet fever
Scarpa, aiguille de (*Shahrpah, ehguee deh*) Curved needle
S., triangle de (*S , treeahngl deh*) Space formed by crural arch and the muscles Sartorius and adductor longus
Scatol (*Skahtóhl*) Product of putrefaction of proteins

Schéma (*Shehmáh*) A figure or model to demonstrate the general arrangement or construction of an apparatus, etc Schema
Schématique (*Shehmahtéek*) Referable to a schema
Schizomycètes (*Sheezohmeesséhl*) Fungi (or bacteria), as the lowest of vegetable kingdom
Schlemm, canal de (*Shlehmm, kahnahl deh*) Ciliary canal
Schwann, substance blanche de (*Shvahnn, substahns blahnsh deh*) Myelin (of nerve fibers)
Sciage (*Sseeáhzsh*) Massage executed with the internal border of the hand
Sciatique (*Sseeahtéek*) Sciatic Sciatica (neuralgia)
S , grand nerf (*S , grahn nehr*) Great sciatic nerve
S , petit n (*S , ptee n*) Small sciatic nerve
Scie (*Ssee*) Saw
S. à chaîne (*S ah shehnn*) Chain saw
S circulaire (*S sseerkuléhr*) Circular saw devised by Charrière
Science (*SSeeáhns*) Science
Scille (*SSeel*) Squill A genus of Liliaceæ
Scirrhocèle (*SSeerohsséhl*) Scirrhous tumor of the testicle
Scission (*SSessión*) Segmentation
Scissipare, reproduction (*SSeesseepáhr, rehprohduksstón*) Reproduction by segmentation
Scissure (*SSeessúr*) Fissure Cleavage
Sclérectasie (*Sklehrehktahzée*) Protrusion of the sclera or Staphyloma
Sclérectomie (*Sklehrehktóhmée*) Excision of the sclera Sclerectomy
Sclérème (*Sklehréhmm*) Induration of the skin Sclerema
Scléreux,-euse (*Sklehréh*) Sclerous Hard
Sclérodermie (*Sklehrohdehrmée*) Scleroderma Diffuse Indurated areas of the skin
Sclérome (*Sklehróhm*) Induration of tissue especially of nose and larynx Scleroma
Sclérose (*Sklehróhz*) Morbid induration of tissues Sclerosis
Sclérostome (*Sklehrohstóhm*) A genus of Anchylostomum duodenale
Scléroticonyxis (*Sklehrohteekohneeksées*) An operation on the sclerotic consisting of making an opening
Sclérotique (*Sklehrohtéek*) Sclerotic
Sclérotite (*Sklehrohtéet*) Inflammation of the sclerotic
Sclérotomie (*Sklehrohtohmée*) Making an incision in the sclerotic
Scolex (*Skohléhks*) Head and neck of a cestoid worm

Scoliose (*Skohleeóhz*) Lateral curvature of the spine Scoliosis
Scorbut (*Skohrbut*) Scurvy
S des Alpes (*S dezáhlp*) Pellagra
S. de terre (*S deh tehr*) Purpura hemorrnagica
Scorbutique (*Skohrbutéek*) Who is affected with scurvy
Scordion (*Skohrdeeóhn*) Scordium Herb (Diaphoretic)
Scotome (*Skohtóhmm*) Blind spot in the visual field Scotoma
Scrobicule (*Skrohbeekúl*) Depression Pit of the stomach
Scrofule (*Skrohful*) A constitutional disease of tubercular character characterized by swelling of cervical glands Scrofula
Scrofuleux,-euse (*Skrohfuléh*) Scrofulous Strumous
Scrofulide (*Skrohfuleed*) Generic name of skin affections developed under the influence of scrofula
Scrotal,-e (*Skrohtáhl*) Scrotal Referable to scrotum
Scrupule (*Skrupúl*) Scruple Old weight = 20 grains Also moral anxiety
Scybale (*SSeebáhl*) Scybalum Feces in round masses
Sébacé,-e (*SSehbahssá*) Sebaceous
Séborrhée (*SSehbohrá*) Exaggerated secretions of sebaceous glands Seborrhœa
Sébum (*SSebóhm*) Sebaceous substance Tallow
Sec,-Sèche (*Sehk, Sehsh*) Dry
Sécateur (*SSehkahtáhr*) Osteotome Cutting
Sèche, arthrite (*Sehsh*) Arthritis deformans
Séchoir (*SSehshoodhr*) Apparatus for drying medications, etc Drying-room
Second,-e (*Skohn*) Second
Secondaire (*Skohndehr*) Secondary Subsequent
Secondines (*Skohndéen*) After-birth
Secours (*SSkoor*) Help Assistance Attendance Relief
Secousse (*Skooss*) Shock Concussion
Secret médical (*Sehkréh mehdeekáhl*) Professional secret
Sécreté, liquide (*Sehkrehtá, leekéed*) Secretion
Sécrétion (*SSehkrehsswn*) Secretion
Sécrétoire (*Sehtrehtoodhr*) Having a relation to secretions Secretory
Section (*SSehkssión*) Section
Sectionner (*SSehkseeohná*) To section To divide To amputate
Sédatif,-ive (*SSehdahtcef*) Sedative
Sédation (*SSehdahssión*) Effect produced by sedative Mitigation Alleviation
Sédentaire (*SSehdahntéhr*) Sedentary
S, os (*S, ohss*) Tuberosity of ischium

Sédiment (*SSehdeemáhn*) Sediment Deposit
Sédimentaire (*SSehdeemahntéhr*) Sedimentary
Sédimentation (*SSehdeemahntahssión*) The process of producing a sediment
Segment (*SSehgmáhn*) Part of the body. Segment
Segmentaire (*SSehgmahntéhr*) Segmental
Segmentation (*SSehgmahntahssión*) Division into individual parts Segmentation
Ségrégation (*SSehgrehgahssión*) Dissociation of an entity into its elements Separation of a part from the rest Segregation
Seigle (*SSehgl*) Rye
S. ergoté (*S ehrgohtá*) Spurred rye Secale cornutum
Sein (*SSehn*) Breast Bosom Lap Gravid womb
Sel (*SSehl*) Salt
S. admirable de Glauber (*S ahdmeeráhbl de G*) Sodium sulphate
S. amer cathartique de Glauber (*S ahmehr kahtahrteek de G*) Magnesium sulphate
S. ammoniaque (*S ahmohneeáhk*) Chlorid of ammonium
S. anglais (*S ahngleh*) Magnesium sulphate
S blanc (*S blahn*) Chlorid of sodium
S de canal (*S deh kahnáhl*) Magnesium sulphate
S. chalybé (*S shaleebá*) Protosulphate of iron
S d'Epsom (*S dehpsóhmm*) Magnesium sulphate
S essentiel d'absinthe (*S ehssahnteeéhl dahbsehnt*) Carbonate of potash
S. essentiel d'oseille (*S ehssahnteeéhl dohzáy*) Oxalate of potash
S fusible de l'urine (*S fuséebl deh luréen*) Phosphate of soda and ammonium
S infernal (*S ehnfehrnáhl*) Potassium nitrate
S marin pesant (*S mahréhn pehzáhn*) Chlorid of barium
S. de Mars (*S deh Mahrs*) Sulphate of iron
S natif de l'urine (*S nahteef deh luréen*). Phosphate of sodium and ammonium
S. de la Rochelle (*S deh lah R*) Tartrate of potassium and sodium
S de Saturne (*S de Sahtúrn*) Acetate of lead
S de Soude (*S deh SSood*) Carbonate of soda
S. de tarte (*S deh tahrtr*) Subcarbonate of potash
S. volatil d'Angleterre (*S vohlahtéel dahnglehtéhr*) Aromatic spirit of ammonia
Sélection (*SSehlehkssión*) Selection
Séléniate (*SSehlehneeáht*) A salt of selenic acid

135

Sélénite (*SSehlehnéet*) Natural calcium sulphate
Sélénium (*SSehlehneeóhm*) Selenium Non-metallic element
Selle (*SSehl*) Excrement, stool Saddle Sella.
S. turcique (*S turséek*). Sella turcica Pituitary fossa
Semence (*SSehmáhns*) Seed Semen Sperm
S. de lin (*S deh lehn*) Linseed Flaxseed
S sainte (*S ssehnt*) Wormseed Artemisia maritima
Séménine (*SSehmehnéen*) Santonin
Semi-annulaire (*SSehmee-ahnuléhr*) Semi-annular
S-circulaire (*S sseerkuléhr*) Semicircular
S-lunaire (*S lunéhr*) Semi-lunar
Séminal,-e (*SSehmeenahl*) Which has reference to grains of vegetations or to semen of animals Seminal Spermatic
S. s, pertes (*S, pehrt*) Spermatorrhea
Sémiologie (*SSehmeeohlohzshée*) Semiology Symptomatology
Séné (*SSehná*). Senna—Leaves of Genus Cassia
Sénéga (*SSehnehgáh*) Senega Root of a Genus of Polygala (Expectorant, diuretic)
Sénile (*SSehnéel*) Senile
Sénilité (*SSehneeleetá*) Senility
Sens (*Sahn*) Sensation. Direction. Sense
Sensation (*SSahnsahssión*). Sensation. Impression
Sensibilisateur (*SSahnseebeeleezahtéhr*) A reagent that is capable of modifying another element
Sensibilisé,-e (*SSahnseebeeleezá*) Rendered sensitive
Sensibiliser (*SSahnseebeeleezá*). To render sensible
Sensibilité (*Sahnseebeeleetá*) Sensibility
Sensible (*SSahnséebl*) Sensible Sensory
Sensitif,-ive (*SSahnseetéef*) Sensitive. Referable to sensations
Sensoriel,-le (*Sahnsohreeéhl*) Referable to the organs of the senses Sensorial
Sensorium (*SSahnsohreeóhm*) Sensorium Portion of the brain which perceives
Sensualisme (*SSahnsuahléezm*) Sense gratification (especially sexual)
Sentiment (*SSahnteemáhn*) Sentiment Feeling
Séparation (*SSehpahrahssión*) Separation Elimination
Septal,-e (*SSehptáhl*) Referable to a septum Septal
Septénaire (*SSehptehnéhr*) Septenary
Septicémie (*SSehpteessehmée*) Septicemia

Septième paire de nerfs craniens (*SSehpteeehmpehr deh nehr krahneékn*) Facial (7th) nerves
Septique (*SSehptéek*) Septic
Sept jours, mal de (*SSeht zshoor, mahl deh*). Trismus of children
Septum (*SSehptóhm*) Septum Membranous partition separating two cavities
Séquestre (*SSehkéhstr*) Sequestrum Portion of necrozed bone surrounded by healthy bony substance
Serein,-e (*SSehrehn*) Serene Placid
S. e., goutte (*S, goot*) Amaurosis
Séreuse (*SSehréhz*) A serous membrane
Séreux,-euse (*SSehréh*) Serous
Série (*SSehrée*) Series
Sérieux,-euse (*SSehreeéh*) Serious. Grave
Seringos (*SSehrehngóhss*) Suppurative dysentery (South Africa)
Seringue (*SSrehng*) Syringe
S. de Pravaz (*S deh Praváh*) Hypodermic syringe
Serment (*SSehrmáhn*) Oath
Séro-fibrine (*SSehroh-feebréen*) Plasmin
Séro-purulent,-e (*SSehroh-puruláhn*) Sero-purulent
Sérosité (*SSehrohzeetá*) Serum Serosity
Sérotine (*SSehrohtéen*) Decidua
Serpent (*SSehrpáhn*) Serpent. Snake.
Serpentaire (*SSehrpahntéhr*) Name of several plants Snake-root
Serpigineux,-euse (*SSehrpeezsheenéh*) Spreading Spoken of ulcers which extend to other parts
Serpolet (*SSehrpohleh*) Wild thyme (Labiate plant)
Serratule (*SSehrahtéel*) Like a saw Serrate
Serre (*SSehr*) Pressure forceps
Serré,-e (*SSehrá*) Tense (pulse) Hard. Narrow
Serre-cou (*SSehr koo*) Instrument for compressing the jugular vein
S.-fine (*S-feen*) Instrument for compressing the lips of a wound, bleeding arteries etc (invented by Vidal)
S.-noeud (*S-neh*) Instrument for lightening a ligature
Sérum (*SSehróhm*) Serum
Service (*SSehrvées*) Service Duty
S. de Santé (*S deh SSahntá*) Medical Department (Army)
Serviette (*SSehrveeéht*) Napkin. Linen for dressing
Sésamoïde, os (*SSehssahmohéed, ohss*) Sesamoid bone
Sesqui (*SSehskée*) Particle which signifies one and a half times
Sesquicarbonate d'ammonique (*SSehskeekahrbohnaht dahmohneeahk*) Carbonate of ammonia.

Sesquioxyde de fer (*SSehskeeohkseed deh fehr*) Peroxide of iron

S d. f hydraté (*S d f heedrahtá*). Hydrated peroxide of iron

Sessile (*SSehsséel*) Sessile

Séteux,-euse (*SSehtéh*) Having bristles

Séton (*SSehtóhn*) Strip of gauze or cotton which is passed through the skin to form a sinus and maintain a suppuration Seton

Sève (*SSehv*) Fluid which serves to keep up the nutrition of plants Juice Sap

Sevrage (*SSehvráhzsh*) Weaning.

Sexe (*SSehks*) Sex

Sexuel,-le (*SSehksuéhl*) Sexual

Sialagogue (*SSeeahlahgóhg*) Which provokes the secretion of saliva

Sialisme (*SSeeahleezm*) Salivation Ptyalism

Sialorrhée (*SSeeahlohrá*) Excessive secretion of saliva

Sibilant,-e (*SSeebeeláhn*) Spoken or rales in the first period of bronchitis Sibilant

Siccité (*SSeekseetá*) Dryness

Sidérant,-e (*SSeedehráhn*) Lightning Crushing

Sidérose (*SSeedehróhz*) Disease of lungs caused by inhalation of dust of iron oxide

Siège (*Seeéhzsh*) Seat Breech Buttock Seat of illness

S , bain de (*S , behn deh*) Half-bath

S. d'une maladie (*S dunn mahlahdée*) Seat of disease

Sifflement (*SSeeflmáhn*) Whistling Whizzing

Sifflet (*SSeefláh*) Whistle

Sigmoïdal,-e (*SSeegmoheedáhl*) Having the form of the Greek letter "sigma" Sigmoidal

Sigmoïdes, valvules (*SSeegmohéed,vahlvúl*) Semilunar valves of the heart

Signe (*Seenn*) Sign

Silicate (*SSeeleekáht*) A salt of silicic acid

Silicium (*SSeeleesseeóhm*) Silicon Non-metallic element It is found in urine, connective tissue, etc

Sillon (*SSeeóhn*) Groove Furrow Wrinkle

Sillonné,-e (*SSeeohná*) Grooved Furrowed

Sillonnement (*SSeeohnmáhn*) Beginning of segmentation

Simien,-ne (*SSeemeeéhn*) Resembling monkeys

Similaire (*SSeemeeléhr*). Similar

Simple (*SSehnpl*) Simple

Simulateur (*SSeemulahtéhr*) Anyone who feigns a disease Malingerer

Simulation (*SSeemulahssión*) Simulation Malingering Feigning

Simulé,-e (*SSeemulá*) Feigned Fictitious Simulated

Sinapisme (*SSeenahpéezm*) Mustard plaster

Sinciput (*SSehnsseepú*) Vertex Crown of the head

Singe (*SSehnssh*) Monkey

Singultueux,-euse (*SSehngultuéh*) Spoken of a respiration interrupted by sobbing or hiccough

Sinueux,-euse (*SSeenuéh*) Sinuous

Sinus (*SSeenúss*) Sinus Concavity

S. caverneux (*S kahvehrnéh*) Cavernous sinus

S. droit (*S drooáh*) Straight sinus

S latéral (*S lahtehráhl*) Lateral or transverse sinus

S. longitudinal inférieur (*S lohnzsheetudeenáhl ehnfehreeéhr*) Inferior longitudinal sinus

S maxillaire (*S. mahkseeléhr*) Maxillary sinus

S pétreux (*S p htréh*) Petrosal sinus

Siphon (*SSeefohn*) Siphon

Sirop (*SSreroh*) Syrup

S. diacode (*S deeahkóhd*) Syrup of poppies

Sirupeux,-euse (*SSeerupéh*) Syrupy

Sitiologie (*SSeeteeohlohzshée*) Treatise on alimentation

Sitiophobie (*SSeeteeohfohbée*) Fear of food

Sixième paire de nerfs craniens (*S Seezeeehm pehr deh nehr krahneeéhn*) Sixth pair of cranial nerves (abducens)

Skodique, bruit (*SSkohdeek, bruee*) A tympanitic sound above the flat sound in pleural effusion (Skoda-physician of Vienna)

Smegma (*Smehgmáh*) Secretion of sebaceous glands under the prepuce and of labia minora

S fœtal (*S fehtahl*) Layer of whitish matter covering the fœtus

Sodé,-e (*SSohdá*) Containing soda

Sodique (*SSohdéek*) Pertaining to soda

Sodium (*SSohdeeóhm*) Sodium

Sodomie (*SSohdohmée*) Sexual relation through the anus Sodomy

Soie (*Sooáh*) Silk

Soif (*Sooáhf*) Thirst

Soir (*SSooáhr*) Evening

Soirée (*SSooahrá*) Evening

Solaire, plexus (*SSohlehr, plehksús*) Solar plexus

Solanum (*SSohlahnóhm*) Genus of Solanaceous plants (diaphoretic, diuretic)

Solarisé,-e (*SSohlahreezá*) Subjected to solar light

Sole (*SSohl*) Sole (of foot) Sole (fish)

Soléaire muscle (*SSohlehéhr, muskl*) Soleus muscle

Soleil (*SSohláy*) Sun

Solidification (*SSohleedeefeekahssión*) Solidification

Solitaire (*SSohleetéhr*). Solitary

Solubilité (*SSohlubeeleetá*) Solubility
Soluble (*SSohlubl*) Soluble
Solutif,-ive (*SSohlutéef*) Capable of dissolving Laxative
Solution (*SSohlussión*) Solution
S de continuité (*S deh kohnteenueetá*) Interruption of continuity (wound, fracture, etc)
Somatologie (*SSohmahtohlohzshee*) Study of human body.
Somatome (*SSohmahtóhm*) Segment of embryonic body
Sommeil (*SSohmáy*) Sleep
Sommet (*SSohméh*) Summit Vertex Apex
Somnambule (*SSohmnahmbul*) Somnambulist Sleep-walker.
Somnifère (*SSohmneefehr*) Soporific Hypnotic
Somnolence (*SSohmnohláhns*) Drowsiness Somnolence
Son (*SSohn*) Sound Bran
S. de froment (*S deh frohmáhn*) Bran of wheat
Sonde (*SSohnd*) Catheter Sound Probe
S. de Belloc (*S deh B*) Instrument for tamponing the nasal fossæ
S brisée (*S breezá*) Probe provided with an eye
S cannelée (*S kahnlá*) Grooved director.
S coudée (*S koodá*) Elbowed catheter (for prostate)
S creuse (*S krehz*) Grooved needle (for exploration)
S. de Laforest (*S deh Lahfohréh*) Sound for nasal canal
Songe (*SSohnzsh*) Dream
Sonore (*SSohnóhr*) Sonorous
Sonorité (*SSohnohreetá*) Sonorousness
Sophistication (*SSohfeesteekahsstón*) Adulteration Sophistication
Sopor (*SSohpohr*) Morbid sleep Sopor
Soporatif,-ive (*SSohpohrahtéef*) Hypnotic
Soporeux,-euse (*SSohpohréh*) Soporous
Soporifère (*SSohpohreefehr*) Soporiferous
Soporifique (*SSohpohreefeek*) Soporific
Sorcellerie (*SSohrssehlrée*) Sorcery Witchcraft
Sordide (*SSohrdéed*) Sordid Dirty Spoken of an ulcer with sanious suppuration
Soubresaut (*SSoobrehssóh*) Subsultus
Souche (*SSoosh*) Stem Stump
Souci (*SSoossée*) Care Anxiety
Soude (*SSood*) Soda
S. caustique liquide (*S kahstesk lankéod*) Solution of caustic soda
Soudure (*SSoodúr*) Joining Intimate union of two different organs Cicatrisation of the lips of a wound
Souffle (*SSooft*) Murmur Blowing sound Breathing

S. (dans les poumons) (*S dahn leh poomóhn*) Bronchial respiration
Soufflet, bruit de (*SSoofléh, bruee deh*) Abnormal bruit in the heart Bellows sound Murmur
Soufflé,-e (*SSooflá*) Produced by breath
Souffrance (*SSoofráhns*) Suffering
Soufre (*SSoofr*) Sulphur
S, foie de (*S. foodh deh*) Sulphur of potassium
S. lavé (*S lahvá*) Sulphur depuratum.
S. précipité (*S prehsseepeeta*) Milk of sulphur
S. sublimé (*S. ssubleemá*) Flowers of sulphur
Soulevement (*SSoolehvmáhn*) Rising. Rise
Soupape (*SSoopáhp*) Valve
S, bruit de (*S bruée deh*) Valve sound
Soupir (*SSoopeer*) Sigh
Souple (*SSoopl*) Flexible Pliant Supple
Source (*SSoors*) Spring Source, Fountain
Sourcil (*SSoorsséel*) Eyebrow Brow
Gourcilier,-ère (*SSoorseeleeá*) Superciliary
Sourd,-e (*SSour*) Deaf
S-muet,-tte (*S-muéh*) Deaf and dumb
Souris (*SSoorée*) Mouse
Sous-acetate (*Soozahssehtáht*) Sub-acetate
S-acromio-huméral, muscle (*Soozahkrohmeeohumehráhl,muskl*) Deltoid muscle
S-arachnoïdien,-ne (*Soozahrahknoheedeeéhn*) Subarachnoid
Sous-azotate (*Soozahzohtáht*) Subnitrate
S-carbonate (*S-kahrbohnáht*) Subcarbonate
S.-clavier,-e (*S-klahveea*) Subclavian
S.-crépitant, râle (*S-krehpeetáhn, raht*) Subcrepitant râle
S.-cutané,-e (*S-kutahna*) Subcutaneous
S.-épineux,-euse (*Soozehpeeneh*) Infraspinatus
S-jacent,-e (*S-zshahssahn*) Subjacent
S.-lingual,-e (*S-lehngváhl*) Sublingual
S-maxillaire (*S-mahkseelehr*) Submaxillary
S.-muqueux,-euse (*S-mukéh*) Submucous
S-nitrate de bismuth (*S-neetráht deh beesmút*) Subnitrate of bismuth
S.-occipital,-e (*Soozohksseepeetáht*) Sub-occipital
S.-orbitaire (*Soozohrbeetéhr*) Infraorbital
S.-pelvienne, artère (*S-pehlveeéhnn, ahrtéhr*) Pudic artery
S.-periosté (*S-pehreeohstá*) Subperiosteal
S.-pubien, os (*S puboóhn, ohss*). Iliac bone
S.-pubienne, hernie (*S-pubeeéhnn, ehrnée*) Obturator hernia

S -scapulaire, muscle (*S -skahpulêhr, muskl*) Subscapularis
S.-sel (*S -ssehl*) Sub-salt
S.-sternale, artère (*S -stehrnâhl, ahrtêhr*) Internal mammary artery
Soyeux,-euse (*SSooahyêh*) Silky
Sparadrap (*Spahrahdrâh*) Adhesive plaster
Spargose (*Spahrgôhz*) Distension of breasts with milk Spargosis
Spartéine (*Spahrtehêen*) Principle extracted from Sarotamnus scoparius
Spasme (*Spahzm*) Involuntary contraction Spasm
S. de la glotte (*S deh lah glohi*) Laryngismus stridulus
Spasmodique, croup (*Spahzmohdêek, kroop*) Spasm of the glottis Stridulous laryngitis
Spastique (*Spahstêek*) Spastic
Spatule (*Spahtûl*) Instrument in the shape of a knife for removal of salves, etc Spatula
Spécialisation (*Spehsseeahleezahsssión*) Specialization
Spécialiste (*Spehsseeahlêest*) Specialist
Spécialité (*Spehsseeahleetâ*) Specialty
Spécifique (*Spehsseefêek*) Specific
S, pesanteur (*S pehzahntêhr*) Density
Spectre (*Spehktr*) Spectrum
Spectroscope (*Spehkirohskôhp*) Apparatus for observing the spectrum
Spéculaire (*Spehkulêhr*) Which reflects light
Spéculation (*Spehkulahssión*) Abstract or theoretical intellectual presumption
Spéculum (*Spehkulohm*) Instrument for examination of cavities Speculum
Spermacéti (*Spehrmahssehtêe*) Oil obtained from the white whale (contains fatty acids)
Spermatique (*Spehrmahtêek*) Spermatic
Spermatocèle (*Spehrmahtohssêhl*) Spermatic cyst Spermatocele
Spermatogenèse (*Spehrmahtohzshehnêhz*) Production of spermatozoïds Spermatogenesis
Spermatorrhée (*Spehrmahtohrâ*) Involuntary discharge of sperm
Spermatozoaire (*Spehrmahtohzohêhr*) Fertilizing element of semen
Spermatozoïde (*Spehrmahtohzohêed*) Fertilizing element of semen
Sperme (*Spehrm*) Semen Sperm
Spermiducte (*Spehrmeedûkt*) Spermatic or deferent canal
Spermorrhée (*Spehrmohrâ*) See Spermatorrhée
Sphacèle (*Sfahssêhl*) Slough Gangrene
Sphéno-épineux (*Sfehnoh-ehpeenêh*) Pertaining to the spinous process of the sphenoid

S.-épineuse, artère (*S -ehpeenêhz, ahrtêhr*) Middle meningeal artery
S.-épineux, trou (*S -ehpeeneh, troo*) Lesser round foramen of the sphenoid bone.
Sphénoïdale, fente (*Sfehnoheedâhl, fahnt*). Sphenoidal fissure
Sphénoïde (*Sfehnohêed*) Sphenoid bone
Sphéno-maxillaire, fente (*Sfehnoh-mahkseelêhr fahnt*) Spheno-maxillary fissure
S.-palatin, ganglion (*S -pahlahtehn, gahngleeôhn*) Submaxillary or Meckel's ganglion
S -ptérygo-palatin, muscle (*S -ptehreegohpahlahtehn, muskl*) Tensor palati muscle.
Sphère (*Spehr*) Sphere
Sphérique (*Spehrêek*) Spheric
Sphincter (*Spehnktêhr*) Sphincter
Sphygmographe (*Sfeegmohgrâhf*) Instrument for registering pulsations of arteries
Spica (*Speekâh*) Spica-bandage (in the form of figure eight)
Spicule (*Speekûl*). Spicula (needle-shaped body)
Spina-bifida (*Speenah-beefeedâh*) Malformation consisting of an opening between the vertebral arches through which the membranes of the spinal cord protrude
Spina-ventosa (*Speenah-vehntohzâh*) Caries of the bones (usually in the wrist and ankle)
Spinal,-e (*Speendâhl*) Referable to the spine Spinal
S., nerf (*S , nehr*). Spinal accessory nerve (11th pair)
Spiral,-e (*Speerâhl*) Spiral
S., bandage en (*S , bahndâhzsh ahn*). Spiral bandage
Spirille (*Speerêel*) Spirillum (spirally curved bacteria)
Spirochæte (*Speerohkêht*) Spirocheta
Spiromètre (*Speerohmêhtr*) Instrument for measuring the volume of air in the lungs
Splanchnique (*Splahnknêek*) Splanchnic. Referable to viscera
Spleen (*Spleen*) Hypochondriasis
Splénalgie (*Splehnahlzshêe*) Splenalgia
Splénemphraxie (*Splehnahmfrahksêe*). Obstruction or engorgement of the spleen
Splénification (*Splehneefeekahssión*) Splenisation Induration of a tissue which resembles that of spleen
Splénique (*Splchnêek*) Splenic Referable to the spleen
Splénite (*Splehnêet*) Inflammation of the spleen
Splénius, muscle (*Splehneeus, muskl*) Cervico-mastoid or splenius muscle
S. de la tête (*S deh lah teht*) Splenius capitis

S. du cou (*S du koo*) Splenius colli
Splénocèle (*Splehnohssêhl*) Hernia of the spleen
Splénomégalie (*Splehnohmehgahlee*) Hypertrophy of the spleen Splenomegaly
Splénotomie (*Splehnohtohmée*) Dissection or extirpation of the spleen Splenotomy
Spoliative, saignée (*Spohleeahtéev, ssehneea*) Abundant bleeding
Spondylalgie (*Spohndeelahlzshee*) Vertebral pain
Spondylarthrocace (*Spohndeelahrtrohkâhss*) Inflammation of the articular surfaces of the vertebræ
Spondyle (*Spohndéel*) Vertebra
Spondylite (*Spohndeeléet*) Inflammation of vertebræ
Spongieux,-euse (*Spohnzsheeéh*) Spongy
Spontané,-e (*Spohntahnâ*) Spontaneous
Spontanéité (*Spohntahnaeeta*) Spontaneity
Sporadique (*Spohrahdéek*) Spoken of a disease which is not epidemic, but occurring in isolated regions Sporadic
Sporange (*Spohráhnzsh*) A vesicle containing the spores of fungi Sporangium
Spore (*Spohr*) A non-sexual reproductive body of vegetable cells or in bacteria
Sporide (*Spohréed*) A spore stage of protozoa Sporidium
Sporifère (*Spohreefêhr*) Producing spores Sporiferous
Sporogonie (*Spohrohgonée*) Production of spores by sexual reproduction Sporogenesis
Sporose (*Spohróhz*) Reproduction of spores
Sporule (*Spohrúl*) Sporule. Small spore
Spume (*Spum*) Froth
Spumeux,-euse (*Spumêh*) Frothy
Sputation (*Sputahssión*) Expectoration Act of expectorating
Squame (*Skvahm*) Scale
Squameux,-euse (*Skvahmêh*) Squamous Scaly
S. euse, portion, du temporal (*S pohrssión du tahmpohráhl*) Squamous portion of the temporal bone
Squelette (*Skehlêht*) Skeleton
Squine (*Skeen*) China-root
Squirrhe (*Skeer*) Scirrhus Variety of carcinoma
Squirrheux,-euse (*Skeeréh*) Scirrhous Resembling scirrhus
Stabile (*Stahbéel*) Stable Fixed
Stable (*Stahbl*) Stable Fixed
Stade (*Stahd*) Stage Period
Stagiaire (*Stahzsheeehr*) A person who does his apprenticeship
Stagnation (*Stahgnahssión*) Stagnation
Stamine (*Stahméen*) Stamen
Stapédien,-ne (*Stahpehedoóshn*) Stapedius muscle

Staphisaigre (*Stahfeesêhgr*) Seed of Delphinium saphisagria Stavesacre
Staphylin, muscle (*Stahfeelêhn, muskl*) Azygos uvulæ muscle
Staphylite (*Stahfeeléet*) Inflammation of the uvula
Staphylocoque (*Stahfeelohkôhk*) Staphylococcus
Staphylo-glosse, muscle (*Stahfeeloh-glohss, muskl*) Palato-glossus muscle
Staphylome (*Stahfeelôhm*) Staphyloma
Staphyloplastie (*Stahfeelohplahstée*) Plastic operations of the palate
Staphylorrhaphie (*Stahfeelohrahfée*) Operation for closing a cleft in the palate
Staphylotomie (*Stahfeelohtohmee*) Amputation of the uvula Staphylotomy
Stase (*Stahz*) Stasis Arrest (of circulation, etc)
Station (*Stahssión*) Station Standing upright
Stationnaire (*Stahsseeohnêhr*). Stationary.
Statique (*Stahtéck*) Static What is at rest or equilibrium (static electricity)
Statistique (*Stahteestéek*) Study of frequency of phenomena or events Statistics
Stature (*Stahtúr*) Stature
Stéarate (*Stehaháht*) Salt of stearic acid.
Stéarine (*Stehahrêen*) Stearate of glycerin
Stéarolé (*Stehahrohlâ*) Stearol Medicament with fat as an excipient
Stéarrhée (*Steahahrâ*) See Seborrhée
Stéatome (*Stehahtôhm*) Sebaceous cyst
Stéatorrhée (*Stehahtohrâ*) See Seborrhée.
Stellaire (*Stehlêhr*) Stellaria Chickweed (it is astringent)
Sténocéphalie (*Stehnohssehfahlée*) Head having one short diameter
Sténoglosse (*Stehnohglohs*) Having a thin and narrow tongue
Sténon, canal de (*Stehnohn, kahnáhl deh*). Duct of parotid gland Stenon's canal.
Sténose (*Stehnôhz*) Stricture, narrowing of a natural opening Stenosis
Sténosome (*Stehnohzôhm*) Having a thin body
Stéphanion (*Stehfahneeôhn*) Point at which the coronal suture meets the temporal ridge
Stercoraire (*Stehrkohrehr*) Fœcal Stercoral
Stercoral,-e (*Stehrkohráhl*) Fœcal. Stercoral
S., efistule (*S , feestúl*) Intestinal fistula
Stéréoscope (*Stehrchohskohp*) Stereoscope (photographic apparatus)
Stérile (*Stehréel*) Sterile Fruitless
Stérilisation (*Stehreeleezahssion*) Sterilization
Stérilité (*Stehreeleetâ*) Sterility
Sternal,-e (*Stehrnahl*) Referable to the sternum

Sterno-cléido-mastoïdien, muscle (*Stehrnoh-kleheedoh-mahstoeedeeehn, muskl*) Sterno-mastoid muscle
S.-huméral, m (*S-umehráhl, m*) Pectoralis major.
S.-hyoïdien, m. (*S-eeoheedeeéhn, m*) Sterno-hyoid m
S -pubien, m (*S-pubeeehn*) Rectus abdominis m
S.-thyroïdien, m. (*S-teeroheedeeéhn, m*) Sterno-thyroid m.
Sternum (*Stehrnóhm*) Sternum
Sternutatoire (*Stehrnutahtoodhr*) Substance which provokes sneezing
Stertoreux,-euse (*Stehrtohrèh*) Snoring Stertorous
Stéthoscope (*Stehtohskóhp*) Stethoscope
Sthénique (*Stehnéek*) Sthenic Strong
Stibiation (*Steebeeahssión*) Using large dozes of tartar-emetic
Stibié,-e (*Steebeeá*) Which contains antimonium
S , tartre (*S tahrtr*) Tartre-emetic
Stibieux,-euse (*Steebeeéh*) Antimonious
Stigmate (*Steegmáht*) Stigma Cicatrix
Stigmatisé,-e (*Steegmahteezá*) Bearing stigmata
Stillation (*Steelahssión*) Fall of liquid drop by drop Dropping Stillation
Stimulant,-e (*Steemuláhn*) Stimulant
Stimulation (*Steemulahssión*). Stimulation
Stimulus (*Steemulus*) What determines excitation Stimulus.
Stipe (*Steep*) Stem
Stipule (*Steepul*) Supplementary small leaf
Stomacal,-e (*Stohmahkáhl*) Gastric
Stomachique, artère (*Stohmahsheek, ahrtéhr*) Coronary artery of the stomach
Stomalgie (*Stohmahlzshée*) Pain in the mouth.
Stomatite (*Stohmahtéet*) Inflammation of the mucous membrane of the mouth
Stomo-gastrique, artère (*Stohmoh-gahstréek, ahrtéhr*) Coronary artery of the stomach
Strabisme (*Strahbéesm*) Strabismus Squint
Strabotomie (*Strahbohtohmée*) Operation for correcting strabismus
Stramoine (*Strahmoodhnn*) Stramonium Thorn apple
Stramonium (*Strahmohneeóhm*) Stramonium Thorn apple
Strangulation (*Strahngulahssión*) Strangulation
Strangurie (*Strahngurée*). Extreme difficulty of urinating
Stratifié,-e (*Strahteefeeá*) Arranged in layers Stratified
Stratum (*Strahtóhm*) Layer Stratum
Streptocoque (*Strehptohkóhk*) Streptococcus

Stricture (*Streektúr*) Stricture
Striduleux,-euse (*Streeduléh*) Stridulous Noisy Piercing Creaking
Strie (*Stree*) Furrow Stria
Strié,-e (*Streeá*) Striped Striated Marked by parallel lines
S., corps (*S, kohr*). Striate body (in Brain)
Striguleux,-euse (*Streeguléh*) Grooved Reticulated
Strobile (*Strohbéel*) Fir cone Segments forming the body of a tapeworm
Stroma (*Strohmáh*) Stroma Main tissue of an organ
Strongle des bronches (*Strohngl deh brohnsh*) Worm met with in the bronchi
Strontium (*Strohnsseeóhm*) Strontium
Strophanthus (*Strohfahntús*) Strophanthus
Strophulus (*Strohfulús*) Papulous inflammation of the skin
S. simple (*S sehmpl*) Red gum
Structure (*Struktúr*) Structure
Strumeux,-euse (*Struméh*) Scrofulous
Strumiprive, Cachexie (*Strumeepréev, Kashehksée*) Cachexia strumipriva (cretinoid state)
Strychnine (*Streeknéen*) Strychnia
Strychnique (*Streeknéek*) Referable to strychnia
Stupéfaction (*Stupehfahkssión*) Stupefaction
Stupéfiant,-e (*Stupehfeeáhn*) Stupefying
Stupeur (*Stupéhr*) Stupor
Stupidité (*Stupeedeetá*) Stupidity Hebetude
Style (*Steel*) Style
Stylet (*Steeléh*) Stylet Probe
Stylo-glosse, muscle (*Steeloh-glohss, muskl*) Styloglossus muscle
S -hyoïdien, m (*S-hyoïd m*) Stylohyoid m
Styloïde, apophyse (*Steelohéed, ahpohfeéz*) Styloid process
Stylo-mastoïdien, trou (*Steeloh-mahstoheedeeéhn, troo*) Stylo-mastoid foramen
S -maxillaire, ligament (*S-mahkseelehr, leegahmahn*) Stylo-maxillary ligament.
S.-pharyngien, muscle (*S-fahrehnzsheeéhn, muskl*) Stylo-pharyngeus muscle
Styptique (*Steeptéek*) Styptic What tightens the tissues
Styrax (*Steerdhks*) Prepared storax, balsam of storax (genus of plants Ebenales)
Subaigu,-e (*Subehgú*) Subacute
Subcontinu,-e (*Subkohnteenú*) Continuous with remittent attacks
Subintrante, fièvre (*Subehntráhnt, feeèhvr*) Intermittent or remittent fever, in which the second attack develops before the first has entirely subsided
Subit,-e (*Subée*) Unexpected
S. e., mort (*S, mohr*) Sudden death

141

| Sub | FRENCH-ENGLISH DICTIONARY | Sul |

Subjacent,-e (*Subzshahssáhn*) Subjacent
Subjectif,-ive (*Subzshehktéef*) Subjective
Sublime (*Subléem*) Sublime Elevated High
S. des doigts, muscle (*S deh dooáh, muskl*) Flexor sublimis digitorum
Sublimé (*Subleemá*) Corrosive sublimate Perchloride of mercury
Sublingual,-e (*Sublehngváhl*) What is under the tongue Sublingual
Subluxation (*Subluksahssión*) Incomplete luxation Subluxation
Submatité (*Submahteetá*) Incomplete dullness on percussion
Submental,-e (*Submahntáhl*) Placed under the chin Submental
Submergé,-e (*Submehrzshá*) Submerged
Suboxyde (*Subohkséed*) Suboxide
Subsistance (*Subseestáhns*) Subsistence Food
Substance (*Substáhns*) Substance
Substituant,-e (*Substeetuáhn*). Substituting
Substitution (*Substeetussión*) Substitution
Substratum (*Substrahtóhm*) Substratum
Suc (*Suk*) Juice
Succédané,-e (*Sukssehdahná*) What is substituted for another Substitute
Succenturié,-e (*Suksahntureeá*) Accessory
S s, reins (*S , rehn*) Suprarenal capsules
Succin (*Sukssêhn*) Yellow amber
Succinique, acide (*Suksseenéek, ahsséed*) Succinic acid
Succion (*Sukssion*) Sucking Suction
Succussion (*Sukussión*) Act of shaking Succussion
Suçoir (*Sussooáhr*) Sucker Cuppingglass
Suçon (*Sussóhn*) Piece of folded lint given to a nursling for sucking
Sucre (*Sukr*) Sugar
S brut (*S bru*) Raw sugar
S. de fruits (*S deh fruée*) Glucose
S. de gélatine (*S deh zshehlahtéen*) Glycocol
S de lait (*S deh leh*) Sugar of milk Lactose
S d'orge (*S dohrzsh*) Barley-sugar
S de pomme (*S deh pohm*) Barley-sugar
S pilé (*S peelá*) Powdered sugar
S raffiné (*S. rahfeená*) Lump sugar Refined sugar
S de raisin (*S deh rehzéhn*) Grape sugar. Glucose
S de réglisse (*S. deh rehgléess*) Glycyrrhizinum
S de Saturne (*S deh Sahturn*) Sugar of lead Acetate of lead
S vermifuge (*S vehrmeefuzsh*) Preparation of sugar and mercury
Sucré,-e (*Sukrá*). Sugared Sweetened

Sudamina (*Sudahmeenáh*) Very small vesicles which develop in the course of diseases Sudamina
Sudatoire (*Sudahtooáhr*) Which causes perspiration Diaphoretic
Sudoral,-e (*Sudohráhl*) Sudoral
Sudorifique (*Sudohreefeek*) Sudorific
Sudoripare (*Sudohreepáhr*) Which produces perspiration Sudoriparous
Suette (*Suéht*) Sweating sickness (contagious febrile disease)
Sueur (*Suéhr*) Sweat Perspiration
S bleue (*S bléh*) Chromidrosis
S pédieuse (*S pehdeeéhz*) Sweating of feet
Suffocant,-e (*Sufohkáhn*) Suffocating
Suffocation (*Sufohkahssión*) Suffocation. Choking
Suffusion (*Sufuzeeóhn*) Suffusion Overspreading
Suggestif,-ive (*Sugzshehstéef*) Suggestive
Suggestion (*Sugzshehssión*) Suggestion
Sugillation (*Suzsheelahssión*) Spontaneous ecchymosis Livid spots
Suicide (*Sueesséed*) Suicide
Suicidé (*Sueesseedá*) Who committed suicide
Suie (*Suée*). Soot
Suif (*Suéif*) Solid grease Tallow
Suint (*Suéhn*) Wool grease Wool fat
Suintement (*Suehntmáhn*) Oozing
Suite (*Suéet*) Sequel
Sujet de dissection (*Suzshéh deh deessehkssión*) Body for dissection
Sulciforme (*Sulsseefóhrm*) Having the form of furrows, grooves
Sulfate (*Sulfáht*) Salt produced by a combination of sulphuric acid with a base
S de cuivre (*S deh kuéevr*) Sulphate of copper Blue vitriol
S de fer (*S deh fehr*) Sulphate of iron Ferrous sulphate
S de Magnésie (*S deh Mahnehzée*) Sulphate of magnesia Epsom salt
S de potasse (*S deh pohtáhss*) Potassium sulphate
S de soude (*S deh ssood*) Sulphate of soda Glauber's salt
S de zinc (*S deh zehnk*) Sulphate of zinc
Sulphydrique, acide (*Sulfeedréck, ahsséed*) Sulphuretted hydrogen Hydric sulphide
Sulfite (*Sulfeet*) Salt obtained from the combination of sulphurous acid with a base
Sulfocarbolate de zinc (*Sulfohkahrbohlaht deh zehnk*) Sulphocarbolate of zinc
Sulfonal (*Sulfohnáhl*) Sulphonal
Sulfurage (*Sulfuhráhzsh*) External use of sulphur
Sulfure (*Sulfur*) Sulphide Sulphuret. Salt formed from a combination of sulphur with a metal.

142

S. de carbone (*S deh kahrbóhnn*) Bisulphide of carbon

S de potasse (*S deh pohtáhss*) Sulphite of potassium

Sulfureux, acide (*Sulfuréh ahsséed*) Sulphurous acid

Sulfurique, acide *Sulfuréek, ahsseéd*). Sulphuric acid

Superfécondation (*Supehrfehkohndahssión*) Superimpregnation Successive fecondation of two ovules

Superfétation (*Supehrfehtahssión*) See Superfécondation

Supérieur,-e (*Supehreeéhr*) Superior. Upper

Superposition (*Supehrpohzeession*) Superimposed condition

Supersécrétion (*Supehrsehkrehssión*) Oversecretion

Supinateur, muscle court (*Supeenahtehr, muskl koor*) Supinator brevis

S., muscle court (*S, muskl koor*) Supinator brevis

S., muscle long (*S, muskl lohn*). Supinator longus

Supination (*Supeenahssión*) Supination (movement which carries the hand outwards)

Supporteur,-euse (*Supohrtehr*) Supporting apparatus

Suppositoire (*Supohzeetoodhr*). Suppository

Suppression (*Suprehssión*) Suppression

S d'urine (*S duréen*) Arrest of secretion of urine

Suppurant,-e (*Supuráhn*) Suppurating

Suppuratif,-ive (*Supurahtéef*) Suppurative

Suppuré,-e (*Supuré*) Suppurated

Supraclaviculaire (*Suprahklahveekuléhr*). Supraclavicular

Suractivité (*Surahkteeveetá*) Exaggerated activity

Suraigu,-e (*Surehgu*) Very acute

Sural,-e (*Suráhl*) Sural Relating to the calf of the leg

Suralimentation (*Surahleemahntahssión*) Suralimentation

Surcilier (*Sursseeleeá*) See Sourcilier

Surcostaux, muscles (*Surkohstoh, muskl*) Supra-costal muscles Levatores costarum muscles

Surdi-mutité (*Surdee-muteetá*) Deaf-mutism

Surdité (*Surdeetá*) Deafness

Sureau (*Suróh*) Elder

Surépineux, muscle (*Surehpeenéh, muskl*) Supraspinatus muscle

Surexcitabilité (*Surehkseetahbeeleetá*) Excessive excitability

Surexcitation (*Surehkseetahssión*) Excessive excitement

Surface (*Surfáhss*) Surface

S. de glissement (*S deh gleessmáhn*) Smooth surface of a bone over which the tendon slides

S. d'insertion (*S dehnsehrssion*) Ridge of a bone for insertion of a tendon or ligament

Surmenage (*Surmehnáhzsh*) Over worked state

Surmené,-e (*Surmehná*) Overworked

Sur-occipital (*Surohksseepeetáhl*) Supraoccipital

Sur-orbitaire (*Surohrbeetéhr*) Supra-orbital

Suroxydation (*Surohkscedahssión*) Peroxidation

Suroxyde (*Surohkséed*) Peroxide

Suroxygéné,-e (*Surohkseezshehná*). Overcharged with oxygen

Surrénal,-e (*Surehnáhl*) Suprarenal

S. es, glandes ou capsules (*S, glahnd oo kahpsül*) Suprarenal capsules

Sursaturation (*Sursahturahssión*) Excessive saturation.

Sur-spinal,-e (*Surspeendhl*) Supraspinous

Surspinaux, muscles (*Surspeenóh, muskl*). Interspinal muscles

Surtout ligamenteux antérieur (*Surtóo leegahmahnteh ahntehreeéhr*) Anterior common ligament of the spine

S. l postérieur (*S l pohstehreeéhr*) Posterior common ligament of the spine

Survie (*Survee*) Survival Outliving

Sus-acromial, nerf (*Suzahkrohmeeáhl, nehr*) Acromial branch of the supraclavicular nerves

Sus-carpiennes, artères (*Sukahrpeeéhnn, ahrtéhr*) Posterior carpal arteries

Susceptibilité (*Sussehpteebeeleetá*) Susceptibility

Sus-claviculaire (*Suklahveekuléhr*) Supraclavicular

Sus-épineux, muscles (*Suzehpeeneh, muskl*) Interspinales muscles

Sus-hépatiques, veines (*Suzehpahtéek vehnn*) Hepatic veins

Sus-malléolaire (*Sumahlehohléhr*). Supramalleolar

Sus-maxillaire, os (*Sumahkseeléhr, ohss*). Superior maxillary bone

Sus-nasal,-e (*Sunahzáhl*) Supranasal

Sus-occipital,-e (*Suzohkseepeetáhl*) Supraoccipital

Sus-orbitaire (*Suzohrbeetéhr*) Supraorbital

Suspendu,-e (*Suspahndu*) Suspended

Suspenseur de l'humérus, ligament (*Suspahnséhr deh lumehrús, leegahmáhn*) Coraco-brachialis

Suspension (*Suspahnssión*) Suspension

Suspensoir (*Suspahnsoodhr*) Suspensory bandage

Suspirieux,-euse (*Suspeereeéh*) Sighing

Sus-pubienne, artère (*Supubeeehnn, ahrtéhr*) Epigastric artery
Sus-pubien, anneau (*Supubeeéhn, ahnóh*) External inguinal ring
S.-p s, cordons (*Sp kohrdóhn*). Round ligaments of the uterus.
S.-p, nerf (*S p, nehr*) Genito-crural nerve
S.-scapulaire inférieur, muscle (*Suskahpulehr einfehreeéhr, muskl*) Infraspinatus muscle
S.-s supérieur, m (*S -s supehreeéhr, m*) Supraspinatus muscle
Sus-sternal,-e (*Sustehrmáhl*) Suprasternal.
Sustentation (*Sustahntahssión*) Sustenance
Suture (*Sutur*) Suture An operation consisting of sewing up the lips of a wound
S entrecoupée (*S ahntrkoopá*) Interrupted suture
S à points séparés (*S ah pooéhn sehpahrá*) Interrupted suture
S. enchevillée (*S ahnshveed*) Quilled or compound suture
S. empennée (*S ahmpehná*) Quilled or compound suture
S. emplumée (*S ahmpluma*) Quilled or compound suture
S. en surjet (*S ahn surzshá*) Continuous or uninterrupted suture
S. du pelletier (*S du pehllteed*) Continuous or uninterrupted suture
S. entortillée (*S ahntohrteed*). Twisted or hairlip suture
Suturer (*Suturá*) To suture
Sycose (*Seekóhz*) Sycosis Barber's itch (Pustular folliculitis in hairy areas)
Sylvius, aqueduc de (*Seelveeús, ahkdúk deh*) Aqueduct of Sylvius (passage from the third to the fourth ventricle
S., fissure de (*S, feessúr deh*) Sylvian fissure
Symbiose (*Seembeeóhz*) Symbiosis Association of dissimilar organisms
Symblépharon (*Seemblehfahrohn*) Adhesion of the lid with the eyeglobe
Symbole (*Seembohl*) Symbol
Sympathie (*Sehmpahtee*) Sympathy.
Sympathique (*Sehmpatéek*) Depending on sympathy
S , nerf grand (*S , nehr grahn*). Sympathetic nerve
S moyen, nerf (*S mooahyéhn, nehr*) Vagus nerve
S. petit, nerf (*S plee, nehr*) Facial nerve
Symphyse (*Sehmféez*) Symphysis Articulation in which bones are held together by some tissue between them
Symphyséal,-e (*Sehmfeezeháhl*) Symphysic

Symphyséotomie (*Sehmfeezehohtohmée*). Section of the fibrous cartilage of pubic symphysis
Symptomatique (*Sehmptohmahtéek*) Symtomatic
Symptomatologie (*Sehmptohmahtoholohzshée*) Symptomatology
Symptôme (*Sehmptôhm*) Symptom
Synarthrose (*Seenahrtróhz*) Synarthrosis (immovable joints)
Synchondrose (*Schnkohndróhz*) A symphysis in which the articulating bones are interposed by a cartilage
Synchrone (*Sehnkróhn*) Synchronous
Syncinésie (*Sehnsseenehzée*) An involuntary movement of one part of the body occurring simultaneously with a voluntary or reflex movement of another part of the body
Syncope (*Sehnkóhp*) Syncope Fainting
Syndactylie (*Sehndahkteelée*) Syndactyly. Webbed fingers
Syndesmie (*Sehndehsmée*) Union of organs (bones) by ligaments
Syndesmose (*Sehndehsmóhz*) Union of organs (bones) by ligaments
Syndesmographie (*Sehndehsmohgrahfée*). Description of ligaments
Syndrome (*Sehndróhm*) Syndrome Association of symptoms
Synéchie (*Seenehshée*) Synechia Adhesion of the iris with the cornea or with the capsule of the lens
Synergie (*Seenehrzshée*) Synergia Associated energy
Synesthésie (*Seenehstehzée*) Sensation felt in one part of the body when another area is stimulated
Synizésis (*Seeneezehzées*) Occlusion of the pupil
Synoque (*Seenóhk*) Continuous fever.
Synostose (*Seenohstóhz*) Synostosis Ankylosis (Union by bones)
Synoviale, capsule (*Seenohveeáhl, kahpsúl*). Synovial membrane or capsule
Synovie (*Seenohvée*) Synovial fluid.
Synovite (*Seenohvéet*) Synovitis
Synthèse (*Sehntéhz*) Synthesis
Syntonine (*Sehntohnéen*) Syntonin (A protein obtained from muscular tissue)
Syphilide (*Seefeeléed*) Syphilid (Cutaneous lesions in syphilis
Syphiligraphe (*Seefeeleegráhf*) Writer on syphilis
Syphilis (*Seefoolios*) Syphilis
Syphilisé (*Seefeeleezá*) Syphilized
Syphilitique (*Seefeeleeteek*) Syphilitic
Syphilographe (*Seefeelohgráhf*) Syphilographer
Syphilome (*Seefeelóhm*) Syphiloma (Gumma of tertiary syphilis)

Syphilophobie (*Seefeelohbée*). Syphilophobia (morbid fear of syphilis)
Syringomyélie (*Seerehngohmeeehlée*) Syringomyelia (cavities in the spinal cord)
Systématique (*Seestehmahteek*) Systematic.
Systématisation (*Seestehmahteezahssión*). Systematic arrangement of facts
Système (*Seestéhm*) System.
Systole (*Seestóhl*) Systole (state of heart during its contraction)
Systolique (*Seestohléek*) Systolic

T

T., bandage en (*T, bahndáhzsh ahn*) Bandage in the form of letter *T*
Tabac (*Tahbáh*) Tobacco
Tabatière anatomique (*Tahbahteeéhr ahn-ahtohméek*) Anatomical snuff-box depression at the base of the thumb on its radial side between the long and brief extensors
Tabes (*Tahbéhs*) Tabes Locomotor ataxia
Tabétique (*Tahbehtéek*) Pertaining to tabes Tabetic
Tabide (*Tahbéed*) Hectic Consumptive Wasted
Tabifique (*Tahbeeféek*) Which causes consumption or marasm
Table (*Tahbl*) Table
Tablette (*Tahbleht*) Tablet Lozenge.
Tablier (*Tahbleea*) Apron
T des Hottentotes (*T deh H*) Labia minora of unusual size
Tabouret (*Tahboord*) Foot-stool.
Tabulair-e (*Tahbuléhr*) Tabular
Tâche (*Tahsh*) Task
Tache (*Tahsh*) Spot Stain
T colorée (*T kohlohrd*) Naevus
T. hépatique (*T ehpahtéek*). Yellow-brown spot of the skin
T lenticulaire (*T lahnteekuléhr*) Typhoid rash
T de Mariotte (*T deh M*) Blind spot
T. méningitique (*T mehnehnzsheetéek*). Persistent red mark brought out by scratching the skin
T. cérébrale (*T ssehrehbráhl*) Persistent red mark brought out by scratching the skin
T. sanguine (*T sahnggéen*) Naevus
Tacheté,-e (*Tahshtá*) Spotted Speckled
T. e., maladie (*T mahlahdée*) Addison's disease Melanaemia Purpura
Tachycardie (*Tahkeekahrdée*) Tachycardia
Tact (*Tahkt*) Touch Feeling Tact
Tactile (*Tahktéel*) Tactile
Tactuel,-le (*Tahktuéhl*) Referable to touch
Taenia (*Ténia*) (*Tehoreeáh*) Tapeworm Taenia
T à anneaux courts (*T ah ahnóh koor*) Botriocephalus latus
T. armé (*T ahrmá*) Taenia solium
T. d'Hippocampe (*T deepohbáhmp*) Taenia Hippocampi
T. inerme (*T eenéhrm*) Taenia saginata
T médiocannellé (*T mehdeeohkahnlá*) Taenia saginata

T. nain (*T nehn*) T Echinococcus or nana
T. semi-circulaire (*T ssehmeesseerkuléhr*) Semicircular bands of the corpus striatus
T. solium (*T sohleeóhm*) Tapeworm
Taffetas d'Angleterre (*Tahftah dahngleh-téhr*) Court-plaster Sticking-plaster
Taie (*Teh*) Opacity of the cornea
Taille (*Tahy*) Stature Height of the body Cystotomy Lithotomy
Tailler (*Tahyá*) To perform lithotomy
Talc (*Tahlk*) Talcum
Talon (*Tahláhn*) Heel
Talure (*Tahlur*). Contusion
Talus, pied (*Tahlúss, peed*) Difformed foot which touches the ground only with the heel Talipes calcaneus
Tamarin (*Tahmahréhn*) Tamarind. Laxative fruit
Tambour (*Tahmbóor*) Drum of the ear Tympanum
T à levier (*T ah lehveed*) Instrument of physiology serving to illustrate various movements
Tampon (*Tahmpóhn*) Plug Tampon
Tamponnement (*Tahmpohnmáhn*) Plugging a cavity
Tan (*Tahn*) Tan The outer covering of a tree pulverized to serve as an antiseptic dressing
Tanaisie (*Tahnehzée*) Tansy Leaves of the plant Tanacetum (bitter and aromatic)
Tangentiel,-le (*Tahnzshahnsseeéhl*) Which touches only one point on a surface
Tanin (*Tahnéhn*) Tannin
Tannate (*Tahnáhl*) Salt produced by combining tannin with a base
Tannin (*Tahnehn*) Tannin Tannic acid
Tannique (*Tahnéek*) Tannic
Taon (*Tahóhn*) Ox-fly
Tapetum (*Tahpehtóhm*) The sphenoidal cornu of the corpus callosum
Tapis (*Tahpée*) Tapetum
Taré,-e (*Tahra*) Damaged Injured Spoiled
Tarentisme (*Tahrahntéezm*) Epidemic Chorea
Tarentule (*Tahrahntul*) Species of spider.
Tarin, valvule de (*Tahréhn, vahlvúl deh*) Locus perforatus posticus
Tarsalgie (*Tahrsahlzshée*) Painful valgus Flat foot Tarsalgia
Tarse (*Tahrs*) Instep Tarsus
T., cartilage de (*T, kahrteelahzsh deh*) Tarsal cartilage of the eyelid

146

Tarsien, ne (*Tahrseeéhn*) Tarsal
Tarso-metatarsi-phalangien du pouce (*Tahrsoh-mehtahtahrsée-fahlahnzsheeéhn du poós*) Abductor pollicis muscle (foot)
T.-phalangien du pouce (*T.-fahlahnzsheeéhn du poos*). Flexor brevis pollicis (foot)
T.-sousphalangien du petit orteil (*T -fahlahnzsheeéhn du poos*). Flexor brevis minimi digiti (foot).
T.-s du pouce (*T -s du poos*) Flexor brevis pollicis (foot)
Tartarique (*Tahrtahréek*) Tartaric
Tartrate (*Tahriráht*) Tartrate
Tartre acide (*Tahrtr ahsséed*) Acid tartrate of potash, cream of tartar
T boraté (*T bohrahtá*) Cream of tartar.
T. neutre de potasse (*T nehtr deh pohtáhss*) Tartrate of potash
T. de potasse et d'antimoine (*T deh pohtáhss eh dahnteemoodhun*) Tartar emetic Tartrated antimony
T. d p. et de soude (*T deh p eh deh Sood*) Tartrate of potash and soda Rochelle salt
Tatouage (*Tahtooóhzsh*) Tattooing
Taupe (*Tohp*) Mole
Taureau (*Tohroh*) Bull
Taurocolle (*Tohrohkóhl*) A glue obtained from the cellular tissue of the ox
Taxis (*Tahksées*) Methodical pressure on a hernia Taxis
Tegmenteuse abdominale, artère (*Tehgmahntéhz ahbdohmeenáhl, ahrtéhr*) Superficial epigastric artery
Tegmentum (*Tehgmehntóhm*) Dorsal or posterior portion of the crura cerebri
Teigne (*Tehnn*) Moth Popular name of different affections of the skin Tinea
T. achromateuse (*T ahkrohmahtehz*) Alopecia
T. faveuse (*T fahvéhz*) Favus
T. granulée (*T grahnula*) Impetigo (of scalp)
T. tondante on tonsurante (*T tohndahnt oo tohnsuráhnt*) Ringworm (of the scalp)
Teigneux,-euse (*Iehneeéh*) Referable to tinea
Teinture (*Tehntur*) Tincture
T aromatique (*T ahrohmahtcek*) Compound tincture of cinnamon
T. balsamique (*T bahlsahméek*) Compound tincture of balsam (myrrh, tolu, benzoin, aloes, oliban)
T. de colchique (*T deh kohlshéek*) Tincture of colchicum seeds
T. éthérée de chlorure de fer (*T ehtehrá deh klohrúr deh fehr*) Etherated tincture of iron
T. de gentiane composée (*T deh zshehnteeáhn kohmpohzá*) Compound tincture of iron

T. de Klaproth (*T de K*) Etherated tincture of chlorid of iron
T. de Mars tartarisée (*T deh M tahrtahreeza*) Tartrate of potash and liquid iron
T. d'opium vineuse safranée (*T dohpeeóhm veenéhz sahfrahná*) Laudanum of Sydenham Compound wine of opium.
T. de noix vomique (*T deh nooah vohméek*) Tincture of nux vomica
T. de poivre (*T deh poodhvr*) Tincture of capsicum
T. de quinquina (*T deh kehnkeenáh*) Tincture of cinchona or bark
T. de q. composée (*T deh k kohmpohzá*) Compound tincture of cinchona.
T. vulnéraire (*T vulnehrehr*) Red tincture (17 species of leaves and 2 species of flowers)
T. de jalap composée (*T deh zshahláhp kohmpohzá*) Purgative-tincture or German whiskey
Télangiectasie (*Tehlahnzsheeehktahzée*) Dilatation of capillary vessels
Telluré,-e (*Tehlurá*) Containing tellurium
Témoin (*Tehmooehn*) The control subject of experiments
Tempe (*Tahmp*) Temple Temporal region
Tempérament (*Tahnpehrahmáhn*) Temperament Constitution
Tempérant,-e (*Tahnpehráhn*) Moderating Cooling Sedative
Température (*Tahnpehrahtur*) Temperature
Tempéré,-e (*Tahnpehrá*). Temperate Mild
Temporaire (*Tahnpohréhr*) Temporary
Temporal,-e (*Tahnpohráhl*) Referable to the temples
Temporo-auriculaire muscle (*Tahnpohróhohreekulehr muski*) Superior auricular muscle
T.-superficiel, nerf (*T -supehrfeesseeéhl, nehr*) Auriculo-temporal nerve
Temps (*Tahn*) Time Period Weather. Season
Tenace (*Tehnáhss*) Tenacious Which adheres strongly
Ténacité (*Tehnahsseetá*) Tenacity
Ténaculum (*Tehnahkulóhm*) Tenaculum
Tenaille (*Tehnáhy*) Bone nippers Cutting bone- or cartilage-forceps
Tendineux,-euse (*Tahndeenéh*) Resembling tendons
Tendon (*Tahndóhn*). Tendon Sinew
T. d'Achille (*T dahshéel*) Tendon of Achilles
Ténesme (*Tehnéhzm*) Persistent straining at stool Tenesmus
Tenette (*Tehnéht*). Lithotomy forceps
Ténia (*Tehneeáh*) See Tænia
Ténorrhaphie (*Tehnohrahfée*) Suture of tendons

Ténosynovite (*Tehnohsseenohvéet*) Painful crepitation of tendons
Ténotomie (*Tehnohtohmée*) Section of tendons
Tenseur (*Tahnséhr*) Tensor Extensor
T. de l'aponévrose crurale (*T deh lahpoknehvróhz cruráhl*) Tensor fascia latæ Tensor vaginæ femoris muscle
T. du tympan, muscle (*T deh tehnpáhn muskl*) Tensor tympani
Tension (*Tahnssión*) Tension
Tentacule (*Tahntahkül*) Appendix with which many animals are provided
Tente (*Tahnt*) Tent Cylindrical plug
T. du cervelet (*T eh sschrvehlék*) Tentorium cerebelli
Tentipelle (*Tahnteepéhl*) Cosmetic for facial wrinkles
Ténu,-e (*Tehnü*) Attenuated Thin
Tératologie (*Tehrahtohlohzshée*) Part of Pathology which treats monstrosities
Térébène (*Tehrehbéhn*) Terebene
Térébenthine (*Tehrehbahntéen*) Turpentine
Térébrant,-e (*Tehrehbrahn*) Terebrating Boring Keen Lancinating (pain)
Térébration (*Tehrehbrahssión*) Trephining Perforation
Terminaison (*Tehrmeenehzóhn*) Ending Termination
Ternaire (*Tehrnéhr*) Ternary
Terrain (*Tehrréhn*) Ground
Terre (*Tehrr*) Earth
T. cimolée (*T sseemohlá*) Pipe clay
T. foliée calcaire (*T fohleeá kahlkéhr*) Acetate of calcium
T. f mercurielle (*T f mehrkureeehl*) Acetate of mercury
T. f. minérale ou de tartre (*T f meenehráhl oo deh tahrtr*) Acetate of sodium
T. f. végétale (*T f vehzshehtáhl*). Acetate of potash
T à foulon (*T ah foolóhn*) Fuller's earth
Terreux,-euse (*Tehrréh*) Terreous Earthy
Territoire (*Tehreetooáhr*) Territory Region
Tertiaire (*Tehrteeéhr*) Tertiary
Tesselé,-e (*Tehssló*) Arranged in mosaik Tesselated
Test (*Tehst*) Shell (animals) Crucible
Testes (*Tehst*) Name of posterior quadrigeminal bodies
Testiculaire (*Tehsteekuléhr*) Pertaining to testicles
Testicule (*Tehsteekúl*) Testicle
Tétanie (*Tehtahnée*) Tetany
Tétanique (*Tehtahnéek*) Tetanic
Tétanisation (*Tehtahneezahssión*) Tetanization
Tétanos (*Tehtahnóhss*) Tetanus. Lockjaw
Tétard (*Tehtáhr*) Tadpole
Tête (*Teht*) Head

Tétée (*Tehtá*) Ingestion of mother's milk by the child
Tétin (*Tehtéhn*) Nipple Teat
Tétine (*Tehtéen*) Udder
Téton (*Tehtóhn*) Nipple Breast of a woman
Tétrachlorure (*Tehtrahklohrúr*) Tetrachloride
Tetragenème épidémique (*Tehtrahzshehnéhm ehpeedehméek*) Epidemic disease caused by a micrococcus
Tétrasomie (*Tehtrahsohmée*) Doctrine according to which everything is derived from four elements fire, water, air and earth
Tétrathionique (*Tehtrahteeohnéek*) Containing four equivalents of sulphur
Thalamic (*Tahlahméek*) Referable to the thalamus opticus
Thalline (*Tahlléen*) Thallin
Thanatologie (*Tahnahtohlohzshée*) Treaty on death
Thé (*Ta*) Tea
T. du Canada (*T du C*) Gaultheria procumbens
T. de St. Germain on de santé (*T de St Zshehrméhn oo deh sahntá*) Infusion of Senna, aniseed, cream of tartar
T. du Mexique (*T du Mehkséek*) Spanish tea
Thébaine (*Tehbahéen*). Thebain Paramorphin
Thébaïque, extrait (*Tehbahéek, ehkstréh*) Liquid extract of opium
Théiforme (*Teheeföhrm*) Resembling tea
Théine (*Tehéen*) Thein
Thélalgie (*Tehlahlzshée*) Pain in the nipples
Thélodermite (*Tehlohdehrméet*) Inflammation of papilla of the skin
Thélorrhagie (*Tehlohrahzshée*) Hemorrhage from the nipple
Thénar (*Tehnáhr*) Ball of the thumb Thenar
Théobromine (*Tehohbrohméen*) Alkaloid of Theobroma Cacao Theobromin
Théorie (*Tehohrée*) Theory
Théosophie (*Tehohzohfée*) Theosophy
Thèque (*Tehk*) Theca Name of the urn in the cryptogames
Thérapeute (*Tehrahpéht*) Therapeutist
Thérapeutique (*Tehrahpehtéek*) Therapeutics Therapy
Thérapeutiste (*Tehrahpehtéest*) Therapeutist
Thérapie (*Tehrahpée*) Therapy Therapeutics
Thériaque, électuaire (*Tehreeáhk, ehlehktuéhr*) Treacle Molasses Electuarium opiatum polypharmacicum,
Thermal,-e (*Tehrmáhl*) Thermal
Thermes (*Tehrm*) Thermal baths
Thermique (*Tehrméek*) Concerning the temperature

Thermocautère (*Tehrmohkohtéhr*) Thermocautery (invented by Paquelin)
Thermochimie (*Jehrmohsheemée*) Thermochemistry
Thermochrose (*Tehrmohkróhz*) Peculiarity of certain rays consisting of their greater transmissibility
Thermogenèse (*Tehrmohzshehnéhz*) Thermogenesis
Thermogénie (*Tehrmohzshehnée*) Thermogenesis
Thermoginose (*Tehrmohzsheenóhz*) Disorders produced by insolation
Thermomètre (*Tehrmoméhtr*) Thermometer
Thermométrographe (*Tehrmohmehtrohgrahf*) Instrument registering the lowest and highest temperature in a given time
Thermominéral,-e (*Tehrmohmeenehráhl*) Referable to springs which are thermal and mineral
Thermomultiplicateur (*Tehrmohmultupleekahtehr*) Instrument for estimating the slightest variations of temperature
Thermophile (*Tehrmohféel*) Seeking or liking heat
Thermoscope (*Tehrmohskóhp*) A very sensible thermometer
Thermothérapie (*Tehrmohtehrahpée*) Treatment by heat
Thomson, maladie de (*T, mahlahdee deh*) Thomson's disease Myotonia congenita
Thoracique (*Tohrahsséek*) Pertaining to thorax
T, canal (*T, kahnáhl*) Thoracic duct
Thoracocentèse (*Tohrahkosahntéhz*) Tapping the chest
Thoracentèse (*Tohrahsahntéhz*) Tapping the chest
Thoraco-facial, muscle (*Tohrahkóh-fahsseeahl, muskl*) Platysma
Thorax (*Tohráhks*) Thorax Chest
Thridace (*Treedáhss*) Extract of lettuce (*Lactuca sativa*) Thridacium Lactucarium
Thrill (*Treel*) Thrill (in aneurisms)
Thrombose (*Trohmbóhz*) Thrombosis
Thrombus (*Trohmbúss*) Thrombus Coagulum
Thurique, Gomme (*Tureek, gohmin*) Gum Arabic
Thymus (*Teemús*) Thymus gland
Thyréo-aryténoïdien, muscle (*Teerehóh-ahreetehnoheedeeéhn, muskl*) Thyreo-arytenoid muscle
Thyréocèle (*Teerehohssehl*) Goitre
Thyroïde, cartilage (*Teerehohéed*) Thyroid cartilage
Thyroïde (*Teerohéed*) Thyroid cartilage
T, glande (*T, glahnd*) Thyroid gland
Thyroïdien-ne(*Teeroheedeeéhn*) Thyroid
T, muscle (*T, muskl*) Hyo-thyroid muscle

Thyréo-pharyngien, muscle (*Teerehóh-fahreenzsheehn, muskl*) A part of the inferior constrictor of the pharynx
T.-staphylin (*T-stahfeeléhn*) Azygos uvulæ muscle
Tibia (*Teebeáh*) Tibia
Tibial antérieur, muscle (*Teebeeáhl ahnteh reeéhr, muskl*) Tibialis anticus
T. postérieur, muscle (*T pohstehreeéhr, muskl*)
Tibio-calcanéen, muscle (*Teebeeóh-kahlkahnehehn muskl*) The Soleus muscle
T.-malléolaire (*T-mahlehohléhr*) The internal saphenous vein
T.-peronéo-tarsien, muscle (*T-pehrohnehoh-tahrseeéhn m*) Peroneus longus muscle
T.-péronier, m. (*T-pehrohneeá, m*) Tibio-peroneal Tibio-fibular m
T-sous-phalangettien commun (*T-soo-fahlahnssheteeéhn kohméhn*) Flexor longus digitorum
T-sous-tarsien, m (*T-soo-tahrseeéhn, m*) Tibialis posticus muscle
T-sus-tarsien, m (*T-su-t*) Tibialis anticus m
T-tarsien (*T-tahrseeéhn*) Tibio-tarsal
Tic (*Teek*) Tic
T douloureux (*T dooloorék*) Facial neuralgia
Tiède (*Teeéhd*) Tepid Lukewarm
Tierce (*Teeéhrs*) Tertian
Tige (*Teezsh*) Stalk Stem
Timbre (*Tehmbr*) Sonorous quality or tone of a voice
Tintement (*Tehntmahn*). Ringing Tinkling Humming sound
T d'oreille (*T dohrdy*) Tinnitus aurium.
Tiqueté,-e (*Teektá*) Spotted Speckled
Tirage (*Teeráhzsh*) Depression in epigastric area at each inspiratory effort in dyspnœa
Tiraillement (*Teerahymáhn*) Twitching
T. d'estomac (*T dehstohmáh*) Dragging pain in the stomach
Tire-balle (*Teer-báhl*) Instrument for extracting bullets from a deep wound
T-fond (*T-fóhn*) Instrument for transfixing foreign bodies and withdrawing them from a cavity
T-tête (*T-téht*) Instrument for extracting the head of a dead fœtus
Tisane (*Teezáhnn*) Any beverage or decoction of a demulcent character (barley water, etc)
T. Royale (*T rooshyáhl*) Laxative drink containing chiefly senna, sodium sulphate and anise
T. de séné composée (*T deh ssehná kohmpohyá*) Compound infusion of senna
Tissu (*Teessu*) Tissue
Titillation (*Teeteelahssión*) Tickling

Titré,-e (*Teetrá*). A liquid containing a certain weight of any chemical reagent to a certain volume
Tocologie (*Tohkohlohzshée*) Study of obstetrics
Todd, potion de (*Tohd, pohssion deh*) A drink containing sugared brandy and cinnamon
Toile (*Tooáhl*) Cloth Sparadrap
Toilette (*Tooahléht*) Toilet
Toit (*Tooáh*) Tegment Roof
Tolérance (*Tohlehráhns*) Tolerance
T , maison de (*T , mehzóhn deh*) Brothel
Tolu (*Tohlú*) Balsam of Tolu
Toluène (*Tohluehun*) Toluene Methylbenzene (antiseptic, dye).
Toluol (*Tohluóhl*) See Toluène
Tomate (*Tohmáht*) Tomato
Tomotocie (*Tohmohtohssée*) Cesarean operation
Ton (*Tohn*) State of tissue in health Key (in music)
Tondant,-e (*Tohndáhn*) What causes falling of the hair?
Tonicité (*Tohneesseetá*) Tonicity
Tonique (*Tohnéek*) Tonic Tonic drug
T , convulsion (*T kohnvulssión*) Prolonged contraction of the muscles
Tonnerre (*Tohnéhr*) Thunder
Tonsille (*Tohnséel*) Tonsil
Tonsillite (*Tohnseelléet*) Tonsillitis
Tonsillitome (*Tohnseelohtóhm*) Instrument for removing tonsils
Tonsurant,-e (*Tohnsuráhn*) See Tondant
Tonus (*Tohnús*) Tone Tonicity
Tophacée, concrétion (*Tohfahssá, kohnkrehssión*) Chalk stone (deposits of calcium phosphate or urate of sodium in the joints)
Tophus (*Tohfús*) Tophus Gouty deposit of sodium urate in the joints
Torcula (*Tohrkuláh*) Torcular Herophili Venous sinus over internal occipital protuberance
Tordu,-e (*Tohrdú*) Twisted
Tormineux,-euse (*Tohrmeeneh*) Dysenteric, or griping (pain)
Torpeur (*Tohrpéhr*) Torpor
Torpide (*Tohrpéed*) Torpid
Torpillé (*Tohrpée*) Torpedo
Torride (*Tohrréed*) Torrid
Torsion (*Tohrssión*) Torsion Twisting
Torticolis (*Tohrteekohlées*) Wry-neck
Tortue (*Tohrtu*) Turtle
Tortueux,-euse (*Tohrtueh*) Tortuous
Torula (*Tohruláh*) Group of microorganisms including Saccharomycetes
Toucher (*Toushá*) Touch Digital examination Feeling
T. vaginal (*T vahsheenáhl*) Vaginal digital examination
Tour de lune (*T deh lunn*). Periodical ophthalmia

T de maître (*T deh mehtr*) A manner of passing a catheter
T de rein (*T deh rehn*) Lumbago
Tourbe (*Toorb*) Peat
Tourbillon (*Toorbeeóhn*) Whirlwind Vortex
Tourdillé,-e (*Toordeeá*) Speckled
Tourné,-e (*Toorná*) Changed Turned Spoiled
Tournesol (*Toornehssóhl*) Litmus
Tourniole (*Toorneeóhl*) Whitlow round the nails
Tourniquet (*Toorneeká*) Instrument to compress an artery Tourniquet
Tournoiement (*Toornooahmáhn*) Turning around from vertigo
T de tête (*T deh teht*) Swimming in the head
Tournoyant,-e (*Toornooahyáhn*) Which turns around
Toussillement (*Toosseeymáhn*) Frequent slight cough Hawking
Toux (*Too*) Cough
Toxicité (*Tohkseesseeta*) Toxicity
Toxicologie (*Tohkseekohlohzshée*) Toxicology
Toxicophore (*Tohkseekohfóhr*) Poisonous
Toxine (*Tohkseen*) Toxin
Toxique (*Tohkséek*) Poison Virus Toxic Poisonous
Trabécule (*Trahbehkul*) Trabecula
Traçant,-e (*Trahssáhn*) Running Ramifying
Tracé (*Trahssa*) Outline Curve Tracing
Trachéal (*Trashehahl*) Tracheal
Trachée (*Trashá*) Trachea
Trachéen,-ne (*Trahchehéhn*) Tracheal
Trachéite (*Trahshehéet*) Tracheitis
Trachélo-anguli-scapulaire (*Trahshehlóh-ahngulee-skahpuléhr*) Levator anguli scapulæ muscle
T.-atloido-occipital (*T -ahtloheedoh-ohksseepeetáhl*) Obliquus capitis superior m.
T -basilaire (*T -bahzeeléhr*) Rectus capitis anticus major muscle
T -cervical,-e (*T -ssehrveekáhl*) Pertaining to the neck
T -costal (*T -kohstáhl*) Scalenus muscle
T.-diaphragmatique (*T -deeahfrahgmahtéek*) Referable to the phrenic nerve
T -occipital (*T -ohkseepeetáhl*) Great complexus muscle
T.-souscutanée, veine (*T -sookutahná, vehnn*) External jugular vein
Trachéotomie (*Trahshehohtohmee*) Tracheotomy
Trachome (*Trahkohm*) Palpebral granulations Trachoma
Tracteur (*Trahktéhr*) Tractor
Tragant (*Trahgáhn*) Tragacanth
Tragus (*Trahgús*) Tragus (of the ear)
Traînée épidémique (*Trehná ehpeedeeméek*) Recrudescence of an epidemic

Trait (*Treh*) Line on the face.
Traitement (*Trehtmáhn*) Treatment. Management
Trajet (*Trahzsheh*) Course of a nerve, of a blood vessel, of a wound
Trame (*Trahmm*) Stroma Tissue lying between essential parts of an organe
Tranchant (*Trahnshähn*) The cutting edge of a surgical knife
Tranchée (*Trahnshá*) Trench
Tranchées (*Trahnshá*) Violent gripping pains
Transcendant,-e (*Trahnsahndähn*) Transcendental
Transcurrent,-e (*Trahnskurähn*) Which passes rapidly
Transfixion (*Trahnsfeehssión*) Transfixion
Transformation (*Trahnsfohrmahssión*) Transformation
Transfusion (*Trahnsfuzeeóhn*) Transfusion
Transition (*Trahnzeesssion*) Transition
Transitoire (*Trahnzeetoodhr*) Transitory
Translation (*Trahnslahssion*) Removal Transfer
Translucide (*Trahnslusséed*) Translucid Semi-transparent
Transmissibilité (*Trahnsmeesseebeeleetá*) Transmissibility
Transmission (*Trahnsmeessión*) Transmission
Transparence (*Trahnspahróhns*) Transparency
Transparente, cloison (*Trahnspahráhnt, klooahzóhn*) Septum lucidum
Transpiration (*Trahnspeerahssión*) Perspiration
Transport (*Trahnspóhr*) Transport Delirium
Transsudation (*Trahnsudahssión*). The action of a fluid passing through a body and forming droplets on the latter surface
Transversaire cervical, muscle (*Transvehrséhr ssehrveekáhl, muskl*) Transversalis coli muscle
T., épineux, muscle (*T , ehpeenéh, muskl*). Multifidus spinæ m
Transversal du nez (*Trahnsvehrsáhl du ná*) Compressor nasi muscle
Transverse, artère (*Trahnsvéhrs, ahrtéhr*) Transverse facial artery
T de l'abdomen muscle (*T deh lahbdohméhn muscle*) Transversalis abdominis muscle
T du bas-ventre (*T du bah-vahntr*) Transversalis abdominis muscle
T de la mâchoire inférieure (*T deh lah mahshooáhr ehnfehreeehr*) Mylo-hyoid muscle
T du menton (*T. du mahntóhn*) Triangularis menti

T. de l'oreille (*T. deh lohráy*). Helicis minor muscle
T. du périnée (*T du pehreená*) Transversus perinei or compressor urethræ muscle
Transverso-anal m (*Trahnsvehrsoh-ahnáhl m*) Trasnversus perinei muscle
T.-costal (*T -kohstahl*) Muscle extending from the ribs to transverse processes of the vertebræ.
T.-iliaque (*T -eeleeáhk*). Quadratus lumborum muscle
T.-uréthral (*T -urethráhl*) Compressor urethræ muscle
Trapèze, muscle (*Trahpéhz, muskl*) Trapezius
Trapezoïd, ligament (*Trahpehzohéed, leegahmáhn*) Coraco-clavicular ligament
T , os (*T , ohss*) Trapezoid bone
Trauma (*Trohmáh*) Trauma
Traumatique (*Trohmahteek*) Traumatic
Traumatisme (*Trohmahtéezm*) Traumatism
Travail (*Trahváhy*) Labor Work Child-birth
Trayon (*Treheeóhn*) Teat of animals
Trèfle (*Trehfl*) Clover Trifolium
T. des marais (*T deh mahréh*) Marshtrefoil Buck-bean
Trématodes (*Trehmahtóhd*) Trematodes (intestinal worms)
Tremblant,-e (*Trahmbláhn*) Trembling
Tremblement (*Trahmblmáhn*) Trembling Tremor Shivering
Trembleur (*Trahmbléhr*) Vibrator, interruptor (in electricity, etc) Also a person who trembles
Tremblotant,-e (*Trahmblohtáhn*) Quivering Shivering
Trémulation (*Trehmulahssión*) Tremor (of paralysis agitans, etc)
Trépan (*Trehpáhn*) Trephine
Trépanation (*Trehpahnahssión*) Trephining
Tréphine (*Trehféen*) Trephine
Trépidation (*Trehpeedahssión*) Trepidation
Trépied (*Trehpeeá*). Tripod
T vital (*T veetáhl*) Vital tripod (brain, heart, lungs)
Treptodonte (*Trehptohdóhnt*) Apparatus to straighten teeth
Tressailli,-e (*Trehssahée*) Displaced
Tressaillement (*Trehssaheemáhn*) Sudden movement Shuddering Starting
Triangle (*Treeáhngl*) Triangle
Triangulaire (*Treeahnguléhr*) Triangular
T du coccyx, muscle (*T du kohkséeks m*) Coccygeus muscle
T. des lèvres m (*T deh lehvr m*) Depressor anguli oris
T. du sternum m (*T. du stehrnóhm, m*) Triangularis sterni m
Tribu (*Treebu*) Tribe

Triceps brachial ou huméral (*Treesséhps brahkeeahl oo umehráhl*) Triceps (brachii)

T. crural ou fémoral (*T kruráhl ou fehmohráhl*) Quadriceps extensor

Trichiasis (*Treesheeahzées*) Inward direction of the eyelashes Entropion

Trichine (*Treeshéen*) Trichina spiralis (in the intestines

Trichinose (*Treesheenóhz*) Affection caused by the presence of trichina

Trichlorure (*Treeklohrúr*) Trichloride

Trichocéphale (*Treekohssehfáhl*) Trichocephalus (nematode worms)

Trichocyte (*Treekohsséet*) Pilous cyst

Trichomyces (*Treekohmées*) Genus of fungi causing affections of skin and hair

Trichophyton (*Treekohfeetóhn*) Genus of fungi causing affections of skin and hair

Tricipital,-e (*Treesseepeetáhl*) Tricipital Having three heads (triceps muscle)

Tricuspide, valvule (*Treekuspéed, vahlvúl*) Tricuspid valves

Trident (*Treedáhn*) Instrument for extracting foreign bodies from the knee

Trifacial, nerf (*Treefahsseeáhl, nehr*) Trigeminal nerve

Trigone (*Treegóhnn*) Triangle Trigone

T cérébral (*T sehrehbráhl*) The fornix (of the brain)

T. vésical de Lieutaud (*T vehzeekáhl deh L*) Trigone of the bladder

Trijumeau (*Treezsheemóh*) See Trifacial

Trilobé,-e (*Treelohbá*) Trilobed

Trinitrine (*Treeneetréen*) Nitroglycerin

Tripartí,-te (*Treepahrtée*) Tripartite

Triple (*Treepl*). Triple

Trismus (*Treezmús*). Trismus Tetanus Lockjaw

Trisplanchnique, nerf (*Treesplahnknéek nehr*) Sympathetic nerve

Trituration (*Treeturahssión*) Reduction of a substance to a powder Trituration

Trocart (*Trohkáhr*). Cannula with perforation used for puncturing a cavity and withdrawing a fluid

Trochanter (*Trohkahntehr*) Tuberosities of the femur Trochanter

Trochantérien,-ne (*Trohkahntehreeéhn*) Referable to the trochanter.

Trochantin (*Trohkahntéhn*) Lesser trochanter

Trochisque (*Trohshéesk*) Lozenge, tablet (without sugar)

Trochiter (*Trohsheetehr*) Tuberosity of the humerus

Trochléateur (*Trohklehahtéhr*) Superior oblique muscle of the orbit

Trochlée (*Trohblá*) Trochlea

Trochoïde, articulation (*Trohkohéed, ahrteekulahssión*) Articulation resembling a lateral ginglymus Diarthrosis rotatoria

Troisième paire de nerfs crâniens (*Trooahzeeéhm pehr deh nehr krahneeéhn*) The third pair of cranial nerves

Trompe d'Eustache (*Trohmp dehstáhsh*) The Eustachian tube

T. à eau (*T ah oh*) Water sucking pump

T. de Fallope (*T de Fahlóhp*) Fallopian tube

Tronc (*Trohn*) Trunk (of artery, etc)

Troncule (*Trohnkúl*) Small trunk

Trophique (*Trohféek*) Trophic

Trophonévrose (*Trohfohnehvróhz*) Trophoneurosis

Trou (*Troo*) Hole Opening Foramen

T. de Monro (*T deh M*) Foramen between the 3rd and lateral ventricles

T. borgne (*T bohrnn*) Foramen cœcum medullæ oblongatæ

T. épineux (*T ehpeeneh*) Spinal foramen

T. de Ferrein (*T deh F*) Stylo-mastoid foramen

T. occipital (*T ohkseepeetáhl*) Foramen magnum

T. ovale (*T ohváhl*) Foramen in the superior surface of the sphenoid bone. Foramen of Botal in the heart

Trouble (*Troobl*) Disorder Affection (morbid). Turbid Cloudy

Trousse (*Trooss*) Surgical pocket-instrument-case

Trousseau (*Troossóh*) Fasciculus

Truffe (*Truf*) Truffle

Truite (*Truéet*) Trout

Trypsine (*Treepseen*) One of the three ferment of pancreatic juice Trypsin

Tubage (*Tubáhzsh*). Intubation Tubage

Tubaire, grossesse (*Tubéhr, grohsséhss*) Tubal pregnancy Ectopic gestation.

Tube (*Tub*) Tube

Tuber cinereum (*Tubéhr sseenehrehóhm*). Tuber cinereum (at base of brain)

Tubercule (*Tubehrkúl*) Tubercle Eminence.

T. bigéminé (*T beezshehmeená*) Quadrigeminal body (in brain)

T. de Santorini (*T deh S*) Tubercle on the arytenoid cartilage

Tuberculé,-e (*Tubehrkula*) Tuberculated

Tuberculeux,-euse (*Tubehrkuléh*) Tubercular

Tuberculine (*Tubehrkuléen*) Tuberculin

Tuberculiser (*Tubehrkuleezá*) To produce tubercules

T., se (*T, sseh*) To become tubercular

Tubéreux,-euse (*Tubehréh*) Tuberous

Tuber-ischio-trochanténen, muscle (*Tubehreeskeeoh-trohkahntehreeéhn, muskl*) Quadratus femoris muscle

Tubérosité (*Tubehrohzeetá*) Tuberosity

T.s de l'estomac (*T deh lehstohmáh*) The two extremities of the stomach

Tubo-ovarien,-ne (*Tuboh-ohvahreeéhn*) Concerning the tubes and ovaries

T.-o., kyste (*T.-o. keest*) Ovarian cyst connecting the ovary with Fallopian tube
Tubulaire (*Tubulehr*) Tubular
Tubulé,-e (*Tubulá*) Tubulated Having the form of a tube
Tubuleux,-euse (*Tubuléh*) Tubular
Tubulure (*Tubulur*) Opening of a vessel to receive a cork pierced by a hole containing a tube
Tulipe (*Tuleep*) Tulip
Tuméfaction (*Tumehfahkssión*) Swelling Tumefaction
Tumeur (*Tumehr*) Tumor Swelling
T. blanche (*T. blahnsh*) White swelling Tubercular condition of a joint
Tunique (*Tunéek*) Any membrane forming the walls of an organ Coat Envelope
T. albuginée (*T. ahlbuzsheend*) Tunica albuginea testis
T. commune de Bichat (*T. kohmunn deh B.*) Tunica intima
T. érythroïde (*T. ehreeïrohéed*) The cremaster after the descent of the testicle
T. innominée (*T. eenohmeend*) The sclerotic
T. vaginale (*T. vahzsheeráhl*) Tunica vaginalis (of the testes)
T. vasculaire (*T. vahskulëhr*) Any coat of a vessel
Turbiné,-e (*Turbeend*) Turbinated
Turcique, selle (*Turséek, sehll*) Sella turcica
Turck, cordon de (*Turk, kohrdohn deh*) Direct pyramidal tract of the spinal cord

Turgescence (*Turzshesséhns*) Turgescence
Turgide (*Turzshéed*) Swollen in a uniform manner Turgid
Tussiculation (*Tusseekulahssión*) Slight dry cough
Tuyau (*Tuyoh*) Metallic or wooden tube
Tympan (*Tehnpáhn*) Tympanum
T., caisse du (*T., kehss du*) Cavity of the tympanum Drum of the ear Cavity of middle ear.
T., membrane du (*T., mahmbráhnn du*) Tympanic membrane
Tympanisme ou ton tympanique (*Tehnpahnéezm oo tohn tehnpahnéek*) Sound of a drum
Tympanite (*Tehnpahneet*) Swelling of the abdomen with gas Tympanitis
Type (*Teep*) Type
Typhique (*Teefeek*) Typhoid Typhous
Typhlite (*Teefléet*) Inflammation of the cæcum Typhlitis
Typhlo-diclidite (*Teefloh-deekieedéet*) Inflammation of the ileo-cœcal valve
Typhlographe (*Teefiohgráhf*) Apparatus for the blind to write
Typhlosis (*Teefiohzées*) Blindness Cecity
Typhoïde (*Teefoheed*) Typhoid
T., état (*T., ehtáh*) Depression Stupor
T., fièvre (*T., feeëhvr*) Typhoid fever
Typhus (*Teefús*) Typhus fever Spotted typhus
Typique (*Teepéek*) Typical
Tyrosine (*Teerohzéen*) Crystallizable body found in the urine

153

U

Ulcération (*Ulsehrahssión*) Ulceration
Ulcère (*Ulséhr*) Ulcer Sore
Ulcéré,-e (*Ulsehrá*) Ulcerated
Ulcéreux,-euse (*Ulschréh*) Ulcerous
Ulcériforme (*Ulsehreefohrm*) Resembling an ulcer
Ulite (*Uléet*) Inflammation of the gums.
Ulnaire (*Ulnéhr*) Ulnar
Uloncie (*Ulohnsée*) Tumor of the gums. Epulis
Ultime (*Ultéem*) Referable to the last and final symptoms of a disease Ultimate
Ultimum moriens (*Ulteemohm mohreeéhns*) Term for the right auricle
Unciforme (*Unseefóhrm*) Unciform
Unguéal,-e (*Unggehóhl*) Ungual, nail
Unguineuses, capsules (*Unggeenéhz, kahpsúl*) Synovial bursæ
Unguineux,-euse (*Unggeenéh*) Referable to munction
Unguinocèle (*Unggeenohséhl*) Synovial cysts Acute inflammation of the tendon-sheaths
Unguis, os (*Unggées, ohss*) Lacrymal bone Pterygius
Unicellulaire (*Uneeschluléhr*) Unicellular
Unilatéral,-e (*Uneelahtehráhl*) Unilateral
Unilobé,-e (*Uneelohbá*) Unilobate
Uniloculaire (*Uneelohkuléhr*) Unilocular
Unipare (*Uneepáhr*) Uniparous
Unipolaire (*Uneepohléhr*) Unipolar
Unissant,-e (*Uneessahn*) Uniting Binding
Unitaire (*Uneetéhr*) Unitary
Unité (*Uneetá*) Unity Unit
Université (*Uneetehrseetá*) University
Univogue (*Uneetóhk*) What can be done in one way
Urane (*Uráhnn*) Oxide of uranium
Uraniscoplastie (*Urahneeskohpluhstée*) Operation for occlusion of an opening in the hard palate
Uraniscostéoplastie (*Urahneeskohstehohplahstée*) Operation for occlusion of an opening in the hard palate
Urate (*Uráht*) Salt of uric acid Urate
Uraté,-e (*Urahtá*) Containing urates
Urée (*Urá*) Urea
Uréique (*Urehéek*) Referable to urea
Urémie (*Urehmée*) Uremia
Urémique (*Urehméek*) Uremic.
Uréomètre (*Urehohméhtr*) Ureometer
Uretère (*Urtéhr*) Ureter
Urétérotomie (*Urehtehrohtohmée*) Ureterotomy.

Uréthane (*Urehtáhn*) Ethyl carbamate. Urethan
Uréthral,-e (*Urehtráhl*) Urethral
U e, crête (*U kreht*) Verumontanum
Uréthralgie (*Urehtrahlzshée*) Uretralgia
Uréthre (*Uréhtr*) Urethra
Uréthrite (*Urehtréet*) Urethritis
U blennorrhagique (*U blehnohrahzshéek*) Gonorrhea
Uréthrophraxie (*Urehtrohfrahksée*) Obstruction of the urethra
Uréthroscopie (*Urehtrohskohpée*) Endoscopy Urethroscopy
Uréthrosténie (*Urehtrohstehnée*) Stricture of urethra
Uréthrotome (*Urehtrohtóhm*) Instrument for incision of the urethra
Urethrotomisé,-e (*Urehtrohtohmeezá*) Having undergone urethrotomy
Urinaire (*Ureenéhr*) Urinary
Urinal (*Ureenáhl*) Vessel to collect urine
Urine (*Ureen*) Urine
Urineux,-euse (*Ureenéh*) Urinary
Urinifère (*Ureeneeféhr*) Uriniferous
Urinomètre (*Ureenohméhtr*) Urinometer
Urique, acide (*Uréek ahsseed*) Uric acid
Urobiline (*Urohbeeléen*) Urobilin
Urohémie (*Urohehmée*) Urinemia
Uroïde (*Uroheed*) Having the shape of a tail
Urolithe (*Urohléet*) Urinary calculus
Uromètre (*Urohméhtr*) Urinometer
Uropoèse (*Urohpohéhz*) Formation of urine
Uroscopie (*Urohskohpee*) Examination of urine Uroscopy
Urticaire (*Urteekéhr*) Urticaria Nettle rash
Urticant,-e (*Urteekáhn*) Producing a sensation of a nettle-sting
Urtication (*Urteekahssión*) Sensation analogous to that produced by nettle
Usage (*Uzáhzsh*) Use Function
Ustion (*Usteeóhn*) Burning, cauterization (with a cautery)
Usure (*Uzur*) Wearing down, atrophy through friction
Utérin,-e (*Utehréhn*) Uterine
Utérorrhagie (*Utehrohrahzshée*) Uterine hemorrhage
Utérorrhée (*Utehrohrá*) Leucorrhea
Utérus (*Utehrus*) Womb Uterus
Utricule (*Utreokul*) A membranous sac-like part of the body Utricle
Uvée (*Uvá*) Pigmented layer covering the posterior surface of the iris Uvea
Uvule (*Uvul*) Uvula

V

Vaccin (*Vakséhn*) Vaccine Vaccine lymph
Vaccinable (*Vahkseenáhbl*) Susceptible of successful vaccination
Vaccination (*Vahkseenahssión*) Vaccination
Vaccine (*Vahkséen*) Vaccinia Cow-pox
Vaccinelle (*Vahkseenéhl*) Spurious cow-pox Vaccinella
Vaccinifère (*Vahkseeneeféhr*) Spoken of a cow or of a child supplying vaccine
Vaccinine (*Vahkseenéenn*) A crystallisable substance extracted from cowberry
Vacuole (*Vahkuóhl*) Cavity in a tissue filled with gas or liquid Vacuole
Vagin (*Vahzshéhn*) Vagina
Vaginal, -e (*Vahzsheenáhl*) Vaginal
V.e, tunique (*V, tunéek*) Tunica vaginalis (testis)
Vaginalite (*Vahzsheenahléet*) Inflammation of tunica vaginalis
Vaginant, -e (*Vahzsheenahn*) Sheathing Vaginal
Vaginé, -e (*Vahzsheend*) Sheathed Invaginated
Vaginisme (*Vahzsheenéezm*) Vaginismus
Vaginite (*Vahzsheenéet*) Vaginitis
Vagino-labial, -e (*Vahzsheenoh-lahbeeáhl*) Referable to the vagina and labia majora of the vulva
V.-péritonéal, -e (*V-pehreetohnehàhl*) Referable to the tunica vaginalis and peritoneum
V -rectal, -e (*V -rehktáhl*) Recto-vaginal
Vaginoscopie (*Vahzsheenohskohpée*) Examination of the vagina
Vagissement (*Vahzsheesmáhn*) Crying of an infant Squalling Mewling
Vague (*Vahg*) Wandering Vagus
Vaisseau (*Vehssóh*) Vessel Artery Vein
Valence (*Vahlahns*) Atomicity Valency
Valérate (*Vahlehraht*) Valerianate
Valérianate (*Vahlehreeahnaht*) Valerianate
Valériane (*Vahlehreeáhnn*). Valerian
Valvaire (*Vahlvéhr*) Valvular
Valve (*Vahlo*) Valve
Valvule (*Vahlvúl*) Valve
V. de Bauhin (*V deh Bohéhn*) Ileo-coecal valve
V. d'Eustache (*V dehstáhsh*) Membranous fold at the entrance of inferior vena cava into the right auricle of the heart
V de Tarin (*V deh Tahréhn*) Posterior velum medullare (of cerebellum)

V de Vieussens (*V de Veeehssáhn*) A layer of nervous substance between the superior cerebellar peduncles
Vanille (*Vahnée*) Vanilla
Vapeur (*Vahpéhr*) Vapour Steam
V s (*Vahpéhr*) Hysterics Vapors
Varech (*Vahréhsh*) Seaweed See-wrack
Variabilité (*Vahreeahbeeleetá*) Variability
Varice (*Vahreess*) Varicose vein
Varicelle (*Vahreesséhl*) Chicken-pox Varicella
Varicocèle (*Vahreekohssehl*) Varicocele
Variété (*Vahreeeltá*) Variety
Variole (*Vahreeóhl*) Small-pox
Varioleux, -euse (*Vahreeohléh*) Variolous
Varioloide (*Vahreeohlohéed*) Small-pox modified by vaccine
Variqueux, -euse (*Vahreekéh*) Varicose
Varole, pont de (*Vahróhl, pohn deh*) Pons Varolii
Vasculaire (*Vahskulehr*) Vascular.
Vascularisation (*Vahskulahreezahssion*) Vascularization
Vascularité (*Vahskulahreetá*) Vascularity
Vasculo-nerveux, -euse (*Vahskuloh-nehrvéh*) Composed of vessels and nerves.
Vase (*Vahz*) Vessel Receptacle Mud Slime
V de nuit (*V deh nuée*) Chamber utensil
Vaseline (*Vahzléen*) Vaseline
Vaso-constriction (*Vahzoh-kohnstreekssión*) Vascular constriction
V -dilatation (*V -deelahtahssión*) Vascular dilatation
Vaso-moteur (*Vahzoh-mohtéhr*) Vasomotor
Vaste (*Vahst*) Externe Great Vast
V. externe, muscle (*V ehkstehrn, muskl*) Muscle vastus externus
V interne, m (*V ehntéhrn, m*) M vastus internus
Vauqueline (*Vohkleen*) Strychnin
Vantour (*Vohtoor*) Vulture
Végétal, -e (*Vehzshehtáhl*) Vegetable
Végétant, -e (*Vehzshehtahn*) Vegetating
Végétarien, -ne (*Vehzshehtahreeehn*) Vegetarian
Végétatif, -ive (*Vehzshehtahtéef*) Vegetative
Végétation (*Vehzshehtahssión*) Vegetation Group of functions constituting the life of a plant
V des plaies (*V deh pleh*) Granulations Condyloma
Véhicule (*Veheekul*) Liquid excipient Vehicle
Veille (*Vay*) State of being awake

155

Veillotte (*Vayóht*) Colchicum autumnale Meadow-saffron
Veine (*Vehn*) Vein
Veineux d'Aranzi, canal (*Vehnêh d kahnáhl*) Vencous duct
Veinule (*Vehnúl*) Small vein
Vêle (*Vehl*) The female calf
Velouté,-e (*Vlootá*) Velvety Villous
Velu,-e (*Vehlu*) Hairy Shaggy
Velvétique (*Vehlvehteek*) Resembling velvet
Vénéneux,-euse (*Vehnehnéh*) Poisonous Venenous
Vénénifère (*Vehnehneeféhr*) Carrying venom
Vénénosité (*Vehnehnohzeetá*) Toxicity
Vénérien,-ne (*Vehnehreeéhn*) Venereal
Venimeux,-euse (*Vehneeméh*) Having a venom Poisonous Venomous
Venin (*Vehnehn*) Venom Poison of animals
Vénosité (*Vehnohzeetá*) Venous plethora
Vent (*Vahn*) Wind Flatus
Venteux,-euse (*Vahntéh*) Flatulent. Producing flatulence
Ventilateur (*Vahnteelahtehr*) Ventilator
Ventilation (*Vahnteelahssion*) Ventilation
Ventouse (*Vahntóoz*) Cupping-glass
Ventouser (*Vahntooza*) To cup
Ventral,-e (*Vahntráhl*) Ventral
Ventre (*Vahntr*) Abdomen Belly
V, flux du (*V, flu du*) Diarrhœa
V musculaire (*V muskuléhr*) Belly of a muscle
Ventriculaire (*Vahntreekuléhr*) Ventricular
Ventricule (*Vahntreekul*) Ventricle
V.s du cerveau (*V du ssehrvóh*) Ventricles of the brain
V. du coeur (*V du kehr*) Ventricle of the heart
Ventrier (*Vahntreeá*) A fibrous band connected with the internal pillar of the external abdominal ring
Ventrière (*Vahntreeéhr*) Abdominal binder
Ventriloque (*Vahntreelóhk*) Ventriloquist
Ventru,-e (*Vahntrú*) Corpulent Big-bellied
Vents (*Váhn*) Flatus Gas in the peritoneum
Ver (*Vehr*) Worm.
V à soie (*V ah sooáh*) Silkworm.
V solitaire (*V sohleetéhr*). Tape-worm l'ænia solium
Vératrine (*Vehrahtréen*) A crystalline alkaloid from cevadilla seed
Vératrum (*Vehrahtrohm*) Genus of Liliaceæ False hellebore
Verbigération (*Vehrbeegahrahssión*) Verbigeration
Véreux,-euse (*Vahréh*) Worm-eating Containing worms
Verge (*Vehrzsh*). Penis

Vergetures (*Vehrzshehtúr*) Cicatricial-striæ produced on the abdomen by the distension of its skin during pregnancy Stripes of ecchymosis produced by contusion
Verheyen, étoiles de (*V, ehtooáhl deh*) Stars of Verheyen venous plexus on the surface of the kidney
Vérification (*Vehreefeekahssión*) Verification
Vermiculaire (*Vehrmeekuléhr*) Vermiform Vermicular
Vermiculé,-e (*Vehrmeekulá*) Vermiculate
Vermien,-ne (*Vehrmeeéhn*) Referable to the vermiform process of the cerebellum
Vermiforme (*Vehrmeefóhrm*) Vermiform
Vermifuge (*Vehrmeefúzsh*) Vermifugal remedy
Vermineux,-euse (*Vehrmeenéh*) Which is produced by worms Verminous
Vermis supérieur (*Vehrmées supehreeéhr*) Superior vermis of cerebellum
V. inférieur (*V ehnfehreeéhr*) Inferior vermis of cerebellum
Vernis (*Vehrnée*) Varnish
Vérole (*Vehróhl*) Syphilis
V., petite (*V pteet*) Smallpox
Vérolé-e (*Vehrohlá*) Affected with syphilis
Vérolette (*Vehrohléht*) Varicella
Vérolique (*Vehrohléek*) Syphilitic
Véronique (*Vehrohnéek*) Speedwell The stem is astringent and tonic
Verre (*Vehr*) Glass
Verrée (*Vehrá*) Glassful
Verrucaire (*Vehrukéhr*) Warty. Verrucous
Verrue (*Vehrú*) Wart
Verruqueux,euse (*Vehrukéh*) Warty Verrucous
Vers (*Vehr*) Worms
Version (*Vehrssión*) Version Turning (obstetrical)
Vert-e (*Vehr*) Green
V -de-gris (*V -deh-grée*) Subacetate of copper Verdigris
Vertébral,-e (*Vehrtehbráhl*) Vertebral
Vertèbre (*Vehrtéhbr*) Vertebra
Vertébré,-e (*Vehrtehbrá*) Vertebrated
Vertébrés (*V*) Vertebrate
Vertex (*Vehtéhks*) Vertex
Vertige (*Vehrtéezsh*) Giddiness Vertigo
V. auriculaire (*V ohreekuléhr*) Ménière's disease
Vertigineux,-euse (*Vehrteezsheenéh*) Vertiginous
Verumontanum (*Vehrumohntahnóhm*) Caput gallinaginis
Verveine (*Vehrvéhnn*) A grass for all ills. Vervain
Vésanie (*Vehzahnée*) Mental disease Insanity
Vésanique (*Vehzahnéek*). Affected with vesania
Vésical,-e (*Vehzeekáhl*). Vesical.

Vésicant,-e (*Vehzeekáhn*) Blistering Vesicating
Vésication (*Vehzeekahssión*) Blistering Vesication
Vésicatoire (*Vehzeekahtooáhr*) Blister.
Vésiculaire (*Vehzeekuléhr*)l Vesicular
Vésiculation (*Vehzeekulahssión*) Vesiculation
Vésicule (*Vehzeekul*) Vesicle
V. biliaire (*V beleeehr*) Gall-bladder.
V. du fiel (*V du feeéhl*) Gall-bladder
Vésiculeux,-euse (*Vehzeekuléh*) Vesiculous
Veson (*Vehzoo*) Juice of sugar-cane
Vespéral,-e (*Vehspehráhl*). Coming on in the evening.
Vessie (*Vehssée*) Bladder
Vestibulaire (*Vehsteebuléhr*) Vestibular
Vestibule (*Vehsteebúl*) Vestibule
Vêtement (*Vehtmáhn*) Garment Tunic (in Anatomy)
Vétérinaire (*Vehtehreenéhr*) Veterinary medicine Veterinary surgeon
Viabilité (*Veeahbeeleetá*). Viability
Viable (*Veeáhbl*) Capable of living Viable
Viande (*Veeáhnd*) Flesh Meat
Vibrant,-e (*Veebráhn*) Vibrating
Vibratile (*Veebrahtéel*) Vibratile
Vibratilité (*Veebrahteeleetá*) Vibratile state
Vibration (*Veebrahssión*) Vibration
Vibratoire (*Veebrahtooahr*) Vibratory
Vibrion (*Veebreeóhn*) Form of bacteria. Vibrio Microscopic protozoon
Vice (*Veess*) Vice Fault Defect
Viciation (*Veesseeahssion*) Vitiation
Vicié,-e (*Veesseeé*) Vitiated Foul (air)
Vicieux,-euse (*Veesseeeh*) Faulty Abnormal Defective
Vide (*Veed*) A vacuum Void
Vidien, nerf (*Veedeeéhn, nehr*) Vidian nerve
Vie (*Vee*) Life
V., assurance sur la (*V., ahssurahns sur lah*) Life insurance
Vieillesse (*Veeayéhss*) Old age
Vieillotte (*Veeayohí*) Colchicum
Vierge (*Veeéhrzsh*). Virgin Pure
Vieussens, valvule de See Valvule
Vieux mal (*Veeéh mahl*) Intermittent lameness as a result of old age
Vif,-vive (*Veef*) Quick Living Strong (pulse) Raw (wound) Sharp (pain)
Vir-argent (*Veef-ahrzsháhn*) Quicksilver Hydrargyrum
Villeux,-euse (*Veelleh*) Villous
Villifère (*Veelleefehr*) Having villi
Villosité (*Veellohzeetá*). Villosity.
Vin (*Vehn*) Wine
V. émétique (*V ehmehtéek*) Antimonial wine
V. d'opium composé (*V dohpeeohm kohmpohzá*) Laudanum

V. de quinquina (*V deh Kehnkeenáh*) Quinine wine
Vinage (*Veenáhzsh*) The addition of alcohol to wine.
Vinaigre (*Veenéhgr*). Vinegar
V. aromatique (*V ahrohmahtéek*) Aromatic vinegar
V. de bois (*V deh booáh*) Wood vinegar.
V. distillé (*V deesteelá*) Distilled vinegar Diluted acetic acid
V. scillitique (*V sseeleetéek*). Vinegar of squills
Vineux,-euse (*Veenéh*) Vinous
Viol (*Veeóhl*) Violation Rape
Violacé,-e (*Veeohlahssá*). Of violet color.
Violent,-e (*Veeohláhn*) Violent
Violet,-te (*Veeohléh*). Of a violet color
Violette (*Veeohléht*) Violet
Violine (*Veeohléen*) Violin (an emetic element of viola odorata)
Viorne (*Veeóhrn*). Viburnum prunifolium
Vipère (*Veepéhr*) Viper
Vire (*veer*) Whitlow
Vireux,-euse (*Veeréh*) Poisonous Virous
Virginal,-e (*Veerzsheenáhl*) Virginal
Virginité (*Veerssheeneetá*). Virginity
Virgule (*Veerggúl*) Comma
Virguliforme (*Veergguleefohrm*) Having the shape of a comma
Viril,-e (*Veeréel*) Virile
Virilité (*Veereeleetá*) Virility.
Virtuel,-le (*Veertuehl*) Virtual Potential
Virulence (*Veeruláhns*) Virulence
Virulent,-e (*Veeruláhn*) Virulent
Virus (*Veerúss*) Virus
Visage (*Veezáhzsh*) Face Countenance. Aspect
Viscéral,-e (*Veessehráhl*) Visceral
Visceralgie (*Veessehrahlzshée*) Enteralgia.
Viscère (*Veessehr*) Viscus Viscera
Viscidité (*Veesseedeetá*). Viscidity Viscosity
Viscosité (*Veeskohzeetá*) Viscidity Viscosity
Visibilité (*Veezeebeeleetá*) Visibility
Vision (*Veezeeohn*) Sight Vision Hallucination
Visionnaire (*Veezeeohnéhr*) Visionary
Visite médicate (*Veezéet mehdeekáhl*) Examination of a patient
Visqueux,-euse (*Vreeskéh*) Viscous
Visuel,-le (*Veezuéhl*) Visual
Vital,-e (*Veetáhl*) Vital
Vitalité (*Veetahleetá*) Vitality
Vitellus (*Veetehluss*) Yolk Vitellus
Vitesse (*Veetéhss*) Rapidity Quickness Celerity Velocity
Vitiligo (*Vceteeleegóh*) Leucoderma Vitiligo
Vitré,-e (*Veetrá*) Vitreous
Vitré, corps (*V kohr*) Vitreous humour
Vitreux,-euse (*Veetréh*) Vitreous

Vitriol (*Veetreeóhl*) Vitriol Sulphuric acid
V. blanc (*V blahn*) Sulphate of zinc
V. bleu (*V bleh*). Sulphate of copper
V. de fer (*V deh fehr*) Sulphate of iron
Vitriolé,-e (*Veetreeolá*) Containing sulphuric acid
Vitriolique (*Veetreeohleek*) Sulphuric
Vivace (*Veeváhss*) Long-lived
Vivant,-e (*Veeváhn*) Living
Vivisection (*Veeveesehssión*) Vivisection
Vocable (*Vohkáhbl*) Word Term Vocable
Vocal,-e (*Vohkáhl*) Vocal
Vocifération (*Vohsseefehrahssión*) Vociferation
Voie (*Voodh*) Way Road Passage Tract Duct
V.s, premières (*V, prehmeeéhr*) Primæ viæ Stomach and intestines
Voile (*Voodhl*) Velum Veil
V du palais (*V du pahléh*) Soft palate
Voilé,-e (*Vooahlá*) Partially covered
Voirie (*Vooahrée*) Common sewer Dustheap
Voix (*Voouh*) Voice
Vol (*Vohl*) Theft Flight, flying
Volant,-e (*Vohláhn*) Flying Of short duration
Volatil,-e (*Vohlahteel*) Volatile
V.e, huile (*V uéel*) Essence
Volatilisable (*Vohlahteeleezáhbl*) Capable of volatilisation
Volatilité (*Vohlahteeleetá*) Volatility
Volcan (*Vohlkáhn*) Volcano
Volitif,-ive (*Vohleetéef*) Volitional
Volition (*Vohleessión*) Volition
Volontaire (*Vohlohntéhr*) Voluntary
Volonté (*Vohlohntá*) Will Desire
Volt (*Vohlt*) Unit of electro-motor force
Voltaïque (*Vohltaheek*) Galvanic
Voltamètre (*Vohltahméhtr*) Voltmeter
Volume (*Vohlúm*) Volume
Volumètre (*Vohluméhtr*) Instrument for measuring volume
Volupté (*Vohluptá*) Voluptuousness
Volvulus (*Vohlvulúss*) Intestinal occlusion through twisting (of an intestine)
Vomer (*Vohméhr*) Vomer (bone-mesial between nasal fossæ)

Vomique (*Vohméek*) Pulmonary cavity (vomica) Ulcerous Purulent
V, noix (*V, nooáh*) Nux vomica
Vomissement (*Vohmeessmáhn*) Vomiting
Vomitif,-ive (*Vohmeetéef*) Emetic
Vomiturition (*Vohmeetureession*) Retching More or less complete vomiting
Voracité (*Vohrahsseetá*) Voracity
Voussure (*Voossúr*) Arching Vaulting Bulging Curve
Voûte (*Voot*) Vault Arch Fornix
V médullaire (*V mehduléhr*) Corpus callosum
V. à trois piliers (*V ah trooáh peeleed*) Fornix of the brain
Voyage (*Vooahyáhzsh*) Journey Voyage
Vrai,-e (*Vreh*) True Real Genuine
Vue (*Vu*) Sight Eyesight
V. courte (*V koort*) Short sight Myopia
V diurne (*V deeúrn*). Hemeralopia
V. double (*V dooble*) Diplopia
V faible (*V fehbl*) Amblyopia
V. longue (*V lohng*) Presbyopis
V louche (*V loosh*) Squint Strabismus
V. nocturne (*V nohktúrn*) Nyctalopia
V. oblique (*V ohbléek*) Strabismus
Vulcanisation (*Vulkahneezahssión*) Process of heating intensely an organic body
Vulcanisé,-e (*Vulkahneezá*) Vulcanized
Vulnérabilité (*Vulnehrahbeeleetá*) The degree to which an object is vulnerable
Vulnéraire (*Vulnehréhr*) Vulnerary
Vulnération (*Vulnehrahssión*) A wound of traumatic origin
Vultueux,-euse (*Vultuéh*). Florid or red or swollen (face)
Vulvaire (*Vulvéhr*) Vulvar
Vulve (*Vulo*) Vulva
Vulvite (*Vulvéel*) Inflammation of the vulva
Vulvo-vaginale, glande (*Vulvoh-vahzsheenahl, glahnd*) Bartholin's gland
Vulvo-vaginite (*Vulvoh-vahzsheenéet*). Inflammation of the vulva and vagina.

W

Westphal, signe de (*W seenn deh*) Westphal's phenomenon loss of knee-jerks
Wormien, os (*Vohrmeeëhn, ohss*) Small bones found in the cranial sutures (Worm-Danish physician)
Wrisberg, anse de (*W, ahns deh*) Anastomosis between the great splanchnic and the right vagus nerves
W, ganglion de (*W., gahngleeohn deh*) Superior cardiac ganglion
W, nerf intermédiaire de (*W, nehr ehntehrmehdeeehr deh*) Accessory of the facial nerve

X

Xanthélasma (*Xahntehlahzmáh*) Yellowish nodules appearing in the skin and especially in the eyelids
Xanthématine (*Xahntehmahteen*) A nitric derivative of hematoxin
Xanthine (*Xahnteenn*) Uric oxyde Xanthin
Xanthopicrine (*Xahntohpeekréen*) Aromatic astringent principle of the bark of xanthoxylum caribbaeum
Xanthopsie (*Xahntohpsée*) Yellow vision Xanthopsia
Xanthose (*Xahntohz*) Yellow pigment of cancers
Xanthoxylène (*Xahntohxeelêhnn*). Xanthoxylene Volatile oil in the fruit of Xanthoxylene Volatile oil in the fruit of Xanthoxylum alatum
Xénoménie (*Xehnohmehnée*) Vicarious menstruation
Xérasie (*Xehrahzée*) Xerasia mixture of beer, dextrose and salts absorbent and antiseptic
Xéroderme (*Xehrohdêhrm*) Skin affection characterized by its dryness Ichthyosis simplex
Xéroforme (*Xehrohfóhrm*) Tribromphenol-bismuth
Xérophthalmie (*Xehrohftahlmée*) Rough, thick and dry conjunctiva
Xérosis (*Xehrohzees*) Ichthyosis
Xérotribie (*Xehrohtreebée*) Dry friction
Xiphoïde (*Xeefoheed*) Ensiform sword-shaped
Xylène (*Xeelehnn*) Xylol
Xylol (*Xeelohl*) Xylol.
Xylostéine (*Xeelohstehëen*) Bitter clement from berries of Lonicera xylosteum

Y

Yaws (*Eeóhss*) An infectious disease of the tropical countries characterized by cutaneous reddish tubercles and constitutional disturbances

Yeux d'écrevisse (*Eeéh dehkrehveess*). Crab's eyes (concrements)

Z

Zéide (*Zehéed*) Aqueous extract from maize flour
Zéro (*Zehróh*) Zero
Z. absolu (*Z ahbsohlú*) Absence of movement.
Zeste (*Zehst*) Oil expressed from a peel of an orange or a lemon
Zinc (*Zehnk*) Zinc
Zingiber (*Zehzsheebéhr*) Ginger
Zn. Symbol of zinc
Zona (*Zohnáh*) Shingles Herpes Zoster Zona
Zone (*Zohnn*) Zone boundary, area
Zonule (*Zohnúl*) Small zone
Zooblaste (*Zohohbláhst*) An animal cell
Zoochimie (*Zohohsheemée*). Biochemistry
Zoogloea (*Zohohglehóh*) A muciform mass formed by vibrios and their spores
Zooïde (*Zohohéed*) Like an animal Zooid
Zoologie (*Zohohlohzshée*) Zoology
Zoophyte (*Zohohféet*) Plant-like animal (sponge, coral, etc.)
Zooplaste (*Zohohpláhst*) Animal plasma
Zoosperme (*Zohohspéhrm*) Spermatozoon
Zoospore (*Zohohspóhr*) Spore-surmounted by vibrating cilia

Zoosporé,-e (*Zohohspohrá*) Having zoospores
Zootechnie (*Zohohtehknée*) Science of breeding and domesticating animals
Zoster (*Zohstéhr*). Herpes zoster Zona
Zygoma (*Zeegohmáh*) Malar bone Cheek bone Zygoma
Zygomatique (*Zeegohmahtéek*) Zygomatic.
Z, muscle grand (*Z, muskl grahn*) Zygomaticus major muscle
Zygomato-auriculaire muscle (*Zeegohmahtoh-ohreekulehr muskl*) Inferior auricular muscle Attrahens aurem muscle
Z -labial m (*Z -lahbeeáhl m*) Great zygomatic muscle
Z -maxillaire m (*Z -mahkseelehr m*) Masseter muscle
Zygomycète (*Zeegohmeesséht*) Fungi reproducing sexually by zygospores
Zymase (*Zeemáhz*) Amorphous soluble ferment (alcoholic)
Zymogène (*Zeemohzshéhnn*) Material from which an enzyme is formed
Zymotique (*Zeemohtéek*) Applied to diseases caused by a bacteria which acts as a ferment
Zythogale (*Zeetohgáhl*) A drink composed of beer and milk.

WEIGHT AND MEASURE

Weight

1 kilogramme (1000 grammes) (1 litre) = 35 ounces 120 grains
1 hectogramme (100 grammes) (1 décilitre) = 3 ounces 230¾ grains
1 décagramme (10 grams) (1 centilitre) = 154⅓ grains
1 gramme (1 millitre) = 15½ (15.43235) grains
1 décigramme (1 grm) = 1½ (1.54323) grain
1 centigramme (.01 grm) = ⅔ ₃ (0.15432) grain
1 milligramme (.001 grm) = ⅟₆₅ (0.01543) grain

Measure

1 mètre = 39.37079 inches (one yard + 3¼ inches)
1 décimètre (0.1 mètre) = 3.93708 inches.
1 centimètre (0.01 mètre) = 0.39371 inch.
1 millimètre (0.001 mètre) = 0.03937 inch.

Une cuillérée à café = ʒi
Une cuillérée à dessert = ʒii
Une grande cuillérée à soupe ou à bouche = ℥ss
To convert Centigrade measure of temperature into Fahrenheit, multiply by 9, divide by 5 and add 32°.

CPSIA information can be obtained
at www.ICGtesting.com
Printed in the USA
LVHW081406210419
614966LV00011B/196/P

9 780342 652044